TU CUERPO EN LLAMAS

BEATRIZ LARREA

TU CUERPO EN LLAMAS

Todas las claves para combatir
la **inflamación** y revertir
el **envejecimiento**

PRÓLOGO DE DRA. MARIAN ROJAS ESTAPÉ

OCEANO

TU CUERPO EN LLAMAS
Todas las claves para combatir la inflamación y revertir el envejecimiento

Publicado mediante acuerdo con VicLit Agencia Literaria

Diseño de portada: pedroviejo.com
Fotografía de la autora: © Carlos Villarejo Navarro

D. R. © 2024, Editorial Océano de México, S.A. de C.V.
Guillermo Barroso 17-5, Col. Industrial Las Armas
Tlalnepantla de Baz, 54080, Estado de México
info@oceano.com.mx

Primera reimpresión: junio, 2024

ISBN: 978-607-557-702-9

Impreso en México / Printed in Mexico

A todas las madres y a mí misma, porque el mundo lo movemos a través de nuestra fuerza colectiva, impulsada por la dedicación, diligencia y constancia.

Porque cuando nos sentimos estresadas, cuando peleamos nuestras propias batallas, cuando pilotamos este mundo que nos exige perfección, cuando no podemos más, agotadas por el cansancio físico y mental, cuando nos olvidamos de nosotras mismas, el amor que sentimos por nuestra familia nos hará sacar fuerzas de donde pensamos que no quedaba más y levantarnos. Juntas movemos el mundo.

Me dedico este libro, porque tiendo a olvidarme y a no reconocer mi esfuerzo y mi mérito, y te lo dedico a ti, madre, mujer, porque te reconozco y te admiro. Espero que lo hagas contigo misma. Somos increíbles, nuestra resiliencia es admirable.

Y, obviamente, también a mi madre.

Índice

Agradecimientos

Gracias a Emili Atmetlla. A Mónica Liberman y a la editorial La Esfera de los Libros, por confiar en mí y darme la oportunidad de escribir este libro. A mi madre, por estar siempre apoyándome y ser esa fuerza que luchó por mí y que sigue impulsándome a ser mejor todos los días. Sí que tengo buen karma por tenerte a mi lado. Gracias, madre. A Berni, mi hijo, por darme la fuerza y la resiliencia para evolucionar hacia una mejor versión de mí misma y por quererme y ser la luz que ilumina mis ojos. A Bernardo Cremades, por hacerme resiliente, responsable y por todo lo que vivimos juntos. Gracias. Gracias. A David Granizo, por ayudarme con la parte de microbiota, desde luego sin ti no habría sido posible. Obviamente, a Marian Rojas, por sus consejos, guía y por el prólogo. A Valeria Iriarte por su contribución con las recetas y por enseñarme tanto sobre cocina saludable.

Mi agradecimiento a Julio Fernández, por arreglar mis desastres y darle sentido a lo que quiero decir, cuando a veces no me entiendo ni yo. Gracias a David Vicente Martínez, el mejor osteópata y buen amigo, por ser mis ojos cuando no podía ver, por guiarme y por encender mi luz. Gracias por ayudarme a ser persona del norte.

A España, este maravilloso país, ya mostré mi reconocimiento en mi primer libro por abrirme sus brazos. Hoy agradezco a su gente haberme abrazado y que hoy me sienta parte de ella. Gracias a España y a todos los españoles que me han acogido y ayudado en los años que llevo viviendo aquí. Gracias a ti por haber comprado este libro y por hacer posible que pueda cumplir mi propósito de vida.

Prólogo

Querido lector:

Tienes en tus manos un libro muy especial. Mientras leía una de las primeras versiones de esta obra, me emocioné. ¡Estás ante un compendio de sabiduría y ciencia llevado a la práctica! Beatriz Larrea, una historiadora transformada en nutricionista, se lanza a escribir sobre el fascinante mundo de la inflamación, la dieta y el estilo de vida. La autora sabe como nadie buscar información, investigar y asociar conceptos, todo ello unido a una mente crítica que aporta mayor veracidad en lo que promulga.

En pleno siglo XXI no concibo que no exista una clara conciencia de cuidar nuestro organismo y nuestra mente para alcanzar un cierto equilibrio interior. Desde la psiquiatría y el mundo de las emociones he defendido en los últimos años la importancia de no separar la psique de lo corporal, ya que esa disociación tiene efectos nefastos para la salud. Cada vez más, las diferentes especialidades médicas van uniéndose para divulgar desde todos los ámbitos que la mente y el cuerpo van de la mano.

En un mundo extremadamente estimulado, donde reina el *hiperactivismo*, la alimentación y las formas de vida son, en muchas ocasiones, poco saludables. El ser capaces de poner freno para cuidar de nuestra mente y de nuestro organismo es clave para preservar la salud física y psicológica.

El cortisol, hormona del estrés, me ha acompañado en mis últimos años de trabajo como psiquiatra y divulgadora. Esta se activa en los momentos de miedo y alerta. Una idea fundamental —que no quiero que olvides— es que nuestra mente y nuestro cuerpo no distinguen una amenaza real de una imaginaria. ¡El 90 por ciento de lo que nos preocupa nunca sucede! Ese estado de incertidumbre constante deriva en una "intoxicación de cortisol" para el organismo. Beatriz es experta en explicar este asunto trasladándolo a un punto clave: esa intoxicación de cortisol nos inflama y nos envejece prematuramente. Entender esto a través de las líneas de este libro te va a ayudar a cumplir años de forma más sana y saludable.

Beatriz se ha formado en nutrición, se ha rodeado de especialistas de primer nivel y ha trasladado su investigación a la práctica. Lleva años ayudando a personas que se ponen en sus manos para mostrarles el camino hacia un estilo de vida más saludable desde la alimentación y el manejo de las emociones.

Este libro no es un conjunto de dietas, es una senda hacia el conocimiento de tu cuerpo, de tu alimentación y de tus hábitos, y al impacto que estos tienen en tu sistema inmune y en tu salud. Beatriz promueve un estilo de vida saludable aportando ciencia tras cada una de sus recomendaciones. Si consigues comenzar la lectura con una buena actitud, recogerás los frutos. ¿Qué es la actitud? Tu voz interior, esa que te acompaña a lo largo de la vida y te ayuda a hacer frente a las metas y desafíos. Cuidar tu mente y tu cuerpo es uno de tus retos.

¡Que tu voz interior sirva para apoyarte y sacar tu mejor versión! Estoy segura de que estas páginas te ayudarán.

Deseo de corazón que este libro te inspire para sanar tu sistema inmune y tu organismo a la vez que cuidas de tu sueño y aprendes a gestionar tus emociones. Así será más sencillo que acompañes tu día a día con una alimentación saludable.

Dra. Marian Rojas Estapé, psiquiatra

Introducción

Hay una tormenta formándose en el horizonte. Se está cerrando el cielo, las nubes se ponen oscuras y esta tormenta viene directamente hacia nosotros. Ésta es la tormenta de la inflamación. Lo tenemos claro, las primeras gotas caen encima. Según The European Observatory on Health Systems and Policies, en un artículo realizado en colaboración con la OMS, gobiernos europeos y el Banco Mundial nos advierten que el 87 por ciento de los europeos mueren por una enfermedad crónica no transmisible.[1] Cinco millones de europeos mueren cada año por enfermedades cardiovasculares (52 por ciento de todas las muertes), 0.26 millones por enfermedades neurológicas como el alzhéimer y 1.86 millones de personas por cáncer. Al mismo tiempo, tenemos una epidemia creciente, uno de cada diez europeos sufre de enfermedades autoinmunes y millones no han sido diagnosticados. El 60 por ciento de la población española tiene sobrepeso, las tasas de diabetes se han incrementado exponencialmente en los últimos años y la resistencia a la insulina parece afectar a las sociedades más ricas. Nuestros cerebros no se escapan. Alrededor del 20 por ciento de los adultos han sido diagnosticados con un desorden mental. La depresión es ahora la primera causa de discapacidad. Uno de cada cinco europeos tendrán depresión, que ha sido diagnosticada en 33.4 millones. Y el alzhéimer y demencia están entre las primeras causas de muerte.

Y ¿qué está pasando? Nuestros cerebros están en llamas. Existe un común denominador en todas estas enfermedades, como un anillo que las gobierna a todas. Cada uno de estos males es inflamatorio por naturaleza. Tristemente, ésta es la era de la inflamación. La única opción que se nos presenta, o más bien impone, son los medicamentos y citas con médicos que duran aproximadamente cinco minutos. Como se dice en inglés "*a pill for every ill*". Pero estas enfermedades no se producen por deficiencia de ibuprofeno, sino por un estilo de vida insano característico de las sociedades "opulentas" occidentales. Gastamos cantidades enormes del presupuesto anual en sanidad pública, estamos afectados por enfermedades crónicas inflamatorias y por problemas de sobrepeso.

El primer factor de riesgo para enfermar es el propio envejecimiento. El envejecimiento es un monstruo de mil cabezas, que son la oxidación, radicales libres, glicación, incapacidad del ADN para repararse, la genética, el acortamiento de los telómeros, entre otras cuestiones. Sin embargo, esas mil cabezas se sostienen en un tronco, en una columna vertebral: la inflamación. De hecho, en 2019 se acuñó el término *Inflammaging*, que se ha definido como un híbrido entre la inflamación y el envejecimiento. Hoy sabemos que todas las enfermedades asociadas al envejecimiento, como el alzhéimer, la diabetes tipo 2, el cáncer o las enfermedades cardiovasculares, tienen como base la inflamación. De momento, no hemos podido averiguar qué sucede primero: si nos inflamamos porque envejecemos o envejecemos porque nos inflamamos. Y da igual, el hecho es que la inflamación es el principal factor de riesgo para el envejecimiento.

Sí, nuestra esperanza de vida ha aumentado, vivimos más años, pero la pregunta es ¿vivimos mejor? La respuesta es no. De hecho, sólo por poner un ejemplo, España es el país con la esperanza de vida más alta de Europa y Madrid su máximo exponente con una expectativa de vida de 85.4 años. Sin embargo, según la Oficina Europea de Estadística (Eurostat), con datos del año 2016, España se situaría como el octavo país de la Unión Europea (el noveno si se cuenta a Noruega) con más años de vida sana al nacer en mujeres. En concreto, las españolas viven una media de 66.5 años de forma sana. Por su parte, ocupa el sexto puesto (octavo con Noruega e Islandia, fuera de la Unión Europea) en las estadísticas masculinas: los hombres viven 65.9 años de media de forma sana. O sea que prácticamente pasamos los últimos veinte años de nuestras vidas enfermos.

¿De qué te sirve vivir veinte años más si se van a caracterizar por tiempos de discapacidad, soledad y enfermedad? Te pregunto: ¿te gustaría vivir hasta los cien años? Seguramente pensarás que no, pero si te digo: ¿te gustaría vivir hasta los cien años con tus capacidades físicas y mentales intactas? A que dices que sí. No se trata de vivir más, sino de vivir mejor. Y ese vivir mejor está en tus manos; sabemos que la línea del envejecimiento biológico se mueve para delante o para atrás dependiendo de lo que pienses, cuánto te mueves, cómo duermes y lo que comes todos los días.

Tú no quieres formar parte de estas estadísticas, pero el problema es que después de los cuarenta ya estás luchando contracorriente; el mismo hecho de envejecer desata el monstruo de mil cabezas. Una de las razones por las que Europa está plagada de enfermedades asociadas con el envejecimiento es porque somos sociedades envejecidas y lo seremos aún más. Las estadísticas nos dicen que probablemente todos llegaremos a edades bastante avanzadas y esto es una carga brutal para las generaciones jóvenes y la sanidad pública.

Se estima que la proporción de europeos mayores de sesenta y cinco años aumentará de un 15 por ciento en el 2000 a un 23.5 por ciento para el 2030. Y la proporción de aquellos mayores de ochenta años se espera que se duplique para el 2030. Y asociado al incremento de este sector de la población está el aumento de las enfermedades. La que más preocupa es la demencia, de la que se calcula que pasará de los 7.7 millones que había en 2001 a 15.9 millones en el 2040. Así que, si haces lo mismo que todo el mundo, acabarás de la misma forma.

Somos una sociedad enferma y necesitamos un cambio de paradigma. El mismo artículo de donde he sacado todos los datos nos cuenta que los factores de riesgo de todas estas enfermedades son la tensión arterial alta, fumar, tener sobrepeso, un estilo de vida sedentario, la ingesta de alcohol y no comer suficientes frutas y verduras. Pero ¿sabes qué tienen en común los hábitos positivos para llevar una vida sana? Que combaten directamente la inflamación, son los bomberos que van apagando el fuego. Nuestro estilo de vida insano, nuestra alimentación a base de productos procesados, el estrés, el insomnio, el sobrepeso suponen echar gasolina al fuego y que, además, nuestros bomberos estén jubilados. Necesitamos un cambio urgente en nuestras pautas, que no estén basadas en medicamentos ni en dietas, sino en un cambio de mentalidad.

Este libro no trata de dietas, querido lector, es una transformación progresiva de tus hábitos; un estilo de vida saludable se fundamenta en la conciencia y en el amor propio. Un estilo de vida saludable no prohíbe, sino que pone el centro de atención en la elaboración de hábitos nuevos. Lo primero es la motivación, ella te impulsará hacia decisiones positivas relacionadas con tu estilo de vida; luego le pasa el testigo a la constancia para así construir y fortalecer hábitos, que serán, en última instancia, capaces de finalizar esta carrera de resistencia. No tendrás que usar la fuerza de voluntad ni la motivación siempre, eso es imposible; tus hábitos tomarán las riendas de tu vida y te sostendrán cuando tú no puedas hacerlo.

Sí, la comida es importante, un pilar fundamental, pero no lo es todo. Al cabo de tantos años asistiendo a pacientes, y sobre todo desde que utilizo el glucómetro, me he dado cuenta de que la comida no es el único elemento importante. Puedes comer sano, pero si estás estresada, no duermes bien y te sientes amargada jamás alcanzarás un estado óptimo de salud. De hecho, como verás en los siguientes capítulos, el estrés y el sueño son los dos factores diferenciadores y el sueño la columna vertebral. Así que, bienvenido a este viaje a través del mundo *antiaging*. Espero que lo disfrutes.

Mi experiencia como profesional de la nutrición no me será demasiado útil, porque, a decir verdad, tanto los que nos dedicamos a este campo como la mayoría de los médicos estamos totalmente informados de las últimas investigaciones científicas. Así que para este libro he querido centrarme en los resultados de aquellos que trabajan en los laboratorios haciendo ensayos clínicos. Debemos llegar a lo más profundo de la literatura clínica y después a las revisiones sistemáticas y metaanálisis. Este libro, con la excepción de la parte práctica del programa (capítulo 10), tiene poco de mi cosecha. Es investigación llevada a la práctica y lo escribe la historiadora que hay en mí intentando absorber la información, masticarla y dártela de una manera divertida y predigerida.

No sé si habré logrado mi objetivo, pero espero de corazón que este trabajo te sea útil, que consiga que te sientas mejor, que seas la mejor versión de ti mismo y que te ayude a tener un mejor futuro, dándote las herramientas que te permitan tener una vida larga, plena y feliz.

1

Inflammaging

EL ENVEJECIMIENTO EMPIEZA A LOS CUARENTA

El envejecimiento es un declive funcional de la integridad y la adaptabilidad fisiológica de un organismo a lo largo del tiempo que trae como resultado una caída irreversible de la fertilidad y un incremento de la mortalidad y morbilidad.[1] Lo que traducido significa: ya no te puedes reproducir, enfermas y mueres.

Cuando llegas a la mediana edad (desde los cuarenta a los sesenta y cinco), ya llevas veinticinco años de declive celular, lo que pasa es que no te has dado cuenta. Puedes notar dolor muscular, las resacas no las llevas tan bien, tienes dificultades para leer el menú del restaurante o te das cuenta de que mantenerte en forma ya no es tan sencillo. Tus glándulas endocrinas en ovarios y tiroides se empiezan a agotar y producen menos hormonas y, sin embargo, el cortisol está cada vez más presente en tu vida. Te empiezas a despertar a las cuatro de la mañana sin ninguna razón. Y ciertas palabras que has usado siempre se te escapan.

A diferencia de un buen Burdeos, tu cuerpo no mejora con la edad. Pero antes de que vayas a servirte un vaso de vino y empieces a lamentarte, déjame darte buenas noticias. Las últimas investigaciones han demostrado que la mediana edad ofrece una gran oportunidad para reprogramar tus genes y tu cuerpo. Recuerda que la epigenética depende de ti. Además, se ha demostrado que la felicidad se incrementa con la edad. De hecho, el periodo de menos felicidad en una mujer es entre los treinta y los cuarenta, y a partir de ahí parece ser que tienes más tranquilidad.

Después de los cuarenta empiezas a notar las consecuencias del envejecimiento. Esas papas fritas, y esos cocteles azucarados y helados ya se aposentan en tu cintura. Te salen canas. Tus hormonas están fuera de control y te sientes triste, cansada, con cambios de humor y gordita. Ya no eres tan resiliente con el estrés y cuando tienes una mala noche tu cuerpo ya no se recupera tan fácilmente.

Pero no te preocupes, antes de que quieras ir a la cocina a tomar esa copa de vino y llorar tus penas, yo te voy a decir a lo largo del libro cómo puedes frenar esta situación y alcanzar una salud óptima para así poder vivir con vitalidad, energía, belleza y bienestar.

Primero hablaremos sobre las causas del envejecimiento para después decidir cómo atacarlas:

LAS CAUSAS DEL ENVEJECIMIENTO

Existen muchas teorías sobre el envejecimiento. Digamos que es un monstruo de mil cabezas al que, aunque le cortes una, las otras siguen mordiendo y, probablemente, se harán más fuertes. Estas mil cabezas son las causas subyacentes del envejecimiento que ha propuesto el famoso gerontólogo biomédico británico Aubrey de Grey, y son las siguientes: acortamiento de los telómeros, glicación, daño y oxidación celular, daño al ADN mitocondrial, acumulación de desechos tóxicos, falta de células madre y senescencia. Para poder hablar de cada una de estas causas, tendríamos que dedicar otro libro entero a ellas. Sin embargo, cuando se investiga con más profundidad, nos hemos dado cuenta de que todas estas cabezas del monstruo tienen un denominador común, un centro de mando: la inflamación. Un factor que está intrínsecamente ligado al envejecimiento.

LA INFLAMACIÓN COMO COLUMNA VERTEBRAL DEL ENVEJECIMIENTO

Los jugadores

Tu sistema inmunológico: la policía de tu comunidad interna. Cuando algo entra en tu cuerpo y no se reconoce al escanearlo, los policías entran en escena y llaman a los refuerzos al producir hormonas inflamatorias.
Citocinas: son como los mensajes de texto que se mandan en tu comunidad. Hay algunos que apagan la inflamación y otros que la activan. Depende de si tu ejército interno está en pie de guerra o descansando y reparando daños.
Citoquinas inflamatorias: algunos mensajes son de emergencia y se activan cuando hay un agente externo, son como las armas para la batalla. Las principales armas de destrucción masiva son de proteína C reactiva (CRP), interleucina-6 (IL-6), interleucina-1 (IL-1), interleucina-18 (IL-18) y factor de necrosis tumoral (TNF-alfa).

¿Qué es la inflamación?

El término inflamación viene del latín *inflammatio* que significa incendio o acción de prenderse en llamas. La inflamación no es mala por sí misma, al contrario, es un mecanismo de supervivencia perfectamente diseñado para ayudarnos a defendernos de cualquier ataque. Sabemos que una respuesta inflamatoria adecuada es importante para poder luchar y prevenir enfermedades infecciosas. De hecho, el sistema inmune de las personas mayores ya no funciona de una manera óptima. Los macrófagos son menos agresivos, las células asesinas cambian su filosofía de vida, y las células B son menos competentes y, como resultado, el cuerpo pierde la habilidad de crear anticuerpos funcionales. Por ello, mientras que los niños responden fantásticamente a las vacunas, los mayores son más reacios, porque su sistema inmune ya no puede armarse como antes y producir una cascada inflamatoria y de anticuerpos que provoque una respuesta contundente a la vacuna.[2]

La inflamación se produce cuando tu ejército interno declara la guerra. La guerra es necesaria cuando alguien quiere invadir tu territorio, pero el problema viene cuando tienes un ejército activo todo el tiempo, es muy costoso, genera daño colateral y pueden atacarse entre ellos.

La inflamación es esencial para la supervivencia. Piensa que, si te cortas en el brazo, lo primero que notas es que la zona se pone roja y se inflama; ésa es la respuesta que pone en marcha tu cuerpo al percibir una herida. Existe una movilización importante de diferentes células del sistema inmunológico que, como buen ejército, tiene muchas armas a su disposición: algunas células fagocitan, o sea, se tragan al agente externo, otras sueltan sustancias tóxicas como citoquinas inflamatorias para poder matar al intruso, otras pelean mano a mano en campo abierto. La guerra ha empezado. La inflamación que notas es la guerra y los canales de distribución se abren para que llegue bien el ejército y sus provisiones. Fantástico, qué sabia es la naturaleza.

Al final, si tienes suerte (y casi siempre es así), el sistema inmune gana la batalla, cesa la inflamación, viene el equipo de reparación, cicatrizas, varios de tus soldados murieron en la batalla, pero sobrevives y todo vuelve a la normalidad.

El problema surge cuando el proceso inflamatorio dura demasiado tiempo, se sale de control, o no puede apagarse, y es en esta tesitura cuando tendrás un contratiempo importante, ya que obstaculiza las funciones de la célula. Muchas veces hasta ataca tus propios órganos. Por ejemplo, los mensajeros inflamatorios pueden decir a tus células de grasa que se queden con la grasa y que no la suelten. Además, se hacen amigos y las células de grasa sueltan aún más compuestos inflamatorios. Esto, obviamente, no es positivo, porque te impide quemar grasa.

También los mensajeros inflamatorios dañan las paredes de tus vasos sanguíneos, lo que aumenta el riesgo de placas, aterosclerosis, hipertensión y enfermedades cardiacas, los principales asesinos occidentales. Pueden igualmente estimular en exceso tu sistema inmune y desatar una enfermedad autoinmune. Piensa que un ejército no debe mantenerse activo todo el tiempo, sobre todo si no hay enemigo. Si está excesivamente activo, primero, es muy costoso, y segundo, probablemente acabarán atacándose entre ellos o atacando algún órgano, lo que es la base de las enfermedades autoinmunes. Una de las grandes lecciones que nos ha dejado la historia es siempre tener al ejército controlado y de tu lado.

Cuando tu cuerpo prende en llamas

Tenemos un cuerpo. Una vida. Cada cosa que hacemos desde que nacemos hasta que morimos tiene un impacto. Cuando somos jóvenes pensamos que somos invencibles, que podemos maltratar nuestro cuerpo y que lo soportará. Tratamos a nuestro sistema digestivo como un basurero que debe procesar y desechar todo sin molestar. Y el cuerpo lo hace... por un tiempo. Comemos mal, dormimos mal y vivimos estresados en la juventud, porque realmente no sentimos las consecuencias hasta muchos años después.

Sí, el cuerpo está preparado para todo tipo de agresiones. Tenemos el cortisol y diferentes sistemas que nos ayudan a lidiar mejor con el estrés. Pero, con el tiempo, nuestro amigo el cortisol, la hormona maestra del estrés, en vez de ayudarte te perjudica, debilita tu sistema inmune, provoca resistencia a la insulina, aumenta la grasa abdominal, cuyas células son como ametralladoras de citoquinas inflamatorias, daña el hipocampo y no permite la regeneración de tu colágeno.

En algún momento, las agresiones internas y externas sobrepasarán la capacidad que tiene tu cuerpo de recuperarse. Nuestro organismo dispone de una cantidad limitada de recursos que acabarán por agotarse, generándose un desequilibrio. Estos elementos estresores vienen de muchos lados: alimentación, contaminación, falta de sueño, vida sedentaria, químicos medioambientales, estrés laboral o familiar y pensamientos y emociones negativas.

Cuando se produce este desequilibrio, el cuerpo se irrita y se inflama. Yo lo llamo como el título original de este libro, *Tu cuerpo en llamas*. Tu sistema inmune pasa de ser un sistema regulado y controlado, a otro que funciona a rienda suelta, irritado, enfadado, que puede empezar a destruir tu propio tejido. A medida que pasan los años, esta inflamación desembocará en alguna enfermedad. La inflamación se manifiesta de forma diferente en cada persona: por ejemplo, algunos individuos tienen problemas gastrointestinales; otros, cansancio crónico, aumento de peso, depresión y cualquier molestia que termine en -itis. Otras personas pueden desarrollar un problema autoinmune. Y, por último, los hay que desembocan en cáncer o enfermedades cardiovasculares y cerebrovasculares. Todo este popurrí de dolencias y enfermedades se desarrolla en gran medida a partir de una inflamación sistémica y conduce al envejecimiento. El monstruo de mil cabezas está fuera de control.

Inflammaging

Este término fue conceptualizado en el 2000[3] como una consecuencia de la incapacidad de las personas mayores para adaptarse a antígenos, estresores químicos, nutricionales y físicos y un incremento progresivo de marcadores proinflamatorios. Este fenómeno se ha hecho mucho más evidente en las últimas décadas debido al aumento en la esperanza de vida, por lo que el sistema inmune tiene que enfrentarse a muchos más años de exposición a virus, bacterias, mala alimentación, estrés y mala o buena vida que el de nuestros antepasados.

Muchos estudios científicos nos han demostrado que diferentes enfermedades relacionadas con la edad tienen como base la inflamación; entre ellas se encuentran la aterosclerosis, enfermedades cardiovasculares, diabetes tipo 2, síndrome metabólico, sarcopenia, osteoporosis y declive cognitivo.[4,5] Así que podemos concluir que el envejecimiento es un factor biológico responsable del declive en la salud y del comienzo de la enfermedad.

El término *inflammaging* se refiere a una inflamación de bajo grado que se asocia al envejecimiento. Piensa que toda inflamación aguda es acompañada por una cola de inflamación crónica que, por lo general, cuando somos jóvenes podemos apagar. Pero conforme vamos envejeciendo y acumulando daños llega un momento en el que el cuerpo ya no sabe decir basta, hasta aquí hemos llegado. La inflamación se sale de control, el cuerpo falla al llamar a los bomberos y los pocos que llegan están cansados y envejecidos. Hasta la fecha no sabemos si esta respuesta inflamatoria es la causa o un efecto del envejecimiento *per se*.

La inflamación determina tu envejecimiento. *Inflammaging* indica una subida de la respuesta inflamatoria que hoy ya podemos medir. Incluye un aumento en las armas de destrucción masiva que emplea tu sistema inmune al ponerse en pie de guerra, como, por ejemplo, un incremento en los niveles de proteína C reactiva (CRP), interleucina-6 (IL-6), interleucina-1 (IL-1), interleucina-18 (IL-18) y factor de necrosis tumoral (TNF-alfa). Esta elevada secreción de citoquinas inflamatorias tiene un efecto dañino en todas las funciones fisiológicas del cuerpo.

El envejecimiento y la inflamación se alimentan recíprocamente. De hecho, no sabemos qué fue primero, si el huevo o la gallina. Lo que sí sabemos actualmente es que la inflamación provoca que las células comiencen a envejecer (senescencia) o se suiciden (apoptosis). Además, las células ya convertidas en zombis, generan más sustancias inflamatorias como TNF-a, IL-6 y una sobreactivación de NF-κB.[6] Las células senescentes son como aquellas personas que siguen trabajando, pero realmente están semirretiradas. Hacen su trabajo a medias, pero sobre todo se quejan mucho e irritan a todos los de su alrededor.

Los telómeros y la inflamación

¿Qué son? El término procede del griego y significa “parte final”, y es que los telómeros se encuentran en los extremos de los cromosomas, algo parecido a las puntas de plástico de los cordones de los zapatos.

¿Para qué sirven? Su función es proteger el material genético del cromosoma.

¿Qué pasa con el tiempo? A medida que nuestras células se dividen, se va reduciendo la longitud de los telómeros. Este proceso se inicia a partir de los veinte años y llegan a su punto más bajo a los setenta y cinco años, para mantenerse los años restantes.

Cuando finalmente los telómeros se quedan tan pequeños que ya no pueden proteger el ADN, las células ya no pueden reproducirse así que mueren o se vuelven células senescentes, o sea, células *zombie* que generan daño en tu cuerpo. Por eso, la longitud de los telómeros se considera un "biomarcador de envejecimiento".

¿Cómo reducir el acortamiento de los telómeros?

- Alimentación antiinflamatoria.
- Reducir los niveles de estrés.
- Hacer ejercicio moderado.
- Practicar *mindfulness*.
- Compuestos como TAM-818.
- Gratitud.
- Verduras.

Por otro lado, a medida que envejecemos, tendemos a acumular grasa abdominal. Este tipo de grasa produce tres veces más IL-6 que cualquier otro tipo de grasa, ya que la grasa abdominal da asilo a macrófagos que sabemos que son especialistas en secretar citoquinas inflamatorias. Así que aquí tienes células de grasa y células senescentes emitiendo citoquinas inflamatorias que irritan todo tu cuerpo. Y tú, en llamas.

Por si fuera poco, la inflamación es un factor que contribuye al acortamiento de los telómeros. La revisión sistemática de todo lo que se sabe hasta el momento de la inflamación y los telómeros nos confirma que la inflamación los acorta y, además, los telómeros cortos producen más sustancias inflamatorias.[7] Es el tango del envejecimiento.

Otro aspecto que me gustaría mencionar es que la inflamación es un factor que favorece la acumulación y formación de placas en el cerebro[8] o en las arterias. Vamos, que todas las cabezas del envejecimiento son dirigidas por las señales inflamatorias. Los estudios realizados en aquellas personas que viven hasta más de cien años libres de enfermedades han observado que efectivamente demuestran señales de inflamación sistémica, ya que tienen niveles altos de IL-6 y factores de coagulación, pero sorprendentemente no presentan la mayoría de las enfermedades relacionadas con la edad. El síndrome metabólico y la resistencia a la insulina son casi inexistentes en estas poblaciones.

Existen varias teorías al respecto. Los autores de esta investigación[9] nos sugieren que tiene que ver con dos cosas: la primera es que, al parecer, estas personas tuvieron marcadores inflamatorios bajos durante toda su vida, por lo que su cuerpo resiste más en los últimos años y, sobre todo porque, aunque tengan niveles altos de ciertos marcadores como IL-6, también tienen muchos potentes compuestos antiinflamatorios rondando por su sangre que neutralizan a los inflamatorios. Los centenarios logran el equilibrio manteniendo a raya a los malos con los buenos de la película.

La inflamación y el envejecimiento son como el huevo y la gallina, no sabemos qué viene primero.

Los diez factores que contribuyen al *inflammaging*

Hay diez factores que hacen que el envejecimiento empiece a manifestarse a partir de los cuarenta años, lo que conduce al *inflammaging*, ese híbrido entre la creciente inflamación y el envejecimiento acelerado. A lo largo del libro veremos cómo encarar todos estos problemas.

1. **El factor músculo:** con el tiempo vas perdiendo masa muscular, lo que significa que se convierte en grasa y la grasa genera potentes compuestos inflamatorios. El envejecimiento empieza en tus músculos. Por término medio, pierdes dos kilos de músculo cada diez años. Lo importante es centrarte en preservar y construir tu masa muscular antes de los cuarenta.
2. **El factor cerebro:** tus neuronas pierden flexibilidad y velocidad. Las sinapsis ya no son lo que eran antes, por lo que te cuesta más trabajo encontrar palabras. Se tiene la tendencia a olvidar más y recordar menos. Parte del problema es que tu cerebro acumula desechos y se oxida por culpa de los radicales libres. Los estudios realizados han demostrado que el cerebro se vuelve resistente a los beneficios del estrógeno alrededor de los cuarenta y tres años, lo que provoca cambios de humor. El hipocampo se encoge, especialmente si estás estresado. Y, por si fuera poco, el exceso de cortisol mata neuronas, incrementando la producción de placa beta amiloide, lo que te pone en riesgo de sufrir declive mental y alzhéimer.

   Tenemos que enfocarnos en mantener sano el cerebro con una dieta alta en antioxidantes, reduciendo el cortisol y practicando ejercicios mentales. Hablaremos sobre cómo ayudar a tu cuerpo a limpiar la acumulación de placa amiloide metiéndolo a la lavadora por las noches. Más adelante entenderás a qué me refiero.

3 **El factor hormonal:** tus hormonas tampoco mejoran. Con la edad, hombres y mujeres producimos menos testosterona, lo que implica una mayor producción de grasa. El equilibrio entre DHEA (dehidroepiandrosterona) y cortisol también se descontrola. Las mujeres producimos menos progesterona y en ocasiones más estrógenos. Tu tiroides se vuelve menos activa, lo que tiene el mismo efecto en tu metabolismo y, como consecuencia, vas subiendo de peso. Te entra más frío. Con el tiempo es más difícil conciliar y llegar a etapas profundas del sueño, lo que también incrementa el cortisol y reduce las hormonas *antiaging* (antiedad), como la melatonina y la hormona de crecimiento.

Más cortisol y menos hormona de crecimiento quieren decir más arrugas, más envejecimiento y mayor mortalidad y morbilidad.[10] Menores niveles de estrógeno, progesterona, DHEA y testosterona desencadenan la tormenta perfecta para tu peso, tu humor, tu cerebro, tus huesos, tu belleza y tu salud. Tus células se vuelven resistentes a la insulina, lo que eleva tu azúcar en sangre. Esto produce niveles de azúcar más altos, lo que hace que tengas más antojos, arrugas y tu apariencia sea de alguien mayor.[11] Aquí lo importante es comer y dormir bien, y hacer ejercicio para apoyar la desintoxicación y revertir los problemas hormonales. Hablaremos extensamente sobre el cortisol en el siguiente capítulo, ya que es la hormona líder en el proceso de envejecimiento.

4 **El factor intestino:** el 70 por ciento de tu sistema inmune está en el intestino, así que éste es el campo de batalla de la inflamación. El intestino es la primera línea de defensa ante cualquier agente externo, por lo que tu ejército lo tiene bien fortificado. El tipo de microbiota que tengas determina en gran parte cada aspecto de tu vida y salud. El problema es que una mala alimentación, alta en grasas saturadas, azúcar

y alimentos procesados, junto con un estilo de vida insano alteran las poblaciones de bichos que viven en tu intestino, permitiendo un crecimiento importante de microorganismos patógenos que generan compuestos inflamatorios y debilitan a aquellos que generan compuestos antiinflamatorios.

Se sabe que con la edad las poblaciones de bacterias beneficiosas disminuyen. Un desequilibrio de la microbiota (disbiosis) afecta al estrógeno y a la testosterona. La disbiosis puede generar enzimas como la betaglucuronidasa, lo que aumenta los estrógenos desfavorables y reduce los protectores. El cortisol acaba de rematar la faena, ya que genera más disbiosis y además pincha agujeros en tu intestino, lo que se conoce como intestino permeable.

El intestino es también la barrera que sirve para impedir la entrada de proteínas dañinas en el organismo. Cuando esa barrera o frontera se rompe permite la irrupción de un tsunami de sustancias perjudiciales en el torrente sanguíneo y que el sistema inmune se ponga en pie de guerra constante con sus armas inflamatorias. El intestino permeable es quizá la causa más importante de inflamación sistémica y del desarrollo de enfermedades inflamatorias o autoinmunes.

Y, por último, tu microbiota no sólo se comunica interiormente, sino también con sus bacterias hermanas, la mitocondria. La mitocondria evolucionó de bacterias y hoy son pequeñas fábricas que viven en tus células y dictan la producción de energía. Su comunicación es a través de "mensajes de texto" llamados posbióticos, como gases, butirato, metano, etcétera. Existen mensajes inflamatorios y mensajes antiinflamatorios, en función del tipo de bacterias que tengas en tu intestino. Y el tipo de bacterias dependerá de tu alimentación. En el capítulo 4 trataremos en detalle de la microbiota y en el capítulo 5 del intestino.

5 **El factor tóxico:** nuestros cuerpos están equipados con un sistema muy sofisticado de limpieza y desintoxicación. Sin embargo, durante la mayoría del tiempo sobrepasa su capacidad de funcionamiento, ya que es atacado por todos lados. Las toxinas están por todas partes: agua, comida, productos de limpieza y belleza, medicinas, muebles y coches, etcétera.

La carga tóxica del siglo XXI está excediendo la capacidad que tiene nuestro cuerpo para depurar y desintoxicar. Esto lleva a que aparezcan ciertas enfermedades, sobrepeso, problemas hormonales y cansancio. No podemos impedir toda la toxicidad que nos invade, pero ya tenemos mucha información sobre cómo evitar gran parte de ella y cómo ayudar a nuestro cuerpo en el proceso de desintoxicación.

6 **El envejecimiento:** como hemos comentado, el proceso de envejecer viene acompañado, por un lado, de un debilitamiento del sistema inmune y, por otro, de una activación crónica de aquellas células que producen inflamación. Aunque no podemos evitar el envejecimiento sí podemos agravar el proceso inflamatorio a través de un estilo de vida que no sea saludable.

7 **Las rutas del envejecimiento:** existen rutas del envejecimiento y rutas de la vitalidad. Las que tú actives van a depender de tu estilo de vida. Las rutas del envejecimiento son la insulina y M-TOR. Una se activa con el azúcar y la otra con las proteínas.

Tener los niveles de azúcar altos o vivir en una continua montaña rusa de niveles de azúcar en sangre genera una secreción exagerada de insulina. La glucosa en exceso es un problema ya que al ser tan pegajosa causa la producción de productos finales de glicación avanzada, reacción natural de la glucosa que carameliza y destruye proteínas como el colágeno y la elastina. También origina inflamación y contribuye al declive de la salud de la población,[12] produciendo estrés oxidativo y radicales libres.[13]

Tenemos que focalizarnos en mantener niveles estables de glucosa en sangre con una dieta baja bien equilibrada, baja en hidratos de carbono refinados y moderada en proteínas. Hablaremos sobre estas rutas en el capítulo 8, donde se aborda la hormesis.

8 **Alimentación:** después del propio proceso de envejecimiento, la alimentación es probablemente un factor importante que puede acelerar o frenar la inflamación asociada con el envejecimiento.

Ciertos alimentos funcionan como gasolina para la inflamación exacerbándola; otros la mantienen a raya y aun actúan como bomberos generando cientos de compuestos que circulan por tu organismo apagando fuegos. La alimentación es el arma más poderosa que tenemos hasta hoy para modular el proceso de inflamación. Lo veremos en el capítulo 6 al hablar sobre la alimentación y en el 7, al hablar sobre los bomberos y la dieta antiinflamatoria.

9 **Estilo de vida:** una vida sedentaria y la falta de sueño funcionan como un dúo dinámico que puede favorecer la inflamación. Por desgracia, estos dos factores son muy habituales en nuestra sociedad. Dormimos poco y mal, lo que desata una cascada hormonal liderada por el cortisol, generando inflamación y sobre todo antojos por alimentos insanos. Necesitamos trabajar en una rutina de sueño que nos permita alcanzar un sueño reparador e ininterrumpido. Por otro lado, el deporte es probablemente el arma *antiaging* más potente que tenemos ya que reduce la edad biológica de todos los biomarcadores y activa la ruta de la vitalidad AMPK.

10 **La conexión entre mente y cuerpo:** es el aspecto más olvidado. Pensamos que si comemos bien y hacemos ejercicio todo

saldrá bien, pero nos olvidamos de lo importante que son nuestras emociones y pensamientos. Gracias a estudios epidemiológicos e investigaciones sobre las zonas azules, sabemos que nuestro estado de ánimo, la comunidad en la que vives, que te sientas solo o no, que tengas relaciones positivas y, en especial, un propósito de vida funcionan como antídotos o aceleradores del envejecimiento. En el capítulo 9 hablaremos sobre el descanso y la conexión que existe entre la mente y el cuerpo.

El envejecimiento es un monstruo de mil cabezas cuya columna vertebral es la inflamación.

UN CAMBIO DE PARADIGMA

Se hacen operaciones muy avanzadas en las que se nos cambia de corazón sin antes discutir cómo cuidar tus órganos. Les cerramos el estómago a las personas antes de enseñarles a comer. Los médicos convencionales se enfocan en la cura, no en la prevención, y nosotros preferimos tomar una pastilla a cambiar nuestra dieta. Ponemos dietas milagrosas sin tener en cuenta el largo plazo y la sostenibilidad. Buscamos a la nutricionista del momento para que con su varita mágica nos ofrezca una dieta que en un mes nos quite nuestro problema de sobrepeso.

Pero nadie te cuenta el problema del hambre emocional y la adicción a los alimentos. Se prescriben millones de medicamentos para bajar el colesterol y la tensión arterial, pero no te hablan sobre las grasas saturadas, las grasas trans, la sal y el estrés. Tu seguro médico cubre la receta de antidepresivos, pero no a tu psicólogo.

No nos enfocamos en la raíz del problema, en qué son los desequilibrios que vienen como consecuencia de procesos inflamatorios. Nos centramos sólo en el síntoma, que intentamos tapar con soluciones "milagrosas".

Sin embargo, los milagros, al igual que los príncipes azules y las hadas madrinas, pertenecen al reino de la ficción, no al de literatura científica. Hoy sabemos que las princesas nos salvamos solas y que los milagros no existen. Lo que sí existe es la constancia, la conciencia y la información rigurosa, que nos dan poder para tomar decisiones positivas que transformen tu destino. Así que, bienvenido a este libro, que no te pide que te pongas a dieta durante cuatro semanas, sino que cambies tu visión sobre la alimentación y generes un cambio permanente en tu vida, sembrando la semilla de la salud, el bienestar y la longevidad.

Una vez que te he proporcionado una introducción sobre el envejecimiento y su compañero de viaje, la inflamación, vamos a ver en los siguientes capítulos cuáles son los factores que lo empeoran y qué podemos hacer para reducir el impacto que tiene en nuestro cuerpo.

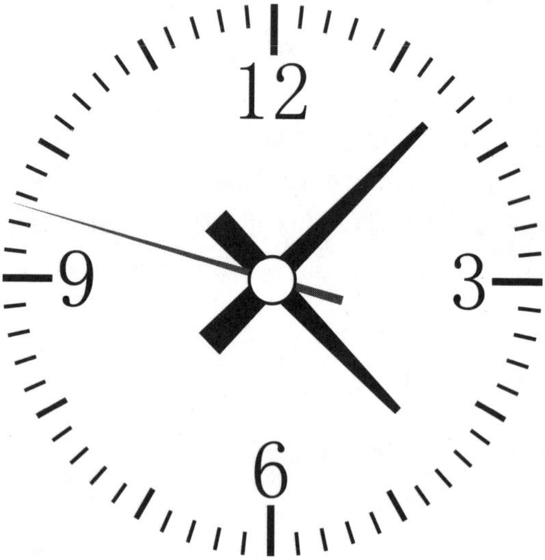
12
3
6
9

2

¿Cómo estás envejeciendo?

LA FUENTE DE LA ETERNA JUVENTUD

El conquistador español Juan Ponce de León buscó fama y fortuna en sus expediciones por el Nuevo Mundo. Se estableció en la isla La Española, hoy República Dominicana, para después llegar a ser gobernador de Puerto Rico. Cuando el hijo de Cristóbal Colón ocupó su cargo, Ponce de León se vio obligado a zarpar de nuevo en busca de aventuras. Había escuchado relatos sobre la fuente que devolvía la juventud a aquellas personas que bebieran de sus aguas. Así que su nuevo objetivo fue el mismo que el de nuestro libro: encontrar la fuente de la eterna juventud. Exploró Bahamas, y después una tierra recién descubierta a la que bautizó como Florida por la gran cantidad de flores que crecían allí. Viajó con su barco por todos lados, hasta que murió habiendo fracasado en su intento.

Esta conocida historia realmente no ha sido ratificada por mis colegas historiadores, y es muy probable que sea pura ficción. Al buscar en los escritos de Ponce de León no encontré ninguna mención a su gran búsqueda de la fuente de la eterna juventud. Sus expediciones tenían una finalidad más común y corriente en esa época: oro, tierras para colonizar y la difusión del cristianismo. Pero el mito de este lugar mágico que podría proporcionarnos la juventud ha trascendido a lo largo de los siglos, no por su rigor histórico, sino por la atractiva idea de ser jóvenes para siempre. La realidad es que el mito de la eterna juventud es anterior al periodo en que vivió Ponce de León. Historias similares forman parte de culturas de Oriente Medio, la Europa medieval y, claro, la antigua Grecia.

Aquí es donde la historiadora/investigadora/nutricionista holística que hay en mí se unen para preguntar: ¿es realmente posible frenar el envejecimiento? ¿Ha alcanzado la ciencia el éxito allí donde Ponce de León fracasó?

¿POR QUÉ ENVEJECEMOS?

Se puede decir, en pocas palabras, que el envejecimiento es la acumulación de daños. La supervivencia y longevidad de cada especie depende de varios factores, pero uno de ellos, muy importante, es la capacidad de reparación. Con la edad, esta capacidad disminuye, ya se trate de combatir infecciones, reparar colágeno, limpiar arterias o matar células cancerosas. Hoy sabemos que este declive se puede ver acelerado o frenado por la alimentación, el estrés y el estilo de vida. Las zonas azules, que son los pueblos con la mayor cantidad de centenarios y que están prácticamente exentos de enfermedades degenerativas hasta que se acercan a sus últimos años de vida, son la prueba viviente de que es posible retrasar el envejecimiento.

Pero... ¿por qué la evolución no ha perfeccionado nuestras respuestas de control de daños permitiéndonos así vivir para siempre? Creo que esto tiene que ver con el hecho de que a la evolución no le importa si envejeces; de hecho, no le importa si sobrevives. A la evolución y a la naturaleza lo único que les interesa es la supervivencia de la especie. Una vez que hayas tenido hijos, tus genes van a sobrevivir ya sea contigo o sin ti. Conseguido. La evolución ha sido exitosa. Y tú, individuo, ya no eres necesario. Todo va cuesta abajo.

El envejecimiento empieza cuando eres joven, porque en todos los organismos, desde gusanos hasta humanos, el comienzo del envejecimiento llega cuando alcanzas la maduración sexual. No tenemos genes de envejecimiento, sino genes programados hasta el momento en que terminamos la época reproductiva. Lo que tenemos son genes para mantenernos hasta que sea muy probable que nos hayan matado o reproducido. Y después de esto, ya vamos hacia abajo. Evolutivamente no importas, por tanto la naturaleza ya no invierte en ti. Ahora la responsabilidad es tuya. De hecho, a partir de aproximadamente los cuarenta años estarás peleando contra la naturaleza. Así que busca información para poder plantar cara al envejecimiento. Y en ningún momento te sientas desanimado, por suerte hay mucho que hacer, el envejecimiento biológico se puede revertir, hoy sabemos que todos los factores que regulan el envejecimiento como AMPK, las sirtuinas, M-TOR se modulan en la dirección correcta con el ejercicio, ayuno intermitente, hormesis, alimentación, suplementos y un montón de cosas de las que hablaremos en este libro.

Tenemos genes que nos mantienen sanos hasta la edad reproductiva. De ahí en adelante, la responsabilidad es tuya.

UN FENÓMENO CONTEMPORÁNEO: LA LONGEVIDAD

La longevidad es un fenómeno contemporáneo. Es fascinante que tengamos prácticamente el mismo ADN que nuestros antepasados. Sin embargo, hoy vivimos mucho más. Genéticamente hablando, si un romano de la Antigüedad hubiera tenido la nutrición adecuada, siete-ocho horas de sueño y se hubiera mantenido alejado de leones, gladiadores y enfermedades transmisibles, podría haber llegado a la misma edad que nuestros ancianos. Pero el ambiente en la Roma clásica hacía que celebrar un ochenta cumpleaños fuera prácticamente imposible. A decir verdad, casi todos los entornos a lo largo de la historia del ser humano lo hacían imposible. Así fue hasta el siglo XX. Hasta entonces, sólo una de cada diez personas llegaba a los sesenta y cinco años.

Durante muchos siglos, el cuerpo humano estuvo expuesto a la influencia asesina de un ambiente duro: alimentación inadecuada, trabajos físicos exigentes a lo largo de la vida y epidemias indomables creaban las condiciones que aceleraban el envejecimiento.

La esperanza de vida de un europeo en el año 1900 era de cuarenta y nueve años, mientras que se llegó a los setenta y cinco años en 1990. Para poner en perspectiva este enorme salto, los años de vida que hemos ganado en menos de un siglo equivalen a la duración total de la vida que tuvieron los individuos durante más de cuatro mil años: desde la Prehistoria hasta la Revolución industrial, la esperanza de vida fue de cuarenta y cinco años.

Expectativa de vida

- 1850 mujeres 38 años, hombres 40 años
- 1900 mujeres 51 años, hombres 48 años
- 1950 mujeres 72 años, hombres 66 años
- 2000 mujeres 80 años, hombres 75 años
- 2020 mujeres 85 años, hombres 79 años

En España, la esperanza de vida aumenta cada vez más. En 1900, había novecientos centenarios, y ahora tenemos nueve mil quinientos. Los demógrafos ponen ahora el foco en los "supercentenarios", los que pasan de los ciento diez años. La mayoría de los científicos no saben con exactitud cuánto puede llegar a vivir un ser humano, pero se estima que el tope se encuentra en los ciento veinte años.

No obstante, los avances que nos llevaron a la ampliación de nuestra esperanza de vida tienen que ver con combatir al asesino invisible —virus y bacterias—, ya sea con vacunas, con la higiene de manos y la desinfección de superficies y con antibióticos. Todo ello propició un descenso de las principales causas de muerte que hasta ese entonces habían azotado el ser humano: las enfermedades infecciosas, el parto y la mortalidad infantil.

Puede ser que hayamos llegado a ese punto en el cual los avances modernos ya no pueden dar más de sí y se necesita un cambio de paradigma, porque, tristemente, nuestra expectativa de vida ha disminuido en los últimos tres años.[1]

VIVIMOS MÁS... PERO ¿VIVIMOS MEJOR?

En los últimos cien años, hemos añadido treinta años a nuestra expectativa de vida, pero, para muchas personas, esas últimas décadas no se caracterizan por ser épocas de felicidad y bienestar, sino más bien de sufrimiento y abandono.

Hace cien años, la mayor parte de los ciudadanos sólo pasaban un uno por ciento de su vida enfermos, pero hoy, por término medio, las personas están enfermas durante más de un 10 por ciento de su vida. La mitad de las personas mayores de sesenta y cinco años ya tienen alguna enfermedad degenerativa y su salud empieza a deteriorarse alrededor de los cincuenta años.[2] Mientras tanto, la media de la edad de los enfermos crónicos se reduce cada vez más, llegando a generaciones más jóvenes.

A veces parece que no solamente hemos alargado nuestras vidas, sino que también prolongamos nuestra muerte. Hemos incrementado la esperanza de vida, pero no la expectativa de una vida saludable. Muchos asumimos que pasaremos la mitad de nuestras vidas con un mal estado de salud, pero esta no es una consecuencia inevitable del envejecimiento, sino de nuestra alimentación, patrones de sueño, nuestro estrés, nuestra disbiosis, nuestro intestino permeable y nuestra vida sedentaria.

Hemos ganado treinta años en nuestra expectativa de vida, pero, por lo general, esos treinta años son años de discapacidad, soledad y enfermedad. Hemos incrementando la esperanza de vida, pero no la expectativa de vida saludable.

ENFERMEDADES DEL SIGLO XXI

Las tres principales causas de muerte en 1900 eran enfermedades infecciosas: neumonía, tuberculosis y afecciones gastrointestinales. Pero hoy todo ha cambiado. Las enfermedades no transmisibles, muchas de ellas originadas por una mala alimentación y unos hábitos de vida sedentarios, causan, según la Organización Mundial de la Salud (OMS), el 87 por ciento de los fallecimientos en Europa. Es un porcentaje muy superior al de las muertes por otras causas, como accidentes de tráfico (menos del 2 por ciento, en el caso de España).

Cuando se habla de enfermedades no transmisibles se hace referencia a aquellas que no son contagiosas. Las cuatro que más muertes ocasionan son la diabetes, el cáncer, las enfermedades crónicas pulmonares y, sobre todo, las enfermedades cardiovasculares (que causan tres de cada diez muertes). Son datos que provienen del informe sobre la situación global de las enfermedades no transmisibles, de la Organización Mundial de la Salud.

> Seis de cada diez personas sufren actualmente una enfermedad crónica. Cuatro de cada diez personas tienen más de una enfermedad crónica.

Se calcula que, en 2025, si la tendencia no cambia, los costes de las enfermedades crónicas serán de más de un trillón de euros a nivel mundial. Si estas estadísticas te parecen irrelevantes, puede ser porque que hoy no te veas reflejado en ellas, pero creo que esto que te voy a decir si te asustará: considera que, en el año 2030, el 20 por ciento de la población mundial tendrá sesenta y cinco años o más[3] (comparado con el 10 por ciento en 2010), los nuevos casos de cáncer de mama se incrementarán un 50 por ciento,[4] se prevé que el 50 por ciento de las personas serán obesas[5] y que el alzhéimer se incrementará en un 35 por ciento, llegando a un 50 por ciento para el 2050.[6] Créeme, no quieras formar parte de estas estadísticas en el futuro.

LA FEROZ CARRERA CONTRA EL ENVEJECIMIENTO

Dado que la significativa ampliación de nuestra esperanza de vida es un fenómeno sin precedentes tiene sentido que su estudio sea algo que está aún en pañales. La geriatría y la gerontología analizan la relación entre el envejecimiento y las enfermedades que se asocian con la edad. El prefijo *gero*deriva de Geras, un dios griego. En la mitología griega, la mayoría de los dioses eran representados por jóvenes, sanos, fuertes y bellos, pero Geras, que era mayor, aparecía como un ser pequeño y débil. Eso sí, tenía otros atributos, y su nombre se traduce como "regalo de la edad", "privilegio" o "recompensa". Cuando la juventud se escapa, ganamos honor, valentía, sabiduría, experiencia y otros privilegios.

El miedo a envejecer, enfermar y ser dependiente compite con la consciencia de que, sin los años, sin la experiencia, los regalos de una vida bien vivida no pueden apreciarse. Hoy, la gerociencia está intentando reconciliar estas dos vertientes para que lleguemos a la vejez con fuerza, salud y vitalidad, mientras que simultáneamente tenemos una mejor apreciación y experiencia para vivir la vida al máximo.

De acuerdo con los gerontólogos, el envejecimiento es el factor de mayor riesgo para padecer enfermedades cardiovasculares, cáncer, diabetes tipo 2, osteoporosis y problemas neurodegenerativos. Durante muchas décadas, la ciencia las ha estudiado por separado. Hoy, nos estamos dando cuenta de que todas esas patologías tienen muchos factores en común, y que puedes desarrollar una u otra dependiendo de cuál sea tu punto débil específico.

El envejecimiento es el principal factor de riesgo para enfermar y morir.

Existe una carrera feroz para terminar con el envejecimiento, y estas ciencias han emergido con fuerza en las últimas dos décadas. Y muy oportunamente. Europa es el continente más envejecido del mundo. En un número de *The Lancet* de 2013 se recordaba que "la proporción de europeos de sesenta y cinco años o más ya superó a la de personas de menos de quince en 2009". Entre 2008 y 2016 la población anciana se habrá triplicado. Sin embargo, los datos de Eurostat (Oficina Europea de Estadística) sugieren que, aunque la esperanza de vida en la Unión Europea haya aumentado rápidamente, la esperanza de vida con salud no ha progresado. Por ejemplo, la media de años con salud en España son los sesenta y ocho años.

Madrid bate el récord de Europa en esperanza de vida. La esperanza de vida media al nacer de un madrileño es de 84.2. La media de España es 82.5 y la de Suecia 71.7. La media de Europa es 80.3. En cambio, tristemente, la media de años con salud en España ronda los sesenta y ocho. Un índice bastante bajo.

Al otro lado del espectro, resulta sorprendente y casi sin precedentes en la historia de la humanidad, que los niños de hoy en día puedan tener una esperanza de vida más corta que sus padres.[7] Lo que ocurre es que nuestra alimentación y nuestro estilo de vida actuales nos están haciendo un sándwich: por un lado, nuestros niños están cada vez más gordos y enfermos y, por el otro, las personas mayores alargan la fecha de su muerte, pero no su expectativa de vida saludable. Vamos, que se necesita un cambio de paradigma urgentemente.

¿VIVES O SOBREVIVES?

¿Cuándo fue la última vez que pegaste un brinco energético de felicidad al levantarte de la cama? ¿O cuándo tuviste suficiente energía para hacer todo lo que querías durante el día? ¿Y la última vez que te quitaste la ropa para ducharte y te sentiste feliz y orgullosa de cómo te veías y te sentías? ¿Cuándo fue la última vez que tuviste la mente clara? ¿Y ocho horas de sueño reparador? Para ser honesta, te diré que la mayoría de nosotros apenas sobrevivimos. Mucha gente no sabe que una salud verdadera y brillante realmente existe.

Lo más normal es que nos arrastremos después de que suene la alarma del despertador que taladra nuestro cerebro todas las mañanas. Engullimos dos tazas de café y un bollo que va directo a la zona abdominal; experimentamos cansancio, bloqueo mental, mente nublada, estrés, vamos persiguiendo quién sabe qué para quién sabe qué y picos de energía. Pasamos el día esperando que llegue la hora de dormir, pero cuando al fin llega, no podemos conciliar el sueño y nuestra mente no está tranquila. Y así pasamos los días. Eso NO ES SALUD. Eso es sobrevivir, no vivir con vitalidad.

Aunque buscamos alargar la vida, nuestros esfuerzos también deberían ir dirigidos —y sobre eso trata este libro— a cómo envejecer con éxito. Buscamos un buen envejecimiento, es decir, no padecer enfermedades o discapacidad, disfrutar de una buena función mental y física y tener una vida social activa. Este trabajo habla sobre esto, no solamente de cómo incrementar tu esperanza de vida, sino también de aumentar tu esperanza de salud y cómo revertir el envejecimiento.

Nadie quiere pasar los últimos veinte o treinta años de su vida débil, enfermo y en una residencia de ancianos. Nadie quiere vivir hasta los ciento veinte años si su salud, energía y funciones vitales empiezan a deteriorarse a los cuarenta. La prevención ayuda a tener más años de juventud, es decir, más años sin enfermedades ni otros achaques de la edad.

Seguro que pensarás: "¿Entonces, si hago todo lo que me dices no voy a enfermar?". No, evitar la muerte no está dentro del reino de lo humanamente posible. Y claro que tenemos que pensar en el futuro, pero, si te soy sincera, hablando sobre mí, no pienso mucho en el futuro, simplemente lo hago lo mejor que puedo. En lo que sí pienso y lo que sí me importa es cómo vivo mi día de hoy. Mi verdadera motivación es el cómo me voy a sentir hoy. ¿Me voy a despertar descansada?

¿Tengo motivación? ¿Vitalidad? ¿Me miro en el espejo y me gusta lo que veo? ¿Mi ropa me queda bien? ¿Tengo un cuerpo fuerte que le da forma a lo que sueña mi mente? Mentalmente, ¿tengo una mente clara, ágil? Si muero o no muero hoy no está en mis manos, pero cómo vivo sí lo está. Y cuando muera sabré que hice todo lo que pude y eso me dará paz. Lo mejor que pude por mí, por ti, por mi hijo y por el planeta que le voy a dejar.

Quiero que nos sintamos llenos de energía, vitalidad y con ganas de vivir. Quiero que seas la mejor versión posible de ti mismo. Longevidad debe significar prolongar la juventud, no prolongar la vejez y la enfermedad.

TU EDAD DEPENDE DE TI

La complejidad de las fuerzas que operan dentro de un cuerpo envejecido se vuelve aún más obvia cuando formulamos una pregunta aparentemente sencilla: ¿qué edad tienes? Antes de contestar, ten en cuenta que hay tres maneras diferentes de medir la edad:

- **Edad cronológica,** que es la que señala el calendario.
- **Edad biológica,** la que tiene tu cuerpo, según los biomarcadores de la edad y los procesos celulares.
- **Edad psicológica,** lo que sientes y cómo te sientes.

Sólo la edad cronológica es fija y no es muy fiable como indicador de salud. Una persona de cincuenta años puede estar casi tan sana como cuando tenía veinticinco, y otra, en cambio, puede tener un cuerpo o una mente de una de setenta. Para saber realmente qué edad tienes, entra en juego la segunda edad, la biológica, que dice cómo ha afectado el tiempo a tus órganos y tejidos en comparación con alguien de tu misma edad.

Con el paso de los años te vuelves único, los cambios de la edad reflejan el carácter específico de tu vida. Aunque a los veinte años todos somos iguales a los ojos de un fisiólogo, a los setenta no hay nadie que se parezca a otro, ni siquiera remotamente.

Se sabe que la edad biológica es variable. El ejercicio físico regular puede revertir diez de los efectos más típicos de la edad biológica. Los gerontólogos han descubierto que, cuando un anciano acepta adoptar un estilo de vida saludable, su expectativa de vida aumenta un promedio de diez años. Por lo tanto, la flecha del tiempo puede avanzar velozmente o con lentitud, detenerse en su trayectoria o incluso girar e ir en sentido contrario. El cuerpo se torna biológicamente más joven, o más viejo, según cómo lo tratemos. Las arenas movedizas del envejecimiento se mueven bajo tus pies dependiendo de lo que comas, bebas y pienses.

Lo que piensas, respiras, comes y bebes acelera, frena o revierte el envejecimiento.

No hay consenso sobre cuáles son los marcadores de la edad biológica, pero aquí puedes tener algunos indicadores. Estos biomarcadores de la edad son pruebas que podemos realizar para ver lo rápido que estás envejeciendo y la edad biológica de tu cuerpo.

Biomarcadores de la edad:[8]

1. Masa muscular.
2. Fuerza.
3. Tasa de metabolismo basal.
4. Grasa corporal.
5. Capacidad aeróbica.
6. Presión sanguínea.
7. Glucosa en sangre.
8. Proporción de colesterol.
9. Densidad ósea.
10. Regulación de la temperatura corporal.
11. Longitud de los telómeros.
12. Biomarcadores inflamatorios (proteína C reactiva, IL-6 y fibrinógeno).
13. Niveles de homocisteína.
14. Niveles de HbA1c.
15. Niveles de ciertas hormonas como cortisol, leptina adiponectina y DHEA sulfatada.
16. Biomarcadores del sistema inmune como conteo de células T4, presencia de Epstein-barr o citomegalovirus.
17. Factor de crecimiento insulínico tipo 1, insulina basal.

El factor psicológico es determinante para envejecer bien. Es el más subjetivo y el más misterioso. La psicología es completamente personal, ya que no hay dos personas que tengan las mismas experiencias. La edad que sientes en ti no tiene límites y se puede revertir en una fracción de segundo. Una anciana, al recordar su primer amor, parece de pronto volver a sus dieciocho años, mientras que un hombre maduro que pierde a su esposa puede fallecer unas semanas después...

CUESTIONARIO SOBRE EXPECTATIVA DE VIDA SALUDABLE

Este cuestionario te puede dar una idea general de cuán rápidamente estás envejeciendo, y otorgarte el conocimiento y el poder para tomar decisiones positivas al respecto.

DEMOGRÁFICO

1. Eres...

- ❑ Hombre = 0 puntos.
- ❑ Mujer = 2 puntos.

2. Edad:

- ❑ Menos de cuarenta años = 2 puntos.
- ❑ De cuarenta a setenta años = 1 punto.
- ❑ Más de setenta años = 0 puntos.

3. ¿Tienes concentración de grasa abdominal?

- ❑ Sí = 0 puntos.
- ❑ No = 2 puntos.

4. ¿Tienes sobrepeso?

- ❑ Sí = 0 puntos.
- ❑ No = 2 puntos.

ESTILO DE VIDA

5. **¿Cuántas horas pasas sentado?**
   - ❑ Menos de tres horas = 2 puntos.
   - ❑ De tres a seis horas = 1 punto.
   - ❑ Más de seis horas = 0 puntos.

6. **¿Cuántas horas duermes por la noche?**
   - ❑ Menos de cuatro horas = 0 puntos.
   - ❑ De cinco a siete horas = 1 punto.
   - ❑ De siete a ocho horas y media = 4 puntos.

7. **¿Haces más de una hora de ejercicio por lo menos cinco veces por semana?**
   - ❑ Sí = 4 puntos.
   - ❑ No = 0 puntos.

8. **¿Te lavas los dientes todos los días, dos a tres veces al día?**
   - ❑ Sí = 2 puntos.
   - ❑ No = 0 puntos.

9. **¿Cuántas veces usas al día el hilo dental?**
   - ❑ Dos veces al día = 2 puntos.
   - ❑ Una vez al día = 1 punto.
   - ❑ No lo uso = 0 puntos.

10. **¿Cuántas veces a la semana haces algún tipo de actividad contemplativa (meditación, yoga, *mindfulness*)?**
    - ❑ Cinco veces a la semana = 2 puntos.
    - ❑ De una a cuatro veces a la semana= 1 punto.
    - ❑ ¿Qué es eso? = 0 puntos.

11. ¿Cuánto alcohol consumes a la semana?

- ❑ De nada a una-dos veces = 2 puntos.
- ❑ De tres a siete veces por semana = 1 punto.
- ❑ Más de siete veces a la semana = 0 puntos.

12. ¿Has fumado más de cien cigarrillos en tu vida?

- ❑ Sí = 0 puntos.
- ❑ No = 2 puntos.

13. ¿Das más de diez mil pasos al día?

- ❑ Sí = 2 puntos.
- ❑ No = 0 puntos.

SALUD

14. Tienes niveles bajos de vitamina D (menos de 60-90ng/ml):

- ❑ Sí = 0 puntos.
- ❑ No = 2 puntos.

15. ¿Tienes alguna enfermedad crónica?

- ❑ Sí = 0 puntos.
- ❑ No = 2 puntos.

16. ¿Tu índice de glucosa en sangre en ayunas está entre 70 y 85?

- ❑ Sí = 2 puntos.
- ❑ No = 0 puntos.

17. ¿Sufres infecciones frecuentemente?

❑ Sí = 0 puntos.

❑ No = 2 puntos.

18. ¿Tienes ansiedad o antojos por azúcar, refrescos o café?

❑ Sí = 0 puntos.

❑ No = 2 puntos.

ESTRÉS

19. ¿Consideras que tienes niveles altos de estrés?

❑ Sí = 0 puntos.

❑ No = 4 puntos.

20. ¿Sientes que siempre tienes prisa y corres de un lugar a otro?

❑ Sí = 0 puntos.

❑ No = 2 puntos.

21. ¿Crees que manejas bien el estrés?

❑ Sí = 2 puntos.

❑ No = 0 puntos.

22. ¿Pasas tiempo en contacto con la naturaleza?

❑ Sí = 2 puntos.

❑ No = 0 puntos.

23. **¿Te sientes feliz la mayor parte del tiempo?**

❑ Sí = 2 puntos.

❑ No = 0 puntos.

ALIMENTACIÓN

24. **¿Comes alimentos con azúcar o harinas refinadas más de dos veces por semana?**

❑ Sí = 0 puntos.

❑ No = 2 puntos.

25. **¿Consumes por lo menos cinco raciones de verduras todos los días?**

❑ Sí = 2 puntos.

❑ No = 0 puntos.

26. **¿Comes verduras verdes todos los días?**

❑ Sí = 2 puntos.

❑ No = 0 puntos.

27. **¿Consumes proteína animal más de una vez al día?**

❑ Sí = 0 puntos.

❑ No = 2 puntos.

28. **¿Comes alimentos procesados o empaquetados más de dos veces por semana?**

❑ Sí = 0 puntos.

❑ No = 4 puntos.

29. ¿Comes legumbres diariamente?
❑ Sí = 2 puntos.
❑ No = 0 puntos.

30. ¿Tomas bebidas azucaradas o jugos de frutas más de una vez por semana?
❑ Sí = 0 puntos.
❑ No = 2 punto
s.

APOYO SOCIAL

31. ¿Tienes pareja o a alguna persona con la que compartas tu vida y experiencias?
❑ Sí = 2 puntos.
❑ No = 0 puntos.

32. ¿Te sientes solo?
❑ Sí = 0 puntos.
❑ No = 4 puntos.

33. ¿Tienes un propósito en la vida?
❑ Sí = 4 puntos.
❑ No = 0 puntos.

34. ¿Tienes a alguien que sabes que te quiere y te apoya pase lo que pase?
❑ Sí = 2 puntos.
❑ No = 0 puntos.

35. ¿Crees que haces una aportación significativa en este mundo?

❑ Sí = 2 puntos.

❑ No = 0 puntos.

36. ¿Te levantas con ilusión casi todos los días?

❑ Sí = 2 puntos.

❑ No = 0 puntos.

ESTRÉS OXIDATIVO

37. ¿Te sientes cansada durante el día?

❑ Sí = 0 puntos.

❑ No = 2 puntos.

38. ¿Estás expuesta a químicos ambientales como perfumes, humo de cigarrillos o productos de limpieza?

❑ Sí = 0 puntos.

❑ No = 2 puntos.

39. ¿Te duelen los músculos o articulaciones con frecuencia?

❑ Sí = 0 puntos.

❑ No = 2 puntos.

40. ¿Fumas o alguien fuma cerca de ti?

❑ Sí = 0 puntos.

❑ No = 2 puntos.

41. ¿Está contaminada tu ciudad de residencia?

❑ Sí = 0 puntos.

❑ No = 2 puntos.

42. ¿Tomas medicamentos o drogas con regularidad?

❑ Sí = 0 puntos.

❑ No = 2 puntos.

FUNCIÓN CEREBRAL

43. ¿Te cuesta trabajo encontrar la palabra adecuada para continuar una conversación?

❑ Sí = 0 puntos.

❑ No = 2 puntos.

44. ¿Percibes que ya no tienes la misma claridad mental y memoria que hace unos años?

❑ Sí = 0 puntos.

❑ No = 2 puntos.

Total ______ / 100

EVALUACIÓN DE RESULTADOS

Menos de 40 puntos. Tu expectativa de vida saludable es muy baja. Estás envejeciendo excesivamente. Habla con tu médico y con un experto en nutrición para confeccionar un plan de acción urgente.

Entre 40 y 49 puntos. Estás envejeciendo rápidamente y esto afectará tu expectativa de vida saludable. No tienes tiempo que perder para poner remedio.

Entre 50 y 59 puntos. Expectativa de vida más baja de lo normal. Mi libro te ayudará a mejorar.

Entre 60 y 69 puntos. Tu expectativa de vida saludable es normal. Pero recuerda que lo normal no es lo óptimo. El 70-80 por ciento de la población muere prematuramente a manos de una enfermedad degenerativa.

Entre 70 y 79 puntos. Expectativa de vida saludable por encima de lo normal. Estás haciendo muchas cosas bien. Aunque todavía podríamos mejorar algunas más.

Más de 80 puntos. Fantástico. Felicidades. Vas por muy buen camino. Con el libro podrás reforzar buenas prácticas y hábitos para seguir siempre mejorando.

TÚ PUEDES SER LA ABEJA REINA. LA EPIGENÉTICA

La sabiduría tradicional nos dice que tus genes no han evolucionado mucho desde hace aproximadamente cincuenta mil años, cuando se produjo un salto evolutivo biológico en los seres humanos. Desde ese momento, las adaptaciones genéticas han sido muy superficiales, por ejemplo, ciertas personas han desarrollado genes para poder digerir los lácteos.

Ahora mismo estamos en el comienzo de una época que va a revolucionar la manera en que se practica la medicina y el enfoque que le damos a la salud. Estamos en una era de diseño biológico. Antes de que los científicos pudieran secuenciar el genoma humano en 2003, todos pensábamos que el ADN era el culpable de todas nuestras enfermedades. Ahora sabemos que esto no es para nada cierto;

los investigadores descubrieron que la enfermedad no está escrita en nuestros genes, sino que es mucho más maleable y es el resultado de una compleja interacción entre tu ADN, tu estilo de vida y tu medio ambiente. En pocas palabras, tú tienes el poder para reconfigurar la manera en que tu ADN habla con tu cuerpo.

El ambiente en el que vives y tus decisiones diarias tienen un gran impacto en cómo envejeces, lo que te enferma y cómo se recupera y mantiene tu cuerpo. Gracias a una ciencia llamada epigenética, hemos descubierto que los genes no son estables, sino que, dependiendo de su medio ambiente, algunos son como interruptores, que se encienden o se apagan marcando la dirección que toma tu cuerpo, y muchos de ellos se ven afectados por tu estilo de vida. Además, estos cambios epigenéticos se transmiten de generación en generación.

Tienes aproximadamente veinticuatro mil genes en tu cuerpo. Muchos de ellos son importantes. Cuando hablamos de envejecimiento, las rutas más importantes son M-TOR, FOXO3, AMPK y la familia de las sirtuinas, especialmente SIRT1 y SIRT3. De la interacción entre ellos, tu estilo de vida y tu medio ambiente dependerá tu proceso de envejecimiento. Veamos varios ejemplos: sentarte en un sauna veinte minutos enciende el gen de la longevidad FOXO3, y ciertos compuestos en alimentos como el resveratrol, la quercetina y la fisetina activan SIRT1,[9] AMPK lo podemos activar con el ayuno, el ejercicio, y ciertos polifenoles como la curcumina[10] apagan M-TOR, que cuando está activo se asocia con alzhéimer, cáncer y mortalidad prematura.

Hoy sabemos que el 10 por ciento del envejecimiento tiene que ver con los genes y el 90 por ciento con la epigénetica. Piensa en esas modelos que tanto admiras por su belleza y porque no envejecen. Ellas entienden la regla 90/10. Los genes mantienen esa perfecta estructura, pero el otro 90 por ciento se determina basándose en su estilo de vida y cómo afecta a su bioquímica y, por lo tanto, a la expresión de sus genes, o sea, a la epigenética. Estas mujeres usan su dinero pagando entrenadores personales, chefs de comidas saludables, nutricionistas y *coachs*, para que los genes de la juventud se mantengan encendidos y las rutas del envejecimiento apagadas. Muchas trabajan duro para mantenerse así. Comen bien, hacen deporte, cuidan su cuerpo e invierten tiempo y dinero en su salud. En vez de aplaudir sus genes, debemos aplaudir su epigenética.

Tu medio ambiente enciende o apaga genes de la longevidad y el envejecimiento.

Piensa en la epigenética como en el plano de tu casa. Si estás construyéndola, sabes que el plano inicial se revisa y se transforma conforme se va avanzando. La casa final rara vez se parece a la inicial. Lo mismo pasa en tu cuerpo. Llegaste al mundo con un plano inicial, tu ADN, pero este se ha ido modificando por muchos factores a lo largo de tu vida. Muchos de ellos actúan incluso antes de que nazcas, por ejemplo, lo que comía tu abuela o tu madre. También te marcó en este sentido si naciste por parto vaginal o por cesárea, si te dieron pecho o biberón, si tomaste antibióticos y muchos otros factores medioambientales. Esas modificaciones de tu plano original son la epigenética, o sea, los cambios bioquímicos no relacionados con el ADN que alteran el de expresión de ese ADN.

El caso de la abeja reina

¿Te has puesto a pensar por qué una abeja se convierte en abeja reina? Piensa que todas las abejas tienen la misma genética, todas pueden ser abeja obrera o abeja reina. ¿Qué hace que una suertuda gane la lotería y se convierta en la reina? No son sus genes, sino su epigenética. Una será la seleccionada y se le alimentará con el *superfood* de las abejas, la jalea real, esto encenderá ciertos genes que la convertirán en la abeja reina. Epigenética pura.

La esperanza de vida no nos dice cuánto tiempo vamos a vivir en las mejores condiciones posibles. Los genes crean la base para tu salud y tus hábitos y el medio toman las decisiones. Si tienes hermanos, es probable que tengan una genética parecida, y una epigenética diferente. No puedes cambiar lo que hizo tu abuela, ni tu madre, ni cómo naciste, ni la leche o comida que te dieron de bebé, pero sí puedes modificar tus decisiones actuales y futuras. Puedes construir músculo y reducir tus niveles de estrés, convirtiéndolo en tu amigo y no en tu enemigo. Puedes reprogramar tu mente y tu alimentación, y hacerlo sin matarte de hambre, para así no encender los genes de la hambruna. Puedes aprender a amar el matcha y el vino tinto orgánico, para que tus genes de la longevidad se activen. De eso trata mi libro, de enseñarte a encender los genes de la longevidad y a apagar los del envejecimiento y la enfermedad.

Sí, la muerte es inevitable, pero una vida sana depende de ti. ¿Estás lista para rejuvenecer?

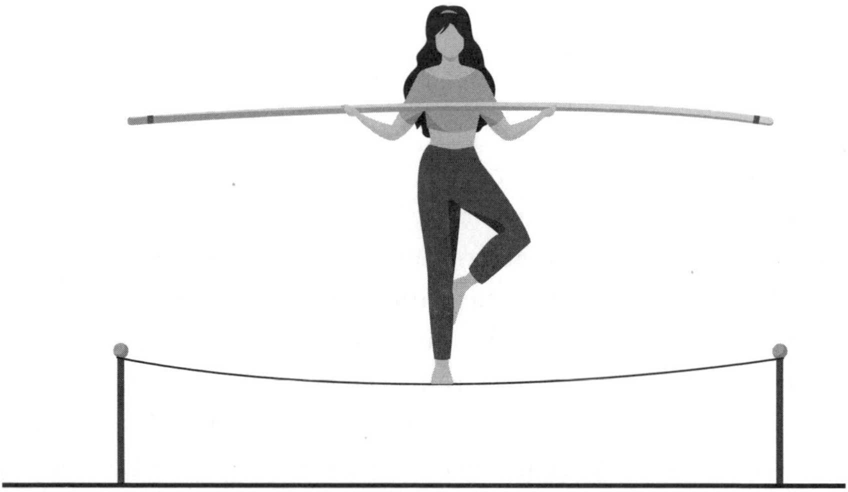

3

El estrés y la hormona alfa: el cortisol

¿Qué es lo más importante para tu cuerpo y para la naturaleza? La supervivencia de la especie, y para que esa especie pueda reproducirse necesita primero sobrevivir. Así que el cuerpo ha diseñado a lo largo de millones de años de evolución una maquinaria extraordinaria para mejorar tus probabilidades de supervivencia. Este eje es probablemente el más poderoso en tu cuerpo y se activa cuando tu cerebro percibe e interpreta que estás en peligro. Esta respuesta es conocida como "huye o pelea". Cuando tienes un estrés agudo, supongamos que te viene persiguiendo un león, se activa el sistema simpático con poderosas hormonas que ponen en marcha funciones extraordinarias en tu cuerpo para ayudarte a pelear y escapar de tu perseguidor. Las primeras que salen a la guerra son la adrenalina y noradrenalina. De ellas depende tu supervivencia, sí, te salvan, pero tienen un coste altísimo y generan daño en cada rincón de tu cuerpo, sobre todo generando una sobreestimulación del sistema inmunológico, lo que desemboca en mucha inflamación sistémica. Es como cuando los aliados ganaron la Segunda Guerra Mundial, sí, fueron los vencedores, pero Europa quedó destruida. Pero bueno, no pasa nada, el cuerpo lo tiene controlado; después de ese estrés agudo, vienen la hormona alfa. La hormona maestra que repara esa sobreactivación de tu ejército interno. Es la hormona antiinflamatoria por excelencia: el cortisol. La adrenalina inflama para defenderte y el cortisol son los bomberos que apagan el fuego generado en la batalla. Fantástico.

Entonces, ¿cuál es el problema? Las últimas investigaciones han demostrado que con estrés crónico los efectos antiinflamatorios del cortisol no solamente dejan de funcionar, sino que además se vuelve proinflamatorio.[1, 2] O sea, que el cuerpo se vuelve resistente al efecto antiinflamatorio del cortisol, los receptores ya no escuchan (algo similar a lo que pasa con la resistencia a la insulina). Esto genera dos gravísimos problemas, por una parte, el cortisol está activado constantemente generando daños, al mismo tiempo el cuerpo es resistente por lo que no escucha las señales para desinflamar y apagar al sistema inmune y, por último, el mismo cortisol se transforma en el malo de la película y cambia de ser antiinflamatorio a generar una cascada de inflamación sistémica. En consecuencia, tu cuerpo se prende en llamas, los bomberos están en huelga y, como no tienen trabajo, deciden cambiar de bando.

Independientemente de cómo sucede todo esto, el final del cuento está asegurado: el cortisol y la inflamación están fuera de control. Esto genera radicales libres, estrés oxidativo, daño celular, envejecimiento, desequilibrio hormonal, sobrepeso y está asociado con todas las enfermedades que nos azotan como sociedad: enfermedades autoinmunes, síndrome metabólico, diabetes, osteoporosis y cualquier cosa que termine en -itis.[3]

Así que, si hablamos de que el cortisol y sus secuaces tienen el rol estelar dentro de la cadena de mando, pues lo primero que tenemos que hacer si queremos reducir la inflamación sistémica es domar la respuesta de estrés. Que todos hagan su trabajo, que la adrenalina defienda y el cortisol repare.

PERDIENDO EL EQUILIBRIO

El desequilibrio que se produce en nuestro cuerpo nos hace envejecer y enfermar. Pero, para comprender mejor esta frase, es importante explicar a qué me refiero con falta de equilibrio. La homeostasis es el equilibrio que el cuerpo busca mantener en todas sus funciones: si algo te saca de este equilibrio, el cuerpo lo percibe como un estrés que pone en riesgo tu supervivencia, por lo que activa una respuesta específica para corregirlo.

Algunas de las situaciones que causan estrés son: enfermedad, ansiedad, toxinas, mala alimentación, ausencia o exceso de actividad física, falta de sueño, mucho frío o mucho calor y fluctuaciones de los niveles de glucosa en sangre. El término estrés fue creado en 1950 por el médico Hans Seyle, quien lo definió como la reacción del cuerpo ante una demanda de cambio. El estrés puede ser emocional, mental, físico, químico o medioambiental. Puede tratarse de una realidad física, una creación de nuestra mente o el resultado de revivir mentalmente un estrés pasado. Sea como sea, pone en marcha una cascada neuroendocrina para intentar regresar al equilibrio.

HUYE O PELEA

Cuando los sentidos perciben una amenaza, el sistema nervioso autónomo se activa, lo que después enciende al sistema nervioso simpático, que a su vez pone en marcha la respuesta conocida como "huye del león o pelea con él". Esta cascada hormonal comienza con la secreción de catecolaminas, o sea adrenalina o noradrenalina, lo que acelera al sistema cardiovascular para que incremente el bombeo de sangre desde el corazón y la tensión arterial. Esto hace que haya un flujo de oxígeno y nutrientes a los músculos y al cerebro.

Todo ello para que pienses mejor en la estrategia de escape o de ataque, y la lleves a cabo de la manera más eficiente y más rápida.

Al mismo tiempo, se suprimen prácticamente las funciones del sistema digestivo, ya que al cuerpo no le interesa que hagas la digestión y tengas ganas de ir al baño mientras escapas del león. Eso podría ser problemático. Tampoco quiere que te reproduzcas, por lo que le roba la vía hormonal a la progesterona y a la testosterona. Agudiza tus sentidos para que veas, escuches y huelas mejor.

Este sistema simpático es justamente el opuesto al parasimpático, que activa la regeneración, la digestión, la reproducción, la libido y tranquiliza al sistema nervioso. El problema con las catecolaminas es que, aunque salgan disparadas para darte el primer empujón, la realidad es que duran muy poco tiempo en el torrente sanguíneo. No más de unos minutos.

Pero el cuerpo en su inmensa sabiduría siempre tiene un plan B: el cortisol.

El cortisol es la hormona maestra del estrés, aquella que te permite seguir corriendo, secretada por las glándulas suprarrenales. De la familia de los glucocorticoides y, como bien dice su nombre —"gluco"—, incrementa el nivel de la glucosa en la sangre. Su trabajo principal es mover cielo, mar y tierra para ayudarte a tener energía disponible en el torrente sanguíneo para huir o pelear. Se manda una señal al hígado para que empiece a movilizar los depósitos de glucosa (glicogénesis) y a romper los depósitos de grasa (lipólisis). ¡Boom! Grasa y sangre disponible para tu cerebro y músculos.

Esto es fantástico cuando tienes que correr para defender a tu cría de un león, pero no lo es tanto cuando tu jefe te está gritando y tienes que permanecer sentado. Tu cuerpo está diseñado para huir o pelear. Sin embargo, en nuestra sociedad no está bien visto subirte al techo ni agarrar un palo de golf y pegarle en la cabeza a tu jefe. No, lo que tenemos que hacer es quedarnos quietos. Entonces, ¿qué sucede con esa movilización tan potente de azúcar y de grasa? Pues que se queda rondando por tu sangre, sembrando el terreno para el sobrepeso y un síndrome metabólico.

El segundo trabajo de nuestro amigo el cortisol es regular el sistema inmunológico. Podríamos escribir un capítulo entero sobre este sistema, pero eso va más allá del objetivo de este libro y, de momento, solamente te comentaré que el papel del cortisol es encontrar un equilibrio entre encender y apagar la inflamación, o sea, el ataque de tu sistema inmune. Recuerda que la inflamación es la respuesta que pone en marcha el cuerpo ante un ataque externo o interno.

Cuando sufres una agresión, una herida o algo que ponga en riesgo tu vida, lo podemos considerar como un estrés agudo (es decir, algo momentáneo y pasajero, cuando el león o bien te comió o bien te escapaste); en este momento estás dentro de las garras de la adrenalina, lo que incrementa y fortalece tu sistema inmune. Tendrás más glóbulos blancos, aquellos que combaten una infección como macrófagos y células asesinas naturales. Nuestro sistema inmune tiene muchos ases bajo la manga. Tenemos células que sueltan químicos tóxicos inflamatorios para pelear, otras fagocitan (es decir, se tragan) al agente externo. Esto es fantástico, porque si, por ejemplo, tienes una herida, este sistema inflamatorio correrá en tu defensa, de manera más ágil, agresiva y activa. Pero ¿qué pasa si tu ejército se mantiene activo mucho tiempo? Pues algo parecido a lo que sucede si se mantiene activo a un ejército de verdad durante muchos años sin que haya guerra: probablemente sería muy costoso y los soldados se acabarían peleando entre ellos.

Por tanto, para prevenir esa sobreactivación de tu ejército, entra en juego el cortisol con su poder antiinflamatorio. En un periodo agudo de estrés, llega como un bombero apagando la guerra de citoquinas inflamatorias y tranquilizando a tu sistema inmune. Si el cortisol está activado relativamente poco tiempo, lo que hará es apagar el fuego y hacer una limpieza de células dañadas o antiguas que ya no sirvan para la siguiente batalla. Es fantástico, es el baile perfecto activado por lo que se conoce como "hormesis". Adrenalina enciende, cortisol apaga. Buen tango hormonal.

Por último, el cortisol evita que sientas dolor. Mientras te persigue ese león que te ha mordido la pierna y tu sistema inmune está trabajando en ello, mientras que tu hígado te está enviando gasolina y tu cerebro y tus piernas te ayudan a escapar, a tu cuerpo no le interesa que tengas un dolor tan fuerte que tu esfuerzo no sirva para nada y caigas vencido por él.

Las personas piensan a menudo que el cortisol es malo. De hecho, es todo lo contrario, sin él no podrías vivir. Literalmente, no podrías levantarte por las mañanas, ya que es entonces cuando tienes el mayor pico de cortisol, ni podrías cruzar la calle de forma ágil y rápida si ves que se acerca un coche a toda velocidad.

El problema es cuando los niveles de cortisol se mantienen elevados de manera crónica. Pensemos en una madre que tiene un hijo con una enfermedad crónica al que debe cuidar a lo largo de muchos años. Se sabe que una situación de este tipo provoca un elevado grado de estrés. ¿Y qué sucede? Que los niveles de cortisol permanecen elevados continuamente y una respuesta perfectamente diseñada para algo agudo, acaba contigo lentamente. ¿Cómo? Tienes glucosa y grasa en tu torrente sanguíneo permanentemente, generando placas y productos finales de glicación avanzada, y tu sistema inmune puede ir por dos caminos: o se sobreactiva y dispara una enfermedad autoinmune[4] o es sometido por el cortisol, lo que te hace más propenso a un cáncer o cualquier enfermedad infecciosa.[5]

Por si fuera poco, al cortisol le encanta guardar todo lo que comes como grasa, ya que te está cuidando frente a la eventualidad de que entres en un periodo de hambre y no vuelva a haber comida, así que poco a poco vas acumulando grasa visceral. Este tipo de grasa es una ametralladora de citoquinas inflamatorias, lo que genera inflamación sistémica. Seguro que te estarás preguntando: "Hummm, ¿no me habías dicho que el cortisol era antiinflamatorio?". Pues sí, de manera aguda lo es, pero si actúa de manera crónica, el cuerpo se vuelve sordo al efecto antiinflamatorio del cortisol.[6]

Por si todo esto no fuera suficiente, unos niveles crónicos altos de cortisol generan radicales libres, esas sustancias extremadamente reactivas que te hacen envejecer y enfermar. El daño a las células se conoce como estrés oxidativo. Y ya que estamos en ello, también genera resistencia a la insulina, ansiedad, depresión e insomnio, y otras funciones como la memoria, el cerebro y la reproducción también se ven afectadas.[7]

EL CORTISOL, EL ENVEJECIMIENTO Y TU BELLEZA

¿Te acuerdas de que te mencioné con anterioridad el tema de los telómeros? Recuerda que son lo que cubre el final de los cromosomas, y que cada vez que una célula se divide, sacrifica un poco de telómero. Cuando son demasiado cortos, esa célula muere o se vuelve senescente (aquellas células que se dedican a producir inflamación). Sin la división celular, empiezas a envejecer biológicamente, ya que el cuerpo no se puede reparar. Las investigaciones de la ganadora del Premio Nobel Elizabeth Blackburn han llevado a relacionar el estrés crónico con un acortamiento de los telómeros, y, por lo tanto, con un envejecimiento biológico prematuro y con la aparición de enfermedades degenerativas. Hoy sabemos que, si llevas mal el estrés, y con la respuesta del cortisol envejeces diez años más rápido.[8]

EL EQUILIBRIO ENTRE EL SISTEMA SIMPÁTICO Y EL PARASIMPÁTICO

Me gusta poner el ejemplo de un tigre que corre vertiginosamente para cazar una presa. Después de atraparla, ¿qué hace? Descansar y dormir. Con ello se equilibra esa respuesta de "huye o pelea" que se activó en su cuerpo para poder asegurar su cena y su supervivencia. El tiempo de descanso es esencial para que su cuerpo se recupere y para que se active el sistema parasimpático que permite la digestión, recuperación y asimilación de nutrientes. Si el tigre sufrió algún daño durante la caza, ahora regresa su percepción de dolor para empezar el proceso de sanación y cicatrización. Bajan sus niveles de cortisol, para que se detenga su catabolismo de músculo y grasa y se pueda reconstruir con el combustible que está comiendo. Además, su sistema inmune también regresa a la normalidad después de haber activado al ejército para luchar con los invasores. La perfección.

Hoy en día, las cosas no funcionan generalmente así: movimiento constante, trabajo, estrés, fechas límite, tráfico, dispositivos electrónicos que nos mantienen enganchados durante todo el día, aislamiento, falta de comunidad, mala nutrición, falta de sueño, pensamientos rumiativos, falta de actividad física... Todo esto mantiene a nuestro cuerpo con la respuesta de "huye o pelea" activada todo el tiempo.

Imagina que a las doce de la mañana la batería de tu teléfono móvil marca un 2 por ciento. Entras en pánico. Tu mente y tu cuerpo se activan para buscar un cargador YA. Piensa en tu cuerpo de esta manera. Necesitar recargar la batería, y si no lo haces YA, activas el proceso inflamatorio, lo que convierte en imposible la recarga. No te puedes recuperar. En este estado vivimos la gran mayoría de nosotros una gran parte de nuestras vidas. Yo te tengo que confesar que es mi talón de Aquiles. Y nunca le puse atención hasta enfrentarme cara a cara con lo que, en mi opinión, es una de las situaciones más estresantes con las que se puede enfrentar una mujer: la maternidad.

Un año después de haber tenido a Berni, me paré un día delante del espejo y esto es lo que vi: una mujer con veinte kilos extra, la cara destruida, acné, pigmentación generalizada, ojeras, canas, a punto del divorcio, galletas escondidas en cada cajón de mi casa y sin poderme levantar de la cama a causa de la depresión. ¿Qué había pasado? ¿En qué momento se había puesto en marcha esto? ¿Cómo es posible que alguien que se dedica al mundo de la salud y la nutrición pueda tener este sobrepeso, no pueda dejar de comer galletas y parezca que tiene ya ciento veintidós años? Hola, Beatriz, me llamo estrés.

Hasta ese momento no empecé a pensar realmente en lo que era el estrés y el daño que generaba en el cuerpo. ¡YO lo tenía todo! Envejecimiento, estreñimiento, sobrepeso, hiperpigmentación, antojos por hidratos de carbono, falta de sueño profundo y mal humor. Era el cortisol personificado.

¿Y ahora qué hago? Me preguntaba. ¿Cómo arreglo este pedazo monumental de desastre? Berni no dormía bien desde que nació, se despertaba cada hora y media, y en mí, que ya de por sí soy mala para dormir, se juntaron el hambre y las ganas de comer. No dormir mata. Literalmente. Por eso tengo un capítulo dedicado al sueño en este libro. Por ahí empezaba mi problema, así que, a lo largo de los siguientes dos años, saqué mi bata de investigadora y me leí TODO, me refiero literalmente a TODO lo que se ha escrito sobre el estrés y creé mi programa SENDA y mi curso del cortisol. Ahora trabajo con él y sobre él todos los días. Cuando miro hacia atrás, me doy cuenta con toda claridad de que no estaba estresada, ¡estaba extremadamente estresada! Entre el trabajo, el niño, la lactancia, las redes sociales, mi perfeccionismo, la falta de información que hay sobre temas de la maternidad y, sobre todo, no dormir, acababan conmigo. Y creo que no soy la única.

Tengo fotos mías y parecía un dálmata; me veía en el espejo y lloraba. Mi piel estaba destrozada. Pero, por más que buscaba y buscaba por qué el estrés produce hiperpigmentación, no encontraba respuesta. Varios meses después la obtuve, un documental de animales en donde contaban que el camaleón, en respuesta a un estrés o una amenaza, cambia su piel de color debido a una hormona estimulante de melanocitos. ¡BINGO!

De regreso a las investigaciones, me di cuenta de que sí, de que el ser humano también tiene ese poder transformador mágico, pero con menos intensidad. Te cuento: el hipotálamo produce CRH (hormona liberadora de corticotropina), que va directa a la hipófisis para producir ACTH (adrenocorticotropina), lo que, por un lado, estimula a las glándulas suprarrenales para producir hormonas del estrés, pero, al mismo tiempo, también potencia a MSH (hormona estimulante de melanocitos). Y, por si fuera poco, el cortisol también ataca directamente a los melanocitos (que es lo que pigmenta tu pelo), es decir, que digamos que las canas te salen porque las células que le daban color han sido aniquiladas. Hola, canas, envejecimiento y manchas.

Probablemente pienses que el estrés es algo normal, pero normal en nuestra sociedad no significa bueno. Y, por desgracia, la mayoría de nosotros no le damos importancia hasta que es demasiado tarde y nuestro amigo, el cortisol, ya ha desencadenado una cascada de problemas, entre ellos, una tormenta de citoquinas inflamatorias que acaban por enfermarte. Si aun sabiendo que el estrés crónico debilita tu cerebro, mata tus neuronas, produce inflamación, te envejece, te arruga, destruye tu masa muscular, altera tus niveles de azúcar en sangre y debilita tus huesos, no decides tomártelo en serio, te voy a contar otro secreto. El estrés crónico puede debilitar y traumatizar tu cuerpo, pero no solamente el tuyo. Ahora sabemos que este tipo de estrés puede marcar a tus hijos y a sus hijos por vía epigenética. El estrés no cambia tu genética, o sea tu disco duro, pero sí modifica tu epigenética, o sea tu *software*.

Rachel Yehuda, profesora de psiquiatría y neurociencia en el Hospital Mount Sinai y reconocida investigadora en el campo del estrés traumático, estudió los cambios epigenéticos producidos en los supervivientes del Holocausto y de los ataques terroristas del 11-S. Primero analizó los genes de treinta y dos supervivientes del Holocausto, y después los de sus hijos. Más tarde, comparó los genes de esas familias con los de aquellos judíos que habían vivido fuera de Europa durante ese terrible periodo de la historia. Se focalizó en el gen centro de mando del estrés: FKBP5. Lo increíble es que encontró herencia epigenética en los supervivientes del trauma; el ADN de los supervivientes no cambió, pero los cambios epigenéticos sí pasaron a la siguiente generación.[9] Yehuda, además, encontró evidencia de problemas heredados con el gen FKBP5 en mujeres que se quedaron embarazadas al final o muy cerca de la fecha de los ataques terroristas a las Torres Gemelas en Nueva York. En un grupo de treinta y cinco mujeres, las alteraciones en el gen FKBP5 incrementaban el riesgo de sufrir estrés postraumático y transmitirlo al bebé.[10]

Todos estos experimentos comenzaron en ratones. Los investigadores se dieron cuenta de que las crías de aquellos ratones sometidos a *shocks* eléctricos mientras olían cerezos, tenían mucho miedo de estos árboles. El trauma se hereda, no en el genoma, sino en el epigenoma. ¿Cuál es la moraleja? Que si a ti te da pereza deshacerte del estrés y trabajar en él, igual te ayuda a activarte pensar en las futuras generaciones. Si no lo haces por ti, hazlo por ellos.

¿Y QUÉ HACEMOS?

Si eres como yo y no reaccionas bien ante el estrés, debo decirte que tienes salvación y que no hay necesidad de estar el cien por ciento del tiempo estresada, ansiosa, cansada o deprimida. La epigenética es una herramienta poderosa que te ayuda a crear otra realidad. Te puedes adaptar. Primero debes empezar dándole nombre al estrés y a sus secuaces. Siéntelo, rastréalo, cázalo y baja tu respuesta. El proceso requiere que expandas tu repertorio de herramientas para luchar frente a frente. Ha llegado el momento de pasar a la ofensiva, no la defensiva. Y es una defensa constante, no te voy a mentir, pero como casi todo en la vida.

Protocolo para bajar el cortisol

Intentemos hacer del estrés un aliado, en vez de un enemigo. Cuando sientas que aparece, piensa que está ahí para ayudarte a sobrevivir y a llevar la tarea de la mejor manera posible. Dale las gracias. Has de verlo como un desafío en vez de una tragedia.

Vamos a trabajar en que seas consciente del estrés y a poner en práctica actividades que te ayuden a enfrentarlo de la mejor manera posible. Aquí va una lista de cosas que quiero que hagas esta semana:

Antes que nada, te recomiendo que midas tu nivel de cortisol. Es verdad que la mayoría de los médicos te dirán que no sirve de nada medir tus hormonas ya que cambian continuamente. Es verdad que cambian, pero puedes tener una idea general si efectúas esa medición. Te aconsejo que acudas a un buen médico funcional para que valore tu perfil hormonal midiendo la testosterona, la DHEA sulfatada, la progesterona, los estrógenos y el cortisol. Los niveles de cortisol a las siete-ocho de la mañana suelen estar entre 10 y 16 mcg/dl (microgramos/decilitro).

Rituales básicos para una semana sin estrés

1. Quiero que te vayas a un lugar bonito, pidas un té o un café, tomes un papel y un bolígrafo y escribas cuáles son las cosas que te estresan. Al lado, escribe un número de acuerdo a su nivel de importancia: 1 es lo que peor llevas y 10 lo que menos importancia tiene. Comparte esa lista con alguien y busca alguna solución. Necesitas ser consciente del problema antes de empezar el cambio.
2. Necesito que bajes en tu smartphone una aplicación que se llama Calm, o que te compres alguno de estos relojes que miden las pulsaciones, el sueño, etcétera. Quiero que a lo largo de esta semana dediques de diez a quince minutos a escuchar alguna meditación guiada. Me gustan las apps 10 por ciento Happier y Headspace, pero hay muchas otras también interesantes. Al principio, es complicado encontrar diez minutos para meditar, pero, créeme, no te arrepentirás. Yo lo hago justo cuando Berni se va a la escuela, antes de hacer ejercicio.
3. Me gustaría, ahora que has terminado tu meditación diaria, que tuvieras en la mesita de al lado de tu cama una libreta para que apuntes todos los días tres cosas por las que estás agradecida. La gratitud es una herramienta potente para cambiar nuestra percepción sobre el estrés. Algunos días serán tres cosas, otros sólo una cosa, pero lo importante es familiarizarte con este estado mental de agradecimiento.
4. Meditación por la mañana y gratitud por la noche. Vas muy bien. Ahora necesito que encuentres un rato durante el día para salir a dar un paseo y desconectar. Me encantaría que tuvieras un parque cerca, pero si no es así por lo menos sal de la oficina, mueve el cuerpo y saca la nariz de la computadora. La naturaleza es uno de los mejores amortiguadores del cortisol. ¿Te has puesto a pensar por qué la ciudad de Nueva York

estresa tanto? Es porque en la naturaleza no hay líneas rectas, cuadros y luces excesivas. Nosotros somos parte de la naturaleza y estar inmersos en ella nos da paz.

5 ¿Cuál es tu propósito en esta vida? ¿Para qué estás aquí? ¿Qué te gusta hacer? ¿Quién eres? Hoy sabemos que tener un propósito en la vida y despertarte todos los días sabiendo que tienes algo positivo por hacer y que debes cumplir esas metas, da bienestar y felicidad duradera. Si no tienes un propósito, piénsalo y constrúyelo.

6 ¿Quién es la persona con la que más te ríes en el mundo? Llámala. ¿Qué cosas te producen emociones positivas? ¿Qué te hace sentir amor, esperanza, felicidad, paz, estabilidad? Analiza esas emociones y escribe cuáles son las acciones que te llevan a sentirte así. Canta en la ducha, baila con tu pareja, juega con tus hijos, camina descalza en el césped, observa y señala las cualidades de otras personas. Si te gusta algo, dilo; si alguien hizo algo bien, resáltalo; sé amable, da y recibe muchos abrazos.

7 Lo pongo en último lugar, pero en mi opinión es lo más importante: haz una lista de las cosas que te estresan, pon un número al lado en orden de importancia, compártela con alguien proactivo, es decir, que le ponga soluciones a tus problemas y no problemas a tus soluciones. Esto es vital, ya que muchas veces vamos como zombis por la vida sin darnos cuenta de que hacemos cosas que nos hacen infelices y nos estresan. El primer paso es hacer conciencia y buscar soluciones.

¿Qué más puedo hacer?

- Cuando sea posible, deja el teléfono móvil en otra habitación distinta de la que estés.
- Lee cosas que no te hagan pensar. Es importante dejar descansar a la mente.
- Tómate una "minivacación" todos los días. Si estás encerrada en la oficina todo el día, sal a dar un paseo, ve a una exposición o haz algo que te guste y que no sea trabajo.
- Tómate un día libre todas las semanas. Nada de trabajo. Necesitas tiempo para ti, no porque seas un vago, sino porque al descansar la mente, todo tu ser funcionará mejor.
- Pide una cita para un masaje. Date un baño con lavanda.
- Sal de viaje aprovechando algún puente.
- Haz yoga. Puedes ir a clases o practicar a través de aplicaciones muy buenas.
- Cuida de una mascota. Compra una planta. Escucha música.
- Duerme más.
- Juega en la nieve, baila en la lluvia. Camina sin zapatos por el césped.
- En vez de tomar un medicamento para el estrés, es mejor que des un paseo por la montaña. La naturaleza es un antídoto natural contra el estrés.
- Haz una lista con las cosas que te gustan hacer y las que no. Haz algo todos los días de la lista que te gusta. Ajusta tu vida de acuerdo a lo que te gusta y lo que no.

Véase en mi página web *view-item/curso-online-cortisol-2-0/* el curso *online* CORTISOL 2.0

Ok, ok, felicidades. Si ya te tengo meditando, agradeciendo y bailando, seguramente te sentirás mucho mejor. Ahora viene lo mejor, necesito que te desconectes de la tecnología. Cambia la modalidad de tu teléfono móvil para que solamente compruebe tu correo cada hora, quita las notificaciones de todas las redes sociales y de WhatsApp, y durante algunas horas del día deja tu teléfono en otro cuarto.

Piensas que la tecnología te hace más eficiente, pero la realidad es que nos ha vuelto un tanto más tontos y nos ha alejado de las personas más importantes. Es muy difícil hacer relaciones sociales auténticas si tu mente está en Instagram. Si estás charlando con tu hijo y en medio de la conversación te llega un WhatsApp, ves tu teléfono y contestas, la comunicación ya se cortó.

La conexión real con otras personas, el sentimiento de comunidad y sentirte querido y acompañado son probablemente las estrategias o los amortiguadores más potentes que tenemos contra el estrés. La vida es mejor cuando estás acompañado. Pero es difícil establecer relaciones si estás todo el día enganchado al teléfono. Saca la nariz, respira y presta atención a lo que tienes enfrente. En este sentido, puedes hacer lo siguiente:

- Cambiar el funcionamiento de tu teléfono móvil para que no te lleguen notificaciones.
- Intenta una comida sin teléfono móvil.
- Practica ayuno intermitente telefónico, o sea, ayuna por lo menos doce-catorce horas de tu teléfono.
- Pon un horario para ver tus correos y las redes sociales, así no estarás todo el día ahí metido.
- Si estás cenando con alguien, no dejes el teléfono móvil al lado del tenedor.

RECAPITULANDO

El cortisol es nuestro amigo, nos ayuda a despertar y a poder afrontar nuestro día con eficiencia y fortaleza. El problema viene cuando los niveles de estrés crónicos se mantienen elevados en el tiempo. Nuestro cuerpo no está diseñado para esta eventualidad, y empieza un efecto dominó de problemas de salud, daño al hipocampo, sobrepeso y acumulación de grasa abdominal, alteración en los niveles de azúcar en sangre, incremento de la tensión arterial, envejecimiento prematuro, acortamiento de telómeros, hiperpigmentación y canas, pérdida de masa muscular y, sobre todo, y muy importante, una cascada de compuestos inflamatorios generada por la resistencia al efecto inflamatorio del cortisol. Esa grasa que acumulas como regalo del cortisol es un tejido metabólicamente activo que secreta compuestos inflamatorios. Otra vez tenemos a tu cuerpo en llamas.

Afortunadamente, ya te he proporcionado varias estrategias para poder mejorar tu respuesta. Primero, antes que nada, plantea un desafío, agradece la presencia del cortisol y después, poco a poco, ve añadiendo hábitos o amortiguadores contra el mismo. Los más estudiados y los que sabemos que son altamente efectivos contra el cortisol son la meditación, el yoga, la gratitud, las relaciones positivas, un propósito de vida y emociones positivas como el amor. Ésta no es una batalla a ganar de un día para otro; es una carrera de resistencia, un trabajo diario, una casa por construir. Lo importante es tener las herramientas y utilizarlas un día sí y otro también. Nunca vas a poder evitar el estrés —bienvenido al siglo XXI—, pero sí puedes aprender a bailar un tango con él.

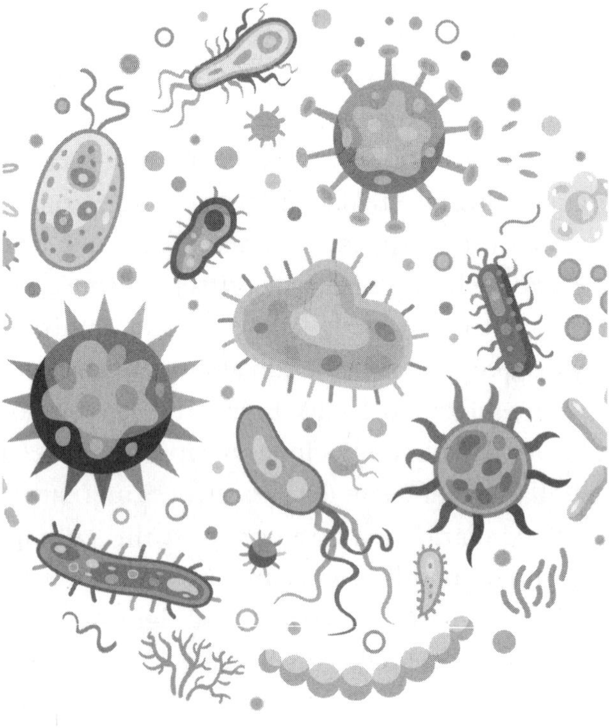

4
Tus inquilinos

Así como en tiempos del Imperio romano todos los caminos llevaban a Roma, hoy, en el mundo de la salud, todos los caminos llevan a los intestinos y, particularmente, al Senado, que es la microbiota. El centro de mando del imperio. Aprender acerca de tu microbiota es de vital importancia para cualquier patología relacionada con inflamación, enfermedades autoinmunes, depresión, sobrepeso, estreñimiento, distensión, hinchazón, malas digestiones... Vamos, de todo lo que nos pasa hoy en día en la sociedad occidental. Los miles y millones de bichos que viven en tus intestinos regulan prácticamente toda la defensa del cuerpo, son los responsables de la mayor parte de tu sistema inmunológico y de regular tus hormonas y tu estado de ánimo. Digamos que son como los dibujos animados *Pinky y Cerebro*, que desde su centro de mando regulan todo lo que pasa en tu cuerpo, particularmente la respuesta inflamatoria.

Piensa que el tracto digestivo es el primer campo de batalla, donde se encuentra la mayor parte de tu ejército y, por ello, donde se generan las batallas inflamatorias más agresivas. Como buen ejército, tiene que estar bien equipado con las armas para defenderte, y esas armas, por lo que se refiere a la inflamación, son las citoquinas.

El intestino debe enfrentarse a una tarea muy complicada porque, por una parte, tiene que poder organizar una respuesta inflamatoria para poder matar agentes que le permita eliminar invasores externos, pero, por otra parte, debe ser capaz de apagar esta respuesta inflamatoria para asegurar su supervivencia. Se trata del baile perfecto entre las interleucinas inflamatorias y antiinflamatorias. El ejército tiene que saber decidir: "Hasta aquí he llegado, que suene la retirada".

Por otro lado, si tienes una microbiota saludable liderada por *Akkermansia muciniphila*, que es la capitana general del moco, y *Faecalibacterium prausnitzii*, producirás bombas nucleares antiinflamatorias como el butirato. Si, por el contrario, tu microbiota se caracteriza por bacterias proteolíticas y hongos, se producirán gases y metabolitos tóxicos que generan inflamación. Todo, todo, depende de tu microbiota. Y, por si no fuera suficiente, las bacterias "buenas" generan moco y defienden tu muralla intestinal. Eso quiere decir que no permiten que tu pared intestinal deje pasar patógenos que, si llegan a tu torrente sanguíneo, provocan que el sistema inmune se ponga en pie de guerra activando la respuesta inflamatoria. El intestino permeable, como verás más adelante, es esta muralla que te protege de infecciones, alergias e intolerancias que generan guerras inflamatorias.

El equilibrio inflamatorio/antiinflamatorio empieza a fallar por culpa del envejecimiento, la dieta, el estrés, los productos químicos, medicamentos y el medio ambiente. Hoy sabemos que hay bacterias que están asociadas con todo tipo de enfermedades inflamatorias, como pueden ser la enfermedad inflamatoria intestinal, enfermedades autoinmunes,[1] cáncer[2] y enfermedades metabólicas[3] y neurodegenerativas.[4]

PERDIDA EN EL MUNDO DE LA MICROBIOTA

Yo, antes de escribir este libro, había estudiado nutrición durante más de diez años y hasta hace aproximadamente un año me consideraba una persona que sabía bastante sobre la microbiota, ya que había asistido a varios congresos, había hecho varios cursos y me había leído muchos libros que tocaban el tema. Un día, mi gran amiga y maestra, la doctora Irina Matveikova me recomendó que visitara a David Granizo, fundador del Instituto Avanzado de Salud Holística en Madrid, para hacerme una hidroterapia de colon moderna. Formado en osteopatía, naturopatía, medicina biológica, fototerapia y nutrición y dietética, es presidente de la Asociación Española de Hidroterapia de Colon. Compagina la docencia con actividades de investigación y divulgación sobre microbiota y salud digestiva, y es autor de varios libros sobre microbiota.

Pero mi sorpresa llegó el día que fui por primera vez a su clínica a hacerme una hidroterapia de colon moderna. Como siempre he sido un ser curioso y con sed de nuevos conocimientos, había hecho las típicas preguntas a todas las personas que me habían hecho una hidroterapia.

Pero David era diferente. Recuerdo que me quedé con la boca abierta tras escucharlo, y desde ese día no lo he soltado. Después de varias hidroterapias y análisis clínicos de microbiota, decidí asistir a uno de sus cursos, tres días intensivos sobre microbiota y problemas gastrointestinales. Al finalizar esos tres días, un pensamiento asaltaba continuamente mi mente: "No tengo la más remota idea sobre la microbiota". Estaba total y absolutamente perdida. Gracias a su curso, consideré que ya sabía un poquito, pero no era suficiente y no me di por vencida. Seguí pegándome a él cual sanguijuela, absorbiendo su conocimiento.

Muchas hidroterapias, análisis clínicos, cursos y desayunos juntos han dado vida a este capítulo. Hace poco lo llamé y le dije: "David, me enfrento al capítulo de microbiota y es al que más miedo tengo". Y él, siempre tan amable, aceptó ayudarme, darle vida al capítulo mientras nos tomábamos un café. Te cuento esta historia porque sin él esto no se estaría escribiendo. Seguramente habría escrito un capítulo sobre la microbiota, pero muy superficial, con la típica información estándar, o sea, con lo que yo antes pensaba que era "saber" sobre este tema. Así que, David, querido amigo, ¡muchas gracias!

¿QUÉ ES LA MICROBIOTA?

Este término se refiere a todos los microorganismos de nuestro cuerpo que están expuestos a superficies exteriores, lo que incluye nuestro tracto gastrointestinal (desde la boca hasta el ano), piel, nariz, orejas y genitales. Estos microorganismos son las bacterias, protozoos, hongos y virus que habitan nuestro cuerpo. Se estima que el 90 por ciento de nuestras células no son humanas, sino que provienen de cuarenta mil cepas de bacterias. ¡Imagínate! ¡Somos 10 por ciento humanos y 90 por ciento bacterias!

Todos estos microorganismos pesan aproximadamente cinco kilos, y están involucrados en la producción de vitaminas (K y biotina), aminoácidos esenciales y ácidos grasos de cadena corta; es el centro de mando de tu sistema inmune, se comunican con tu cerebro, previenen infecciones provocadas por microorganismos patógenos y tienen un impacto en cómo ganas o pierdes peso y en cómo utilizas las grasas y el azúcar.[5] Todas estas funciones se asemejan a las de un órgano, por lo que últimamente se denomina a la microbiota "el órgano olvidado".[6] Tener un ecosistema equilibrado, que utiliza el 40 por ciento de tu energía, es vital para tu salud, mientras que la disbiosis (desequilibrio) acarrea grandes problemas. La proliferación de un tipo equivocado de microbiota predispone a enfermedades autoinmunes y a problemas inflamatorios como cualquier patología que termine en -itis, diabetes, obesidad y depresión. También tiene un impacto en el riesgo de padecer alergias.[7] Estas comunidades de microorganismos cambian todos los días y, sobre todo, cambian a lo largo de las décadas. Se sabe que la vejez está caracterizada por una disminución de las bacterias protectoras. No tenemos la certeza de si la edad genera estos cambios o al revés, son ellos los que en parte producen el envejecimiento. Lo que sí sabemos es que esta disbiosis asociada a la edad se produce como consecuencia de una mala alimentación, estrés y medicamentos. Muchos creemos que la salud de tu microbiota intestinal juega un rol esencial en lo sano que estés y en lo enfermo que puedas llegar a estar.

Tu huella microbiana es personal y única, se va desarrollando a lo largo de tu vida y en ella se ve reflejada toda tu historia: salud de tus padres, genética, dónde y cómo naciste, si tomaste leche materna o biberón, dónde has vivido, tu alimentación, las infecciones que has pasado, tu higiene personal, las sustancias químicas y tóxicas a las que has estado expuesta, los medicamentos que has tomado, tus niveles hormonales, tu edad e incluso tus emociones y tus niveles de cortisol. Probablemente, este universo microbiano te identifica con mayor precisión que el ADN.

¿CÓMO SE CREA LA MICROBIOTA?

A principios del año 2020, justo antes de que cayéramos en manos de la pandemia de coronavirus, asistí en Madrid al congreso anual de microbiota (Gut Microbiome for Health). Curiosamente, creo que fue ahí donde me contagié de covid-19. Pero bueno, lo destacable de esta historia es que a esa conferencia anual vienen investigadores de todas partes del mundo para dar a conocer a lo largo de tres días los resultados de sus últimas investigaciones sobre microbiota. Una de las cosas que más me sorprendió fue que el 70 por ciento de lo que se habló fue sobre la importancia de los primeros mil días de vida de un ser humano. Y en este punto es donde entran mis tres años de nutrición clínica pediátrica para poder contarte lo fundamental que es poner mucha atención en lo que sucede en el periodo que va desde la concepción hasta los dos-tres años de vida de un niño.

Hasta hace poco tiempo, se pensaba que la vida intrauterina era estéril y la primera exposición a bacterias venía en el momento del parto. Sin embargo, las últimas investigaciones nos sugieren que esto no es así. Se han encontrado bacterias en el meconio de bebés prematuros y en el líquido amniótico de madres de parto prematuro.[8] Pero lo que más importa aquí es que cuando nacemos pasamos por el canal del parto, y al abrir la boca nos tragamos miles y miles de bacterias que habitan en nuestras madres. Hoy sabemos que cuando un bebé nace por parto vaginal, está expuesto a bacterias "buenas" (de la familia de *Bifidobacterium spp*), que colonizan el colon del bebé, mientras que los bebés nacidos por cesárea están exentos de este primer contacto con estas bacterias, que fomentan un sistema inmunológico saludable.[9] Otro estudio muy interesante demostró que aquellos bebés que nacen por parto vaginal son colonizados por las bacterias *Lactobacillus spp*, que lo protegen de infecciones, mientras que los nacidos por cesárea son colonizados por bacterias patógenas que habitan en los hospitales, como *Staphylococcus spp* y *Acinetobacter spp.*[10]

La evidencia nos señala que aquellos bebés nacidos por cesárea tienen mayor riesgo de enfermedades inflamatorias, asma, alergias, celiaquía y problemas gastrointestinales. El lazo entre el tipo de parto y la salud del niño es de vital importancia, y más ahora que cada vez hay más cesáreas por elección, no por necesidad, y las tasas de parto natural no paran de bajar.

El siguiente factor de vital importancia es el tipo de leche que consumen los bebés. Sabemos que la composición de la microbiota se altera dependiendo de si el bebé es amamantado o se le da biberón, ya que la leche materna contiene cientos de bacterias buenas que colonizan su intestino y, además, incluye un tipo de azúcar que el cuerpo construye solamente para que sea consumido por las bacterias que el bebé necesita: los oligosacáridos de la leche humana. La evidencia a favor de la lactancia materna es muy extensa y su exposición va más allá del objetivo de este libro. No obstante, te voy a pedir que confíes en mí y en que los beneficios de la lactancia son abrumadores.

Los bebés gatean y se meten todo tipo de cosas en la boca, lo que a ti probablemente te parecerá catastrófico. Sin embargo, estar expuestos a plantas, mascotas, otros niños y, como consecuencia, a todo tipo de bacterias ayuda a que la microbiota intestinal florezca. La llamada "teoría de la higiene" es cada vez más poderosa, y nos dice que debemos dejar que los niños estén expuestos a todo tipo de bacterias y que jueguen en la tierra, ya que así el sistema inmunológico, su ejército interno, empezará a fortalecerse desde la más tierna infancia.

Por último, tenemos el periodo de la alimentación complementaria en el que los alimentos que el niño consume empiezan a nutrir a las comunidades de bacterias que ha construido en su primer año de vida. De aquí la trascendencia de dar a los niños alimentos enteros, con fibras naturales y exponerlos a alimentos potencialmente alergénicos, ya que sabemos que esto los protege y evita que desarrollen alergias más tarde. Y para finalizar, tenemos la ingesta de ciertos medicamentos como antibióticos y antiácidos, que tienen un impacto directo en la salud de tu microbiota. Yo no soy antiantibióticos, creo que salvan vidas, aunque sí abogo por su uso responsable ya que debes recordar que su función es matar bacterias y lo hacen muy bien, sólo que matan a las buenas y a las malas.

Los primeros mil días de un niño son la ventana más importante para sentar las bases de una microbiota saludable que lo acompañará durante el resto de su vida.

EL FACTOR DETERMINANTE PARA UNA MICROBIOTA SALUDABLE Y EQUILIBRADA

—David, ¿cómo construyo una microbiota saludable y equilibrada?

—Es la pregunta que más me hacen, no se cansan de decírmelo y no me canso de contestar lo mismo: a la microbiota le gusta la variedad y le molestan mucho las restricciones; si vieras los desastres con los que me encuentro en pacientes que siguen dietas restrictivas y prohibitivas...

Y tiene razón, lo mismo pasa en el mundo de la nutrición. Yo también me encuentro cada cosa en personas que vienen de dietas restrictivas... Los dos, en nuestros mundos correspondientes, estamos de acuerdo, y llegamos a la misma conclusión: "El éxito está en la variedad y el equilibrio". Amén.

Regresando a la literatura científica, cuando analizas todo lo que se ha publicado sobre la microbiota, te das cuenta de que hay un factor determinante: la dieta. Piénsalo de esta manera: a todo lo que le das de comer se fortalece y se reproduce, y a lo demás lo matas de hambre. Ahora, pregúntate a qué bacterias estás alimentando. Si recurres a la ciencia pura y dura, la conclusión es que el éxito está en llevar una dieta basada en vegetales. A las bacterias "buenas" les encantan las fibras de las plantas. Hay trescientos tipos diferentes de fibras y cada una alimenta a diferentes bacterias.

Tu microbiota ama una dieta variada y odia las dietas restrictivas.

Cuando terminamos el curso de David sobre microbiota, una nutricionista sentada frente a mí levantó la mano y le preguntó: "David, todo esto suena complicadísimo, ¿cómo le vamos a enseñar a la gente?". Recuerdo que en ese momento tuve intención de levantar también mi mano y decir: "A mí no se me hace en lo más mínimo complicado; de hecho, es bastante sencillo". Al observar microscópicamente el mundo de nuestras bacterias, me di cuenta de que, aunque la teoría era bastante más compleja de lo que creía previamente, al mismo tiempo resultaba extremadamente simple. La naturaleza, en su sabiduría, se encarga de que no sea dificultoso para nosotros. Al igual que en mi mundo nutricional, lo único que tienes que hacer es comer de todo, que la gran mayoría sean plantas, rotar los alimentos y variar con las estaciones. *Voilà!* Pero si esto te parece muy superficial y no me crees, saquemos el microscopio y adentrémonos en el mundo de David.

CONOCE A TUS BACTERIAS

A continuación tienes un resumen de las comunidades bacterianas que más se han estudiado y las más relevantes.

Microbiota protectora

Tu ejército: mantiene la resistencia a la colonización de patógenos. Incluye géneros bacterianos como *Lactobacillus spp*, *Lactococcus spp*, *Bifidobacterium spp y Bacteroides spp*. Producen metabolitos protectores como ácido láctico y peróxido de hidrogeno que son sustancias tóxicas para los patógenos.

¿Cómo conservamos esta comunidad sana?

- Con alimentos fermentados (aceitunas en vinagre, chucrut, kéfir, kombucha, tempeh, vinagre de manzana y yogur).

- Suplementación con probióticos. Ésta es la única comunidad que a fecha de hoy podemos tratar con probióticos.
- Con alimentos ricos en inulina y fructooligosacáridos (las mayores fuentes se encuentran en achicoria, diente de león, ajo, poro, cebolla, espárragos y alcachofas) y arabinoxilanos (AX) y arabinoxilooligosacáridos (AOX) (arroz integral, avena, cebada, centeno, maíz, mijo y quinoa).

¿Cómo saber si esta microbiota no está sana? En palabras de David: "Si no toleras ni digieres bien las legumbres, ahí está la bandera roja: disbiosis segura sobre todo de microbiota protectora".

Microbiota inmunomoduladora

Tus intestinos son el hogar del mayor arsenal de linfocitos del organismo. Las cepas *Enterococcus spp*, *Escherichia coli* y *Streptococcus spp* son las principales. De hecho, David llama a *E. coli* "la capitana de tu sistema inmune".

Estas bacterias son las compañeras de entrenamiento del sistema inmune, responsables de mantenerlo poderoso y mostrar una tolerancia adecuada que evite reacciones innecesarias contra antígenos inofensivos.

Microbiota sacarolítica

Es la degradadora de fibra. Podrías pensar que esto no es relevante, pero para el tema que nos ocupa, que es la inflamación, es muy importante.

Aquí tenemos a dos bacterias fundamentales: *Bifidobacterium adolescentis y Ruminococcus bromii*. Estas bacterias trabajan juntas para sintetizar ácidos grasos de cadena corta que todos queremos tener. Estas bacterias degradan fibras como el almidón resistente y la oligofructosa para después ser convertidas en ácido butírico por *Faecalibacterium prausnitzii.*

¿Cómo mantenemos a estas bacterias? Las algas pardas son la comida de *Bifidobacterium adolescentis*, y cuenta David que, como en el mundo occidental nadie consume algas, todos tenemos unos niveles bajos de esta bacteria importantísima.

A *Ruminococcus bromii*, al igual que a casi todas las bacterias que te ayudan, le encanta el almidón resistente que está en el plátano verde, avena, guisantes, lentejas, alubias y papa y camote cocidos y enfriados.

¿Cómo saber si no están sanas? ¿Te inflamas cuando comes lechuga? Respuesta afirmativa: ¡Bingo!

Consejo

¿Sabías que el alimento con mayor cantidad de almidón resistente es el camote morado? Curiosamente, es uno de los alimentos base de Okinawa. Sólo lo encontramos unos meses al año. Además del camote morado, otra manera de incrementar el almidón resistente es cocinar la papa, el camote y cereales como arroz y después dejarlos refrigerando por lo menos veinticuatro horas. Es práctico para ti y bueno para ellas. Cocinas arroz y camote el lunes para tener dos-tres días y después papa y garbanzos para la siguiente parte de la semana. Otro buen consejo es consumir el plátano y demás frutas tropicales antes de que maduren. Menos azúcar y más almidón resistente.

Microbiota proteolítica

Esta microbiota descompone la proteína y cuando existe un sobrecrecimiento forma metabolitos que interrumpen la digestión y sobrecargan el hígado. Estos metabolitos son amoniaco, nitrógeno, sulfuros y las aminas. Están asociados con cáncer de colon y enfermedades inflamatorias en el intestino.

Cuando se descontrolan también generan sustancias (TMAO, lipopolisacáridos) que dan lugar a intolerancias, inflamación crónica, carga tóxica y permeabilidad selectiva intestinal.

Estas bacterias son *Proteus spp*, *Klebsiella spp*, *Clostridioides spp*, *Citrobacter spp*, *Enterobacter spp*, *Clostridium spp* y *Pseudomonas spp* (entre otras). En una microbiota saludable, son minoritarias, no llegan al uno por ciento, pero cuando se salen de control traen problemas. Es importante señalar que el uso de antibióticos fortalece esta comunidad, ya que debilita a las bacterias que la mantienen a raya. Por ejemplo, la *Clostridioides difficile*, entre otras proteolíticas, sube cuando baja la microbiota protectora a causa de los antibióticos. Cuando los niveles de tu microbiota protectora son bajos, las bacterias oportunistas conquistan el terreno.

¿Cómo saber si la microbiota proteolítica está descontrolada? Si comes mucha carne y tienes heces malolientes, dolores de cabeza o dolores musculares.

¿Cuáles son las consecuencias de una comunidad alta de bacterias proteolíticas? Un exceso de microbiota proteolitíca genera muchas sustancias que pueden producir inflamación, pero mencionaremos dos de ellas:

1. TMAO: se produce cuando comes alimentos altos en colina, lectina y carnitina y está asociado con problemas cardiovasculares. Los alimentos con mayores cantidades son: huevos, hígado, carne y cerdo.

2 Los LPS o lipopolisacáridos son parte de la pared celular de las bacterias gramnegativas. Cuando las bacterias mueren, los LPS (también conocidos como endotoxinas) se liberan de la pared celular. El aumento de la entrada de LPS a la circulación sanguínea se debe a la disbiosis de la microbiota intestinal y un aumento de la permeabilidad no selectiva de la mucosa intestinal (síndrome del intestino permeable).

El cuerpo produce LPS como respuesta a una dieta alta en grasas saturadas y trans, y puede activar el sistema inmune y su cascada de citoquinas inflamatorias.[11] Cuando los LPS ingresan al torrente sanguíneo, se produce toxicidad. Incluso en concentraciones bajas de LPS en la sangre, el organismo emite citoquinas proinflamatorias. Si la exposición a los LPS persiste durante un periodo prolongado, se desarrolla una inflamación oculta que daña el tejido a largo plazo y modifica los procesos metabólicos. El aumento de las concentraciones de anticuerpos frente a los LPS es una de las principales causas de la inflamación sistémica.

Sabemos que los ácidos grasos de cadena corta que se generan como metabolitos de la digestión de fibras vegetales le plantan cara a los LPS y a otras proteínas que generan inflamación.[12]

Microbiota muconutritiva

La microbiota muconutritiva tiene un papel fundamental en el mantenimiento de la capa de moco que tapiza la mucosa intestinal. Esta capa es el nicho ecológico de las bacterias, y si tienes un buen nivel de capa de moco, gozarás de una buena defensa contra patógenos y de menos permeabilidad intestinal.

Como bacterias componentes de este tipo de microbiota tenemos a *Akkermansia muciniphila*, que es la capitana general del moco, y a *Faecalibacterium prausnitzii*. Son bacterias importantísimas si hablamos de inflamación, ya que cuando se descompone *Akkermansia muciniphila* forma ácido acético, para que después *Faecalibacterium prausnitzii* lo pueda convertir en butirato. ¡Boom! El compuesto más antiinflamatorio. Recuerda que los ácidos grasos de cadena corta son los compuestos antiinflamatorios del cuerpo, estabilizan la mucosa, previenen la permeabilidad, reducen el estrés oxidativo y contribuyen a la producción de moco en el intestino.

Recuentos bajos de *Akkermansia muciniphila* se asocian con un peso corporal elevado y aumento de la toxicidad metabólica. Todo esto aumenta la inflamación en el tejido adiposo y la resistencia a la insulina. *Faecalibacterium prausnitzii* es la segunda bacteria más abundante en el intestino. Su disminución se asocia al aumento de interleucina-8 (IL-8), un compuesto inflamatorio muy potente, y a la disminución de interleucina-10, que es antiinflamatoria. En este tipo de microbiota se encuentran las bacterias que pelean directamente con la inflamación.

¿Cómo mantenemos a estas bacterias? A *Faecalibacterium prausnitzii* le gusta comer kiwi, zanahoria, uva, toronja, plátano, limón, naranja, cereza y manzana. *Akkermansia muciniphila* necesita mucho almidón resistente, de 5 a 10 g diarios. ¿Dónde se encuentra? La mayor fuente es el plátano no maduro, seguido por copos de avena, alubias blancas, lentejas y papas y camotes hervidos y luego refrigerados.

Microbiota fúngica

Aquí entramos en el mundo de los hongos, un mundo gigantesco y del que probablemente hayas tenido noticias de uno de ellos, la cándida. El problema del sobrecrecimiento de hongos es que interactúan con los linfocitos y los leucocitos, que los fagocitan y destruyen. Pero, como en toda guerra, cuando los leucocitos los reconocen, disparan todo tipo de citoquinas inflamatorias, que se quedan rondando por tu intestino generando daños. Además, los hongos son oportunistas, en cuanto les das mucho de comer y tienes débil la microbiota protectora, atacan sin piedad y se reproducen muy rápidamente.

¿Cómo evitamos su sobrecrecimiento? A los hongos les encanta el azúcar. Limita los alimentos refinados y procesados, al igual que los cereales azucarados. Evita tomar antibióticos, a menos que sea absolutamente necesario.

Ahora, después de haber leído todo esto, te pregunto: ¿qué crees que le pasa a tu microbiota si llevas una dieta keto (cetogénica) o una dieta a base de proteínas? Pues ya sabes... disbiosis segura.

No me compliques, ¿qué como?

- Plátano verde.
- Papa hervida y refrigerada durante veinticuatro horas.
- Arroz basmati cocinado y refrigerado.
- Avena.
- Alcachofa.
- Lentejas.
- Cebolla.
- Ajo.
- Alubias.
- Semillas de lino.
- Kéfir.

Alimentos favoritos para tu microbiota.

EL PODER DE LOS POLIFENOLES

Los polifenoles son compuestos que vienen en las frutas y verduras. Su función es proteger a la planta de ataques de animales, del paso del tiempo o medioambientales. Los más conocidos son antocianinas, catequinas, flavononas, flavonoles e isoflavonas. Son los superpoderes de las plantas y cuando tú las consumes esos superpoderes se transfieren. Sí, las fibras son importantes, pero también lo son los antioxidantes, ya que provocan un aumento de ácido acético y ácido propiónico, lo cual, si el *Faecalibacterium prausnitzii* está funcionando correctamente, se convertirá en butirato.

¿Y qué es eso del butirato? Abracadabra, patas de cabra, es la herramienta más poderosa que tiene tu cuerpo para luchar contra la inflamación. Hoy sabemos que existe una relación recíproca entre los polifenoles y nuestra microbiota. Las bacterias intestinales beneficiosas aumentan la biodisponibilidad de los polifenoles y, a partir de ellos, producen una serie de compuestos, probablemente los más poderosos que tenemos contra la inflamación. Uno de ellos es el butirato, el cual, si el *Faecalibacterium prausnitzii* está funcionando correctamente, ¡abracadabra, patas de cabra!, es la herramienta más poderosa que tiene tu cuerpo para luchar contra la inflamación.

Además, conocemos distintos polifenoles con distintos superpoderes. Un ejemplo es el caso del ácido gálico y el ácido elágico, que tienen una acción antimicrobiana, que nos ayudan a protegernos de las infecciones. El potencial antimicrobiano de los polifenoles se ha demostrado inhibiendo el crecimiento de diversas bacterias patógenas y, a su vez, aumentando la presencia de bacterias muy beneficiosas. Así que el mundo vegetal con sus potentes antioxidantes inhibe el crecimiento de bacterias "malas" y fortalece las comunidades "buenas" además armándolas con potentes armas nucleares antiinflamatorias como los ácidos grasos de cadena corta liderados por el butirato.

Son alimentos altos en polifenoles: cacao, frutos rojos, granada, açai, matcha, cúrcuma, canela, col rizada, semillas de lino, alcaparras.

Sí

Verduras

Frutas

Legumbres

Grasas vegetales sin refinar

Cereales integrales

↓

Fortalece microbiota protectora, muconutritiva y sacarolítica

↓

Genera ácidos grasos de cadena corta

↓

Antiinflamatorio

Limitar más (no necesariamente eliminar)

Carnes rojas

Animales

Huevo

Pescado

↓

Alimenta microbiota proteolítica-proteólisis

Produce metabolitos como TMAO y LPS

↓

Genera inflamación

Eliminar azúcares y alimentos procesados

Sobrecrecimiento de hongos

INTESTINO PERMEABLE

El mundo del intestino permeable me tuvo varios meses haciendo investigación cual ratón de biblioteca. Por más que leí no encontré gran cosa. Hay mucha especulación, pero muy poco realmente comprobado. Tardé mucho en empezar a investigar porque tenía un poco de miedo a lo que me iba a encontrar. Había oído hablar tanto del tema que pensé que en gran parte era verdad, hasta que busqué datos fiables en profundidad y me encontré con lo siguiente.

Cuando la muralla se llena de agujeros y deja de defenderte

El doctor Alessio Fasano es gastroenterólogo y un referente a nivel mundial en temas relacionados con el intestino, los trastornos autoinmunes y la enfermedad celiaca. En el año 2000, el azar científico le llevó a hacer un descubrimiento: la zonulina, una proteína que regula la apertura o el cierre de los espacios que hay entre las células intestinales. Una especie de "Ábrete, Sésamo" gracias al cual determinados nutrientes pueden pasar al torrente sanguíneo, pero que puede convertirse también en un arma de doble filo: si algo falla y las compuertas están demasiado tiempo abiertas, se está facilitando el paso a sustancias que nos pueden dañar. Una vez que las sustancias están dentro de ti, esto desencadena una respuesta del sistema inmunitario y, como ya sabrás, este ejército lanza sus bombas y activa la respuesta inflamatoria. Esta cascada de citoquinas es positiva si se trata de un virus, pero si estás expuesto constantemente a la zonulina, entonces tendrás activado permanentemente a tu ejército con sus bombas. De ahí que dicha proteína esté asociada con enfermedades autoinmunes por la sobreactivación del sistema inmunitario.

El intestino permeable es una especie de "Ábrete, Sésamo" que deja entrar partículas dañinas a tu cuerpo poniendo en pie de guerra a tu sistema inmune.

Por mucho tiempo se pensó que la pared intestinal era como una muralla, inquebrantable. Pero la realidad es que se trata de una membrana permeable revestida por millones y millones de células (enterocitos), pegados los unos a los otros. Son los guardianes de nuestra muralla interna. Esta muralla permeable nos protege para que no pasen sustancias y patógenos externos. Sin embargo, debe de ser suficientemente permeable como para dejar entrar aminoácidos y micronutrientes esenciales para nuestra supervivencia. Es una frontera esencial y con mucho tráfico.

O sea, que nuestro intestino es por naturaleza permeable contando con una guardia fronteriza especializada y muy capaz. Gran parte de nuestros recursos inmunológicos se destinan a nuestra frontera. El problema viene cuando esta frontera se rompe y aparecen agujeros por los que pasarán sustancias tóxicas y patógenos; nuestra guardia fronteriza se verá abrumada y no podrá hacer su trabajo. Al sobrepasarla, estos "malos" entrarán en el torrente sanguíneo y nuestro sistema inmune —que siempre está vigilando lo que sucede— montará su batalla generando inflamación. Si esto sucede una vez no pasa nada, pero si tienes un intestino "roto" todo el tiempo, la respuesta inflamatoria estará permanentemente activa y la guerra habrá comenzado.

Durante mucho tiempo, el término intestino permeable no ha sido reconocido por la comunidad médica y ha sido muy controvertido. Fue el propio Fasano, en un estudio publicado en *Anales de la Academia de Ciencias de Nueva York*,[13] quien vinculó el aumento de la permeabilidad del intestino y la enfermedad inflamatoria crónica.

Como dijo el mismo Fasano: "Amigo o enemigo: cuando hay una pelea, siempre hay daño colateral, o sea, inflamación".

Diferentes compuestos del medio ambiente pueden abrir momentáneamente las paredes del intestino, ya sea durante unos minutos o varias horas. Esta apertura es un paso inicial a la puesta en marcha de un proceso inflamatorio.[14] Ahora sabemos que hay cierta predisposición genética a dicha apertura. Esto no lo podemos cambiar, pero, aunque tengas esa predisposición, si no aparece el disparador, no enfermas. Fasano piensa que muchas enfermedades autoinmunes se ven desencadenadas por sensibilidad alimentaria y cambios en la microbiota.

¿Qué sabemos que causa permeabilidad intestinal?[15]

- Gluten.
- Disbiosis.
- Estrés.
- Traumas.
- Obesidad.
- Tabaco.
- Alcohol.[16]
- Medicamentos antiinflamatorios no esteroideos, como el ibuprofeno y la aspirina.[17]
- Una dieta alta en grasas saturadas, ya que reduce la cantidad de *Lactobacillus spp* y *Oscillibacter spp.*[18]
- La dieta occidental alta en grasas saturadas e hidratos refinados.
- Una dieta baja en fibra, que debilita a las bacterias que generan mucosa en los intestinos (*Akkermansia muciniphila*).[19]
- Azúcares (especialmente concentrados de fructosa).

Hablando con toda sinceridad, creo que hasta la fecha no tenemos suficiente información sobre las causas de la permeabilidad intestinal. Se sabe que se debe a un poco de todo: genética, disbiosis, infecciones, sensibilidad a alimentos, estrés, químicos en el medio ambiente. La alteración de la microbiota, que resulta en niveles altos de liposacáridos (LPS) también está asociada con permeabilidad e inflamación crónica.[20] Los ratones alimentados con una dieta alta en grasas animales demuestran en los estudios realizados una mayor permeabilidad. La tormenta perfecta es disbiosis y sensibilidad a alimentos.

Después de estar dos meses investigando sobre la permeabilidad intestinal, cada vez me confundía más. Así que tomé el teléfono y pedí de nuevo cita para una hidroterapia con mi enciclopedia "humana" del intestino: "David, madre mía, el tema de la permeabilidad". Puso cara de estar pensando y me dijo que hay un factor determinante en la permeabilidad: la deficiencia de la microbiota protectora. Como recordarás, se trata de aquella que te protege contra todo tipo de bacterias y, claro, si sus niveles son bajos eres más propenso a contraer infecciones que dañan la pared intestinal. Otro factor que contribuye es la presencia de hongos, bacterias y patógenos. Así que mi conclusión es que otra vez estamos de vuelta a la alimentación. Recuerda que la microbiota protectora se alimenta de fibras vegetales, sobre todo de almidón resistente. Así que, de nuevo, el camino te lleva a Roma.

Gluten

Gluten y permeabilidad intestinal

El doctor Fasano ha liderado la investigación sobre compuestos que generan permeabilidad intestinal, y nos comenta que según sus investigaciones los dos factores causantes son las infecciones y el gluten, ya que este induce la activación de la ruta de la zonulina.[21] Como consecuencia de la permeabilidad se activa una respuesta inflamatoria de baja intensidad, con liberación de citosinas y péptidos gastrointestinales.[22] Aunque es posible que sean muchos los alimentos responsables de una serie de síntomas (dolores articulares, dolor de cabeza, diarrea, gases, hinchazón, fatiga y mente nublada y enfermedades autoinmunes), el componente más importante al que conviene atender es el gluten. El gluten es una proteína que se encuentra en cereales como trigo, cebada, centeno, kamut, espelta y cuscús. En realidad, es un compuesto de proteínas, siendo las más importantes la glutenina y la gliadina.

Siempre me preguntan por qué el gluten genera tantos problemas y respondo que es por tres razones: una, hoy comemos gluten a todas horas, pan para desayunar, pan para comer y pasta para cenar. Dos, el trigo que consumimos actualmente es trigo que se ha modificado con los años para contener más gluten, por lo que comemos gluten concentrado todos los días, y tres, todos los alimentos procesados contienen gluten, lo que conforma un coctel tóxico para tu intestino. Entonces, en mi humilde opinión, no se trata sólo del gluten que comían con moderación nuestros antepasados, sino el exceso y la mala calidad. Pero, como bien dice el artículo que cito arriba, hasta el momento si hablamos de sensibilidad al gluten seguimos en lo que en inglés se conoce como "*no man's land*", en tierra de nadie.

Consejo

Si vas a comprar pan, te recomiendo que busques una panadería local y escojas un pan cien por ciento espelta o centeno. También hay buenos panes sin gluten hechos de trigo sarraceno. Come pan, pero tienes que rotarlo y que sea un alimento ocasional, no de todos los días.

¿Cómo provoca el gluten la activación del sistema inmune?

Imagina que desayunas un delicioso cruasán y un pan con tomate. Si tu capacidad digestiva no es excelente, o si ya tienes permeabilidad, corres el riesgo de que las partículas del gluten no digeridas abran temporalmente tus puertas intestinales con un "Ábrete, Sésamo" y lleguen a tu sangre. Allí, el gluten se topa con tus células inmunitarias, que lo consideran un elemento extraño y comienza la batalla inflamatoria. Si vuelves a comer una galleta a media mañana, seguida por pan a la hora de la comida y tomas pasta por la noche, las células inmunitarias están activas constantemente, liberando moléculas inflamatorias de todo tipo con el fin de aniquilar al gluten enemigo.

¿Qué tiene gluten?
Centeno, espelta, cebada, cuscús, bulgur, trigo, kamut.
¿Qué no tiene gluten?
Quinoa, trigo sarraceno, avena, arroz y maíz.

Se cree que una de las razones por las que el gluten puede provocar enfermedades autoinmunes es porque su estructura de aminoácidos, o sea su "etiqueta", se parece mucho a tus tejidos. Por tanto, tu sistema inmune confunde a veces tus tejidos, como los del intestino, tiroides o articulaciones, con moléculas de gluten.

Después de debatir largo tiempo con David sobre el gluten, él diciendo que el gluten no afecta y yo diciendo que sí, llegamos al consenso de que la información no es concluyente hasta el momento. Es lo mismo que dice la revisión sistemática de todos los estudios: "Los resultados de todos los estudios (experimentales, *in vitro* y clínicos) realizados para conocer la patología de sensibilidad al gluten no celiaca, ofrecen resultados discordantes, sin poder extraer, por tanto, conclusiones definitivas".[23]

Está bien, si no eres celiaco ni tienes una enfermedad inflamatoria o autoinmune, puedes comerlo, pero como con cualquier alimento alergénico, recomiendo que lo rotes y que en su lugar consumas cereales de mejor calidad, como el centeno o la espelta. Está comprobado que el gluten aumenta la zonulina por lo que, si ingieres gluten a todas horas, también mantendrás abiertas tus puertas intestinales a todas horas. Así que tómalo sólo de vez en cuando. De todas maneras, sé que David me dirá que está en desacuerdo, ya que, para él, el gluten no es un factor determinante para la permeabilidad intestinal. Así que el debate sigue abierto. Tendremos que esperar a que haya más pruebas.

Las lecitinas

El siguiente punto importante a mencionar es que los dos nos sorprendimos cuando comentamos la teoría de que las lecitinas de las legumbres u otros antinutrientes (compuestos que interfieren en la absorción de nutrientes) en los cereales causan permeabilidad. Yo he buscado y rebuscado alguna evidencia al respecto, pero no la encontré. Se lo comenté a David y me dijo lo mismo: que no existe prueba de que las legumbres o cereales generen un daño en el intestino; de hecho, sucede todo lo contrario.

Sin embargo, uno de los investigadores que más respeto en el mundo del antienvejecimiento y la microbiota, el doctor Steven Gundry, afirma que las lecitinas sí generan un daño. Después de leer sus libros varias veces, observé que, cuando habla de lecitinas, no ofrece citas. Todavía no hay evidencia de que alguna lecitina, además del gluten, pueda causar permeabilidad. ¿Cómo estará él tan seguro? No lo sé.

Mientras tanto, podemos prevenir un poco el consumo de lecitinas, si dejas las legumbres en remojo y les cambias el agua un par de veces antes de cocinarlas. Otra estrategia es usar olla a presión, de ese modo se elimina casi el cien por ciento de las lecitinas. Así pues, usa estas estrategias y las legumbres serán seguras, por si en un futuro resulta que el doctor Gundry estaba en lo cierto.

Por otro lado, ésta es una buena forma de enterarte si tienes disbiosis. Si no puedes digerir las legumbres, si te generan inflamación, eso es una clara indicación de que tus bacterias degradadoras de fibra y tu microbiota protectora, que son tan importantes en la modulación del sistema inmune, están aniquiladas. Disbiosis segura. ¿Y qué pasa con las personas a las que "les sientan mal" las legumbres? Pues que las dejan de comer y así esas bacterias protectoras "acaban de morir", y si mueren "hay colonización de patógenos que dañan y generan permeabilidad". BINGO.

Permeabilidad

Sí

Frutas.
Verduras.
Polifenoles.
Quercetina.
Probióticos.
Glutamina.
Melena de león.

Betacarotenos.
Vitamina D.
Legumbres, cereales integrales.

Limitar

Medicamentos no esteroides (ibuprofeno, paracetamol).
Inhibidores de la bomba de protones (antiácidos).
Exceso de gluten (eliminar temporalmente si tienes inflamación sistémica).
Lácteos de mala calidad.
Pesticidas, herbicidas.
Dieta occidental alta en grasas trans y saturadas.
Azúcares (sobre todo concentrados de fructosa).
Importante, higiene para evitar parásitos.
Estrés (cortisol).

5
Sana tu intestino

Como hemos comentado anteriormente, la salud viene del intestino. Todos los caminos conducen a él. Y las batallas inflamatorias más letales se pelean ahí. Tu microbiota y la pared de tu intestino aceleran o amortiguan la inflamación sistémica. Están arriba en la cadena de mando. Por eso es muy importante prestarle la atención y el cuidado que necesita. Para tratar tu intestino de una manera óptima e individualizada, antes que nada, te recomiendo que te hagas un *análisis clínico de microbiota.* David las hace y son muy útiles, porque así sabes por dónde fallas y puedes recibir un tratamiento individualizado. Pero la realidad es que, ya sea por una cuestión de logística, económica o de tiempo, no todos nos las podemos hacer. Así pues, este capítulo va destinado a todas aquellas personas que no pueden hacérsela y quieren mejorar la salud de su microbiota intestinal.

CÓMO MANTENER LA MICROBIOTA EN EL MEJOR ESTADO POSIBLE

Le pregunté a David, que lleva décadas viendo pacientes y análisis clínicos de microbiota y que está en comunicación con los laboratorios que se dedican a hacerlas, cuáles son los principales problemas a los que se enfrenta y si existe un denominador común en la mayoría de las personas. Veamos a continuación su respuesta, acompañada de algunos consejos prácticos para poder mejorar la situación y mantener tu microbiota en el mejor estado posible.

SOBRECRECIMIENTO DE MICROBIOTA PROTEOLÍTICA (PROTEÓLISIS)

La gran mayoría de las personas tenemos este sobrecrecimiento de las bacterias que degradan la proteína, lo que se debe al consumo excesivo de carnes y a la deficiencia de la microbiota inmunomoduladora y de la microbiota protectora.

La microbiota proteolítica es muy oportunista, en cuanto la protectora baja, ella sube. Esto genera mucha inflamación, exceso de metabolitos tóxicos, gases como el metano que generan hinchazón y malestar y siembran el terreno para un cáncer de colon. También, como ya hemos explicado, el consumo excesivo de carnes y productos de origen animal causa otros metabolitos tóxicos como el TMAO y lipopolisacáridos (LPS), compuestos que están asociados con intestino permeable e inflamación sistémica y que se encuentran en cantidades excesivas en las personas con enfermedades crónicas.

¿Qué hacer?

Reducir el consumo de proteínas animales, sobre todo carnes rojas, procesadas, embutidos y todo tipo de animal de piscifactoría y granja industrial.

Yo te recomiendo que los próximos dos meses elimines por lo menos la carne roja y los embutidos, y que te limites a comer pollo ecológico y huevo un par de veces por semana, y, otras dos veces, pescados salvajes pequeños, como salmón, boquerones, sardinas o anchoas.

Tras esos dos meses sigue eliminando los embutidos y carne muy de vez en cuando y de buena calidad, o sea, de animales que pasten en libertad. La evidencia científica en contra de la carne y, sobre todo, en contra de los embutidos es abrumadora. Yo sé que sueno radical, pero el impacto positivo en tu salud no pasará desapercibido.

La carne roja no sólo está asociada a disbiosis y proteólisis, sino también a un abanico de problemas sin fin. ¿Qué más sabemos? Bueno, que la sal en la carne está asociada a tensión arterial alta. Los nitratos, los conservantes en las carnes, están relacionados con disfunción endotelial (dilatación de los vasos sanguíneos) y resistencia a la insulina.[1, 2]

Por otro lado, gracias al doctor Ornish, graduado en Harvard, sabemos que si hacemos seguir a los pacientes una dieta basada en plantas y baja en grasas saturadas (la mayor fuente son los alimentos procesados, las carnes rojas, los embutidos y los lácteos), se elimina la placa en las arterias.[3]

Un trabajo reciente de Caldwell Esselstyn, de la Clínica de Cleveland, ha demostrado que adherirse a una dieta basada en plantas reduce la placa ateroesclerótica e incrementa el flujo de sangre a áreas previamente restringidas.[4] Por otra parte, la carne está asociada con muchos tipos de cáncer.[5] Los compuestos tóxicos que se generan al cocinarla son también posibles cancerígenos[6] y además su consumo genera radicales libres y estrés oxidativo.[7]

Consejos a seguir frente al sobrecrecimiento de una microbiota proteolítica

- Elimina el consumo de embutidos.
- Durante dos meses descarta el consumo de carne roja y animales de granjas industriales. Después, cómelos de vez en cuando.
- Si vas a comer animales, la mejor opción son los pescados pequeños, sobre todo sardinas, anchoas y boquerones.
- Limita el consumo de huevos y pollo a dos veces por semana y que sean de buena calidad (procedentes de animales que hayan estado en libertad).
- Introduce la proteína vegetal en tu dieta: garbanzos, lentejas, tofu, tempeh, quinoa, semillas de cáñamo y alubias.

Hazlo lo mejor que puedas. Comer menos siempre es mejor que comer más. Ponte metas y mantén la mirada en ellas. Si crees que limitar cantidades es difícil, piensa que enfermar y tomar medicamentos es peor. Y, si de vez en cuando te pasas, disfrútalo, pero recordando que cuanto menos, mejor.

DEFICIENCIA DE LA MICROBIOTA PROTECTORA

Aquí tenemos la raíz de todos nuestros problemas. Toda disbiosis o sobrecrecimiento de hongos o bacterias se relaciona con una deficiencia de microbiota protectora, encargada de asegurar tu protección y equilibrio. Ella es la que mantiene la resistencia a la colonización de patógenos, ya que ocupa los lugares más importantes de tu intestino y compite con ellos por espacio, nutrientes, vitaminas y factores de crecimiento, evita la permeabilidad al fortalecer las uniones estrechas y produce ácido láctico, que genera una mayor protección.

¿Por qué hay una microbiota protectora deficiente? Por una mala alimentación. Por lo general, no consumimos suficientes alimentos del reino vegetal, que nos proporcionan fibras, que son el sustrato para su crecimiento y mantenimiento. En las dietas restrictivas, estas comunidades de bacterias protectoras, como *Lactobacillus spp*, *Lactococcus spp*, *Bifidobacterium spp*, *Bacteroides spp* se ven profundamente alteradas.

¿Qué hacer?

Por suerte, con estas comunidades se pueden hacer muchas cosas. Las podemos tratar eficazmente con probióticos, alimentos fermentados y, sobre todo, con una alimentación adecuada.

Consejos para potenciar una microbiota protectora

- Para los *Lactobacillus spp* y *Lactococcus spp* debemos consumir alimentos fermentados: aceitunas en vinagre, chucrut, kéfir, yogur, kimchee, tempeh, vinagre de manzana sin pasteurizar y kombucha.
- Para la comunidad *Bifidobacterium spp*: ajo, alcachofa, cebolla, espárrago, plátano, poro.
- Para la *Bacteroides spp*: proteína de calidad y grasas saludables.
- Probióticos en suplemento. Una buena recomendación es tomar siempre uno y rotarlo. Varios probióticos han mostrado

su eficacia en reducir los niveles de inflamación y permeabilidad intestinal, y ayudan a protegerte para que otras bacterias patógenas no hagan de tu intestino su nueva casa.

PARÁSITOS Y HONGOS

Los hongos están siempre al acecho, esperando el momento apropiado para ganar la batalla y poblar tu intestino. Uno de los hongos más conocidos es el género de la cándida. Este se replica rápidamente en comparación con las bacterias defensoras como las bifidobacterias. Cuando empieza el sobrecrecimiento, es difícil detenerlo, y el sistema inmune interactúa liberando citoquinas inflamatorias como interleucina-12, 4 y 10. La batalla ha empezado y el daño colateral es la inflamación.

¿Por qué crecen los hongos? En primer lugar, porque se alimentan de azúcar y de cualquier sustancia que termine en "-osa", como sacarosa, fructosa, lactosa, maltosa, etcétera. Otra causa es el debilitamiento de nuestras microbiotas inmunomoduladora y protectora. Ya hemos hablado antes de la protectora. La microbiota inmunomoduladora está liderada por la capitana *Escherichia coli* y por *Enterococcus spp.*

¿Qué hacer?

Limitar el consumo de azucares refinados para evitar el sobrecrecimiento: jugos, refrescos, dulces, bollería, galletas, alimentos industriales, cereales refinados y cualquier aditivo cuyo nombre termine en "-osa".

Tomar alimentos que disminuyen la microbiota fúngica: aceite de coco, canela, ajo, limón, orégano, pipas de calabaza, aguacate y nabo.

Con respecto a la microbiota inmunomoduladora, es importante no consumir café y té en exceso. También conviene limitar el consumo de carnes rojas y no pasarnos con los huevos, ya que de ese modo se cambia el metabolismo de dichas bacterias que mutan a baterías proteolíticas.

OTRA VEZ EL CORTISOL

Sí, siempre regresamos a la microbiota y al cortisol. Piensa que los niveles altos de estrés activan el sistema simpático, lo que automáticamente pausa el proceso de digestión. Baja la acidez, por lo que se digieren mal las proteínas, se detiene el movimiento migratorio motor, por lo que el intestino no se limpia, y además causa estreñimiento.

¿Alimentos mal digeridos y atascados en las tuberías mucho tiempo? Caldo de cultivo para disbiosis, infecciones, sobrecrecimientos y batallas que no cesan. Más inflamación y toxicidad en tu colon. Existen dos bacterias que se ven particularmente afectadas por el cortisol: *E. coli y Akkermansia municiphila.* Y ahí tenemos los problemas, baja el sistema inmune, se produce sobrecrecimiento de baterías patógenas y debilitamos a *Akkermansia municiphila*, la cual juega un papel importante en la producción de ácidos grasos de cadena corta, aquellos que bajan la inflamación. Lío seguro.

¿Qué hacer?

Vuelve a leer el capítulo del cortisol y trabaja todos los días para aprender a convivir con él y llevarlo de la mejor manera posible.

INTESTINO PERMEABLE

En el capítulo anterior ya hablamos sobre este concepto. David encuentra niveles altos de zonulina en gran parte de los pacientes, lo cual, como ya contamos, genera inflamación, ya que entran en el torrente sanguíneo partículas sin digerir que ponen en pie de guerra a tu sistema inmune, que lanzará gases y rayos láser para eliminar al enemigo, prendiendo tu cuerpo en llamas.

David asegura que el intestino permeable es lo último que se trata, ya que en el momento en que se repare la disbiosis, diferentes comunidades bacterianas empezarán a trabajar en regular la permeabilidad. Primero, tendremos que mejorar la microbiota protectora con fibras vegetales de frutas, verduras, cereales y legumbres, acompañadas de alimentos fermentados y probióticos. Segundo, trataremos la proteólisis reduciendo la ingesta de proteína animal y mejorando la muconutritiva para que *Akkermansia* y *Prausnitzii* produzcan compuestos antiinflamatorios que sanen las paredes del intestino. Por último, tratamos el intestino permeable.

¿Qué hacer?

Se puede fortalecer la microbiota productora de ácido butírico de varias formas:

- Con fibras POS (kiwi, zanahoria, plátano, uvas, cerezas, limón, naranja, manzana).
- Con almidón resistente (plátano verde, avena, alubias, lentejas, y camote y papa enfriados veinticuatro horas).
- También *Akkermansia municiphila* necesita polifenoles, que vienen de las uvas, bayas, granadas, arándanos, col morada, semillas de lino, nueces, alcaparras, cacao, té verde y té matcha.

Por lo que respecta al intestino permeable, David siempre me dice: "Hay vida más allá de la glutamina". Jaja, o sea que sí, glutamina, pero también caldo de hueso, melena de león, quercetina y betacarotenos.

BENEFICIOS DEL AYUNO INTERMITENTE EN LA MICROBIOTA

El ayuno intermitente ha adquirido mucho protagonismo últimamente, y tengo un capítulo dedicado a él. Sin embargo, hablando exclusivamente del intestino y de la microbiota, los beneficios del ayuno son importantes. Existen pocos estudios sobre esto, pero uno de ellos ha demostrado que el ayuno incrementa la cantidad de *Akkermansia y Bacteroides spp*, que son reconocidas como integrantes importantes de una microbiota saludable. La tendencia observada es que el ayuno mejora la calidad y el medio ambiente de la microbiota intestinal.[8]

Intenta hacer por lo menos doce horas de ayuno y si logras catorce, mejor.

NO ELIMINES ALIMENTOS NATURALES: LOS LÁCTEOS

En la parte de nutrición comentaremos las últimas actualizaciones sobre los lácteos. ¡Te sorprenderán! Cuando hablamos de microbiota, recuerda que nuestro lema es la variedad de nutrientes. Obviamente, dejando fuera casi todos los procesados, refinados y ultraprocesados, el éxito de tu microbiota reside en la rotación de los alimentos, y aquí también tienen su lugar los lácteos.

Es verdad que la gran mayoría de la población no puede procesar la lactosa de la manera habitual con la enzima lactasa. La Autoridad Europea de Seguridad Alimentaria confirma, según datos de 2010, que el 34 por ciento de la población española padece intolerancia a la lactosa. Y muchos de los afectados no lo saben. En otros estudios la cifra de población afectada se dispara hasta el 70-80 por ciento.[9] Esto se debe a que esta enzima deja de producirse entre los cinco y los siete años. Si no puedes digerir la lactosa, esta pasará a tu colon, generando malestar.

Sin embargo, existe otra vía para la digestión de la lactosa. La microbiota de protección (*Lactobacillus spp* y *Lactococcus spp*) puede degradar la lactosa en pequeñas cantidades, funcionando de ese modo como prebiótico y como probiótico. Si les quitas su alimento a estas bacterias las debilitas, y en el momento que vuelvas a consumir algunos lácteos, te sentarán mal, te causarán hinchazón y malestar. ¿Quieres tener una intolerancia a la lactosa segura? Deja de consumir lácteos dos años.

La verdad es que los lácteos de mala calidad, industriales, procesados, cremosos y altos en grasas saturadas no son saludables. Sin embargo, existe una categoría de lácteos en los que hay consenso de que sus beneficios en cuestión de inflamación y de mejora de la microbiota intestinal son abrumadores.

Busca lácteos de buena calidad, procedentes de animales que pasten en libertad, libres de medicamentos y antibióticos. Los de cabra y de oveja se toleran mejor.

Yo prefiero el yogur y el kéfir a cualquier otra versión de lácteo. Estos alimentos, en pequeñas cantidades, funcionan como prebióticos y probióticos, ayudando a la tolerancia a la lactosa y a fortalecer y alimentar las colonias de microbiota protectora.

ALIMENTOS FERMENTADOS

Las bacterias ácido-lácticas se utilizan para elaborar alimentos fermentados. Sabemos que tienen muchos beneficios, desde mejora de la salud hasta la longevidad.[10] Este tipo de alimentos, que contienen microorganismos se conocen actualmente como probióticos.[11]

Intenta consumir alimentos como:

1. Kéfir de cabra u oveja de animales que pastan en libertad.
2. Miso.
3. Kimchi.
4. Verduras fermentadas.
5. Kombucha.
6. Yogur.

También puedes consumir suplementos de probióticos y rotar.

ROTACIÓN Y VARIEDAD: ÉXITO ASEGURADO

El éxito está en la rotación y la variedad. Tenemos cientos y miles de bacterias diseñadas para digerir todo tipo de alimentos, si restringes un grupo de alimentos por mucho tiempo las matarás de hambre y después no podrás digerir bien dicho alimento. Para tener una gran diversidad y mejorar tu flora intestinal es importante comer un poco de todo, rotando todos los días y optando por alimentos de temporada. La base de la alimentación debe ser el reino vegetal para así mantener a raya a la microbiota proteolítica y consumir poca azúcar refinada para evitar el sobrecrecimienrto de hongos.

Esto se lleva a la práctica comiendo una gran variedad de verduras, frutas, legumbres, cereales integrales, grasas saludables y complementar con algunos lácteos de buena calidad y carnes bajas en grasas saturadas como pescado, pavo, pollo y un consumo moderado de huevo. Y claro, tu postre de vez en cuando.

LIMITACIÓN DEL CONSUMO INNECESARIO DE MEDICAMENTOS

Limita el consumo innecesario de medicamentos como antibióticos, antiácidos y medicamentos antiinflamatorios, como el ibuprofeno. Esto no quiere decir que no los debas de tomar si los necesitas, pero abogo por su uso responsable y sobre todo en los niños los primeros años de vida porque ya sabemos que tienen un efecto negativo en la microbiota.

Bea, no me compliques, ¿qué hago?

Bueno, bueno, mucha info, así que si te tengo confundida, aquí van tres cosas sencillas que debes hacer:

1 No hagas dietas restrictivas, cuanta más variedad, mejor y tu microbiota es la fibra del reino vegetal. La dieta ha de estar basada en vegetales: legumbres, cereales, frutas, semillas, frutos secos y verduras.

2 Introduce en tu dieta los alimentos favoritos, que son: avena, plátano verde, camote morado, papa refrigerada, espárragos, ajo, alcachofas y muchos polifenoles, cuanto más brillen tus frutas y verduras mejor.
3 Limita consumo de productos animales, huevos, carnes, sobre todo embutidos, y azúcares refinados y harinas blancas.
4 Y, obviamente, tras otra lectura al capítulo del cortisol, ¿qué hábitos has adoptado?

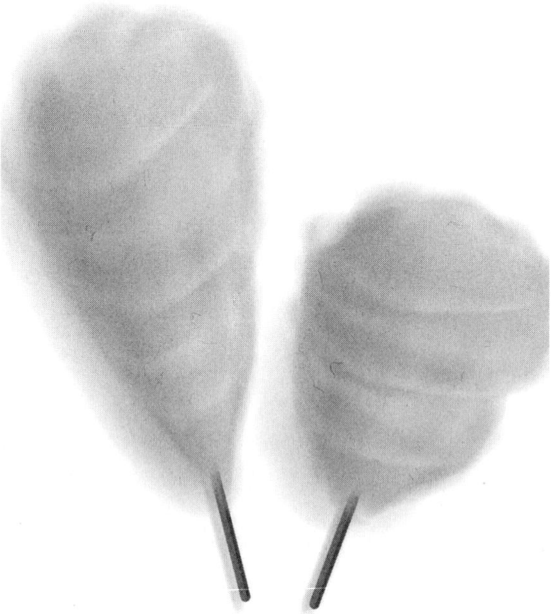

6

Alimentación anti-*inflammaging*

La alimentación es probablemente el factor más importante para acelerar o frenar la inflamación. Si consumes una dieta "normal" u "occidental", llena de azúcares refinados, hidratos procesados y grasas saturadas es muy probable que consumas demasiados de los nutrientes que producen inflamación y no suficientes de los que la apagan. Si ya tienes un cuerpo con niveles crónicos altos de cortisol, tienes disbiosis, intestino permeable (que es lo que tiene el 90 por ciento de las personas) y además comes mal, la balanza está totalmente inclinada hacia la inflamación sistémica. Habrás perdido la guerra.

Manejar el estrés es difícil y sé que no todo el mundo conoce su microbiota, pero algo que sí todos podemos hacer es comer bien. Todos los días juegas o el papel de bombero apagando el fuego o el de maleante echándole gasolina. Digamos que tu salud es un sube y baja; por desgracia, conforme vamos envejeciendo el balance se inclina hacia la inflamación; además, le añadimos estrés, falta de fibra, disbiosis, químicos medioambientales y ya el sube y baja está totalmente inclinado hacia la inflamación, pero en ti está la decisión de equilibrar ese vaivén con la dieta y los superhéroes antiinflamatorios. Pesan, y pesan mucho.

¿Cómo afecta la alimentación a la inflamación? Los nutrientes producen la materia prima para fortalecer y armar a tu sistema inmune. Recuerda que este regula la inflamación. De tu alimentación depende tu microbiota y que produzcas ácidos grasos de cadena corta; de tu alimentación dependen los polifenoles, y te proporciona los compuestos más antiinflamatorios que existen, como la curcumina, las catequinas, la fibra y los flavonoides. Son las fuerzas especializadas que apagan los fuegos. Si tienes alergias, intolerancias o intestino permeable como resultado de una mala alimentación, tu sistema inmune declara una guerra constante, otra vez, encendiéndote en llamas. Todas tus decisiones alimentan o apagan la inflamación sistémica.

MI DILEMA CON LA INFLAMACIÓN

Tardé muchos meses en dar el primer paso para escribir este capítulo. Tenía un rechazo interno a adentrarme en el mundo antiinflamatorio. Primero, porque me daba pereza la típica dieta antiinflamatoria y, segundo, porque se oye a muchos expertos decir que ciertos alimentos, como los cereales, las legumbres, la fruta y prácticamente todo, menos las proteínas y las verduras, causa inflamación. Y como yo siempre doy credibilidad y soy honesta con lo que encuentro en mis investigaciones, pensaba: "Buff, si es verdad que el reino vegetal causa inflamación, tendré que cambiar toda mi alimentación y los mensajes que comparto en redes sociales, cursos y mi primer libro".

Así que ignoré que tenía que escribir un libro en unos meses y simplemente me dediqué a leer todo lo que encontré sobre el tema: trabajos de todo tipo escritos por médicos, nutricionistas, expertos en salud... Y es verdad que en algunos libros —pocos— se decía que las legumbres y los cereales causan inflamación, y que es mejor llevar una dieta baja en carbohidratos. Así que, entre tanta controversia, saqué mi sombrero de investigadora y me adentré a fondo en la evidencia científica. Imprimí cada artículo y cada revisión sistemática que se había publicado sobre la alimentación antiinflamatoria, y leí, leí, leí y seguí leyendo. A continuación, comparto lo que encontré. Y, a diferencia de la gran mayoría de los libros que corren por ahí, los consejos que te voy a dar no están sesgados por mi opinión ni por mis intereses. Es ciencia pura y dura; por eso, pongo todas las referencias, por si quieres comprobarlo.

La verdadera dieta antiinflamatoria no da nada de pereza y, además, por suerte, no hay debate en la literatura científica. Habrá debate dentro de los profesionales de la salud, pero la realidad es que dos más dos son cuatro, diga lo que diga tu matemático favorito.

En el mundo científico no hay debate. En lo que respecta a la dieta antiinflamatoria existe consenso.

LA IMPORTANCIA DE LA NUTRICIÓN

Cuando pensamos en comida, por lo general, lo primero que nos viene a la cabeza son calorías, hambre y si está buena o mala. Pero tenemos que saber que la alimentación va mucho más allá. La comida es medicina y nutre tu cuerpo y cada una de tus células. La comida juega un papel importantísimo en tu epigenética, encendiendo y apagando diferentes genes que determinan tu salud, tu belleza y tu edad biológica. Cada vez que comes estás alimentando tu bienestar y/o la enfermedad. Los trillones de células que forman tu cuerpo necesitan nutrientes y fitoquímicos para funcionar de una manera óptima. La comida ayuda a generar energía, a mantener tu masa muscular (o a originar grasa) y a regular cualquier función de tu cuerpo. Es algo parecido a construir y mantener una casa. Tu cuerpo se regenera constantemente, tu casa se reconstruye todos los días. ¿Qué material estás utilizando? ¿Quieres edificarla a base de donas de chocolate? Imagina que por fin ahorraste lo suficiente para comprarte el coche de tus sueños, ¿lo llevarás a su revisión anual? ¿Lo limpiarás todos los días? ¿Qué clase de gasolina le vas a poner? ¿No es cierto que lo cuidarás con gran mimo y cariño todos los días?

Ignorar el poder de la alimentación puede que no te perjudique cuando eres joven, ya que, bajo la lupa de un fisiólogo, dos personas de dieciocho años son biológicamente iguales. Sin embargo, a los setenta años ya no hay nadie ni remotamente igual a nadie, puesto que el envejecimiento biológico pone en evidencia el carácter único de las consecuencias de tus decisiones diarias a lo largo de tu vida. Hoy sabemos que una dieta de mala calidad es el factor de riesgo que determina de forma más importante la carga de enfermedad en términos de calidad de vida y mortalidad. De hecho, el 45 por ciento de las muertes por enfermedades cardiometabólicas en el 2012 son directamente atribuibles a una mala alimentación. Por esto, la nutrición se debería de volver un pilar de la salud pública.

Puedes vivir con el lema "*Ignorance is bliss*" ("La ignorancia es felicidad") durante unos años, pero en algún momento, créeme, te pasará factura. Intentarás parar el golpe con un medicamento, pero este tendrá efectos secundarios. No enfermamos del corazón por una deficiencia de estatinas, ni solucionaremos el problema con unas pastillas. Es como si intentásemos tapar el sol con un dedo. Recuerda que, como decía Newton, toda acción provoca una reacción. ¿Hacia dónde van tus acciones hoy? ¿Hacia el bienestar y un envejecimiento saludable o hacia la obesidad y la enfermedad? La decisión, al final, es tuya.

No podemos vivir más años, pero sí podemos vivir mejor el hoy.

LA ALIMENTACIÓN Y TU PESO

Tus genes tienen poco que ver con tu futuro. Todos queremos culparlos por nuestra grasa abdominal y nuestras arrugas, pero una vez que empecé a testar los míos, me sorprendió descubrir que solamente un 3 por ciento de mi peso está controlado por mis genes y el otro 97 por ciento se debe a mi estilo de vida. O sea, a lo que bebo, pienso, siento, cómo duermo, cuánto me muevo, estado de estrés en que me encuentro y cómo lo percibo, mi perfil hormonal y mi alimentación.

Este cálculo está basado en un estudio realizado con cien mil adultos de ascendencia europea. En él se encontraron ocho genes que marcan una diferencia en el índice de masa corporal.[1] La conclusión es que el 80 por ciento del peso está directa o indirectamente relacionado con lo que ponemos en nuestras bocas y el otro 20 por ciento se debe a factores externos como ejercicio, sueño, estrés, hormonas, microbiota y genética. Así que la herramienta más poderosa que tenemos para controlar nuestro peso, masa muscular y velocidad de envejecimiento es la alimentación, sin olvidar el equilibrio de la microbiota.

Como ya sabemos, es muy fácil ganar peso conforme vamos envejeciendo. A todos nos pasa. Aparte de los factores que mencionamos en el segundo capítulo, veamos por qué, de los treinta y cinco en adelante es más fácil tener sobrepeso:

- Después de los treinta y cinco años tu porcentaje de grasa corporal se incrementa en un uno por ciento, a menos que uses tus superpoderes para contrarrestar el efecto de la edad y seas capaz de ganar la guerra.
- Después de los cuarenta, tu masa muscular va desapareciendo.
- A los cincuenta ya se ha perdido un 15 por ciento por término medio.

- A los setenta años, se ha perdido 30 por ciento, ¡cada década! A este fenómeno se le conoce como sarcopenia. La pérdida de masa muscular es una consecuencia de la pérdida de testosterona y del aumento de una hormona de la familia de la hormona del crecimiento (miostatina). Al parecer, esta hormona controla la pérdida de masa muscular en mujeres, pero todavía tenemos poca información sobre este punto.[2]

La grasa envejece muy mal. Le ocurre algo parecido a cuando dejas la mantequilla en tu cocina durante décadas. La grasa no es inerte. Es un tejido metabólicamente activo. Se han descrito más de cincuenta moléculas secretadas por los adipocitos asociadas directamente con la inflamación. Y estas responden al nombre de adipoquinas. El envejecimiento te hace producir y almacenar grasa y luego esa grasa te envejece aún más y te engorda todavía más. Es el círculo del horror.

La grasa visceral es muy mandona, tóxica y tiene mal carácter. Le dice a tu cerebro que coma más y te vuelve sorda y ciega a los efectos de la insulina y la leptina, aumentando así los kilos y el hambre. La grasa visceral invade el espacio de tus órganos y libera compuestos químicos inflamatorios como la interleucina-6 y TNF-alpha, lo que provoca un incendio leve y crónico que te envejece, enferma, arruga y engorda.

Sí, lo sé, suena deprimente, pero no te preocupes, hay mucho por hacer y aprender. Vamos a cambiar tu epigenética para que te mantengas delgada, guapa y puedas viajar alegremente por el mundo con tus nietos.

LA ALIMENTACIÓN Y EL ENVEJECIMIENTO

Por regla general, cumpleaños importantes como los cuarenta, los cincuenta y los sesenta vienen acompañados de momentos de reflexión, y pueden ser un impulso para deshacerte de malos hábitos. La vida se ve más corta y empiezas a pensar cuántos años de vida saludable te quedan. Haces una lista de cosas por vivir y te piensas dos veces si ponerte bikini o traje de baño completo. Reflexionas sobre cómo has pasado tus últimos años y qué quieres para el futuro. Quieres abandonar la parte que no te gusta de ti y construir una versión mejorada. Pues hoy es tiempo de tomar en consideración cómo te ves en un futuro y qué quieres para ti y tu familia. Y la alimentación es un buen punto de partida.

La comida no te envejece, pero la vida sí. Te envejece a través de esa hidra de mil cabezas que te estresa y, como consecuencia, ganas peso, pierdes masa muscular, memoria y agilidad mental. Tu sistema inmune o está sometido o bien es hiperactivo y, por tanto, suele generar *inflammaging*.

Recuerda que *inflammaging* es como un termostato que indica que tus niveles de inflamación están muy altos o muy bajos, lo que desemboca en células que envejecen o se dañan, acelerando así el envejecimiento. *Inflammaging* es el patrón predeterminado. De hecho, lo normal es que con los años nos inflamemos ya que es más fácil acortar la vida que extenderla.

Las rutas que aceleran el envejecimiento son el sobrepeso, los problemas con los niveles de azúcar e insulina en sangre, economizar en el sueño, pasarte horas y horas frente a la computadora, sentirte estresada y ansiosa, cultivar emociones negativas y llevar una alimentación inflamatoria.

Hoy, gracias al Global Burden of Disease, sabemos que la dieta es el factor más importante para desencadenar la enfermedad y la mortalidad prematura. Mucho más decisiva que las drogas, la contaminación y los accidentes juntos, según los resultados del estudio epidemiológico más grande que se ha hecho hasta el momento.

En los siguientes capítulos hablaremos de cómo activaremos los genes y las rutas de la longevidad mediante la alimentación. Me estoy refiriendo a AMPK y las sirtuinas, sobre todo SIRT1, que te protege contra enfermedades asociadas con el envejecimiento, reviviendo tu mitocondria, la planta eléctrica que habita dentro de tus células.

Aprenderás cómo el ayuno intermitente desactiva M-TOR, que es una ruta del envejecimiento, y activa la de la juventud a través de AMPK, y lo mismo pasa con ciertos alimentos que desencadenan las sirtuinas, como cúrcuma, matcha y resveratrol. La vitamina D activa el gen VDR y desactiva el gen del alzhéimer (APOE4). Como veremos más adelante, la alimentación y el estilo de vida pueden pisar el freno o bien el acelerador del envejecimiento.

LA ALIMENTACIÓN Y LA INFLAMACIÓN

La dieta antiinflamatoria que propongo en este libro no trata de cantidad, sino de calidad. Es opuesta a todas las dietas restrictivas que cuentan macronutrientes y calorías. Mi dieta trata de la abundancia, los colores, y la conciencia para tomar decisiones positivas. Olvídate del paradigma antiguo de si este alimento es bueno o malo o de si tiene muchas o pocas calorías. El cambio de pauta está enfocado en la idea siguiente: ¿este alimento es saludable o no lo es? ¿Este alimento ayuda a apagar las llamas de la inflamación o, por el contrario, les echa más gasolina?

La relación de la alimentación con la inflamación de bajo grado ha sido investigada en numerosos estudios. Se han analizado los nutrientes por separado, y también los patrones de alimentación que incluyen muchos alimentos juntos, como la dieta japonesa, la mediterránea, la vegetariana, la occidental, la que es alta en azúcares, etcétera.

Esta abundancia de estudios tiene su origen en que se ha demostrado que la alimentación es probablemente el factor más importante para apagar o encender el fuego inflamatorio por su influencia directa sobre la microbiota y la formación de tóxicos inflamatorios, por un lado, y ácidos grasos de cadena corta, como el butirato, por otro lado.

También el perfil de grasa ha desempeñado un papel principal en la inflamación. Debido a la guerra de prostaglandinas, ciertos alimentos pueden agravar el intestino permeable alertando al sistema inmune, el cual iniciará la guerra de citoquinas inflamando todo tu cuerpo. La alimentación determina los parámetros de la inflamación, funcionando como los bomberos o bien como una ola vandálica que lo destroza todo allí por donde pasa.

Existen millones de referencias relacionadas con la dieta antiinflamatoria. Evidentemente, no las he podido examinar todas, pero lo que sí hice fue leer varias y además las revisiones sistemáticas más actualizadas. Recuerda que una revisión sistemática es la revisión de toda la literatura científica que hay sobre un tema en particular. En el caso que nos ocupa basaré la información que te proporciono más abajo en dos revisiones: una sobre el índice dietético inflamatorio y la otra sobre patrones dietéticos.

Dietary Inflammatory Index[3] (Índice Dietético Inflamatorio)

Creado por la Universidad de Carolina del Sur, Estados Unidos. Relación entre 45 parámetros nutricionales y 6 biomarcadores inflamatorios.

- Marcadores estudiados: interleucinas inflamatorias IL-1B, IL-6, TNF, proteína C reactiva.

- Marcadores antiinflamatorios: IL-4 y IL-10, compuestos que atenuarán la respuesta de los marcadores inflamatorios mencionados antes.
- Cantidad de estudios revisados: 1,943 artículos relacionados con 45 alimentos. De ellos, se seleccionaron 236. Calificaciones: 7.8 (altamente inflamatorio), -8.87 (altamente antiinflamatorio).

Resumen

Capacidad antiinflamatoria:

1. Cúrcuma: -0.785
2. Fibra: -0.663
3. Flavonoides: -0.616
4. Isoflavonoides: -0.593
5. Betacarotenos: -0.84
6. Té verde y té negro: -0.536
7. Magnesio; -0.483
8. Omega 3: -0.436

Mito antiinflamatorio: omega 3 es lo más antiinflamatorio.
Realidad antiinflamatoria: la cúrcuma, los antioxidantes y la fibra son lo más antiinflamatorio.

Capacidad inflamatoria:

1. Grasas saturadas: +0.373
2. Grasas trans: +0.229
3. Grasa total: +0.298

4 Calorías: +0.180
5 Colesterol: +0.110

Mito inflamatorio: las legumbres, los cereales y el azúcar son altamente inflamatorios.
Realidad inflamatoria: las grasas saturadas, las grasas trans y el colesterol son lo más inflamatorio.

Come más legumbres, frutas y verduras y menos carne, fritos y alimentos procesados.

Análisis de patrones de alimentación y biomarcadores de inflamación: revisión sistemática[4]

En esta revisión, los autores nos dicen que, aunque analizar la comida por separado está bien, la realidad es que nadie come un solo nutriente nada más. Ellos se enfocan en patrones de alimentación donde los nutrientes interactúan entre ellos de una manera sinérgica o antagonista. El objetivo de esta revisión de estudios epidemiológicos es analizar biomarcadores de inflamación como respuesta a diferentes patrones de alimentación.

- Estudios revisados: 647 potencialmente relevantes. 360 en PubMed, 410 en Web of Science (WOS) y en Embase 450 se seleccionaron solamente los que entraban en el criterio de los investigadores: que fueran en humanos, que hablaran sobre patrones de alimentación y biomarcadores inflamatorios. Quitaron las revisiones sistemáticas, los publicados antes del 2000 y las conferencias, quedando finalmente 46 para la revisión que nos ocupa.

- **Alimentos asociados con inflamación sistémica estadísticamente significativa:** carne roja y carne procesada, alimentos bajos en fibra, cereales refinados, lácteos con grasa, azúcar y alcohol.
- **Alimentos asociados con menos inflamación:** frutas, verduras, cereales integrales.
- **Alimentos más antiinflamatorios:** frutos rojos, brócoli, hongos, té verde y matcha, pimientos, uvas, cúrcuma, aceitunas, cacao, tomate, cerezas y pescado graso pequeño. La evaluación del pescado no es concluyente, ya que, en algunos estudios, se asocia con una menor cantidad de proteína C reactiva, pero, en otros, se relaciona con un incremento de este biomarcador en hombres.
- **Patrones de alimentación asociados con mayor inflamación:** dieta occidental con un consumo elevado en carnes, lácteos, alimentos fritos, azúcares, refrescos y alimentos refinados.
- **Patrón de alimentación asociado con menos inflamación sistémica:** la dieta mediterránea y los patrones de alimentación basados en frutas, verduras, legumbres y cereales integrales.

¿Qué significa esto en tu día a día? Veámoslo en detalle:

Proinflamatorios:

Grasas saturadas: lácteos, carne roja, embutidos.

> **Consejo**
> Existen varias marcas que ya tienen pechuga de pavo cien por ciento con menos de un uno por ciento de azúcar, ecológicas y sin nitritos.

Grasas trans: alimentos procesados donde se utilizan aceites vegetales altos en omega 6, que se someten a altas temperaturas y se agregan a los alimentos. Incorporados en galletas, bollos y cualquier cosa que encuentres en la sección de ultraprocesados. Cabe aclarar que, aunque la etiqueta no especifique "aceite vegetal parcialmente o totalmente hidrogenado", si lleva cualquier aceite omega-6, por ejemplo, canola, maíz, soya o girasol, ya contiene grasas oxidadas.

A continuación, hablaremos más sobre este punto.

Consejo

El omega 6 y 3 se oxidan con el calor. Por eso es importante no freír o cocinar con aceite de lino, girasol, maíz, soya, etcétera. Para cocinar, utiliza ghee, aceite de coco, de aguacate y aceite de oliva extra virgen.

Harinas refinadas: harinas a las que se les quita la fibra, los ácidos grasos y los nutrientes, quedándose en un polvo blanco que funciona como puro azúcar disparando los niveles de insulina y creando inflamación y productos finales de glicación avanzada.

El mecanismo a través del cual los cereales refinados y la consiguiente subida de azúcar en sangre generan inflamación no está entendido al cien por ciento, pero sí sabemos que la hiperglucemia genera radicales libres y eleva los niveles de citoquinas inflamatorias que circulan en tu sangre (IL-6, IL-18, y TNF-alpha).[5] El principal enemigo es la harina de trigo que está incorporada en los cereales de desayuno, el pan, las galletas y todos los ultraprocesados.

Por otro lado, diversos estudios observacionales han demostrado que el tipo de carbohidratos que consumes tiene un efecto modulador entre citoquinas inflamatorias y antiinflamatorias. Por ejemplo, la fibra de los cereales integrales incrementa los niveles de adiponectina e IL-10, dos potentes marcadores antiinflamatorios.[6] Y cuanta más fibra, más marcadores antiinflamatorios produces.

Consejo

No se trata de eliminar, sino de sustituir. Intenta ser más de mercado y menos de supermercado. El pan, por ejemplo, no es que no podamos comerlo, pero mejor busca una panadería que haga pan de masa madre con harinas cien por ciento integrales, como centeno, espelta o semillas.

Azúcar: cuando hablamos de inflamación sistémica, el azúcar es un agravante, de eso no hay duda, pero no es comparable con lo que ocasionan las grasas saturadas y las grasas oxidadas. El consumo excesivo y recurrente de azúcar genera inflamación —activando la proteína C reactiva—[7] pero sobre todo te convierte en una bolita de grasa, incrementando la retención y producción de grasa visceral, que sí produce inflamación de forma directa.

Considerando todos los azúcares, parece que el más inflamatorio es la fructosa. No nos referimos a la que se encuentra en la fruta natural, sino a la que está procesada y que se conoce como jarabe de maíz alto en fructosa. Unas concentraciones elevadas de estos jarabes dañan tu hígado, incrementan la circulación de LPS en un 40 por ciento,[8] lo cual genera inflamación. Este jarabe se utiliza muchísimo en Estados Unidos, representando el 42 por ciento del azúcar consumido, y poco a poco está invadiendo el mercado europeo. Recuerda que debes leer las etiquetas de los productos de alimentación.

Consejo

Muchos pensamos que el azúcar es la cucharadita que le ponemos al café, pero la realidad es que está por todos lados. Tienes que aprender a leer las etiquetas y ser un sabueso busca-azúcar. Una vez que lo seas, verás que se esconde donde menos te lo imaginas. Para leer el etiquetado nutricional primero ve a ingredientes y busca si hay azúcar, jarabes, jugos, concentrados de jugos o cualquier cosa que termine en -osa (lactosa, fructosa, sacarosa, etcétera). Una vez que sabes que no hay azúcar, vamos a confirmarlo en la tabla nutricional. Ve a hidratos de carbono, de los cuales en azúcares debe decir 0 g. Y el consejo TOP que te puedo dar es que te aprendas que 4 g de azúcar equivale a un terrón. Así sabrás cuánto hay en tus alimentos. Ejemplo: el etiquetado de todos los alimentos procesados está referido a porciones de 100 g, así que, si algún alimento tiene, supongamos, 47 g de azúcar, a primera vista puedes saber que el 47 por ciento de su peso es azúcar, lo cual está fatal. Y además por 100 g de ese producto puedes dividir 47 (que son los gramos de azúcar) entre 4 (porque 4 g es un terrón o una cucharadita) y sabemos que en 100 g existen 11.75 terrones de azúcar. ¿Te tomarías 11 terrones de azúcar en tu café? Entonces no lo hagas en un pastel de zanahoria de Starbucks.

Antiinflamatorios:

Cúrcuma: te preguntarás, "¿y esto? ¿Cómo se cocina, además del curry del restaurante hindú?". La realidad es que los suplementos son más eficaces, ya llegaremos a ello, pero puedes comprar la raíz y la especia y añadirlas a ensaladas, a sopas, a leche dorada y a *smoothies*. Es mejor si va acompañada de una grasa y pimienta, la peperina hace que se absorba mejor.

Isoflavonas:[9] las isoflavonas constituyen la familia de fitoestrógenos más numerosa y estudiada. Estos compuestos se encuentran en todas las legumbres, sobre todo los garbanzos germinados, aunque la fuente más abundante es la semilla de soya y algunos de sus derivados como la harina, el tofu o el miso.

La genisteína y la daidzeína son las isoflavonas más importantes de la soya. Hay que tener en cuenta que en su forma original se encuentran en forma glicosilada inactiva, es decir, como precursores. Solamente después de ser ingeridas, y mediante la acción enzimática de las bacterias intestinales, pierden la molécula de glucosa y se transforman en formas activas, que son mucho mejor absorbidas por el epitelio intestinal.

Consejo

Sé que no es algo habitual ni en España ni en México, pero intenta introducir en tu dieta el miso y el tofu. Son una delicia, con el miso puedes hacer sopas, aderezos y caldos. Y el tofu BIO es una fuente de proteína fantástica. Encontrarás una receta un poco más adelante.

Flavonoides: son compuestos que se encuentran naturalmente en frutas y verduras. Hay seis flavonoides que se encuentran repartidos por todo el reino vegetal, ejerciendo funciones muy beneficiosas para tu salud. Son los antioxidantes más potentes y, además, inhiben y tranquilizan la reacción de tu sistema inmune, reduciendo los marcadores inflamatorios. Puedes encontrarlos en las siguientes verduras y frutas: cebolla, kale, uvas rojas, vino tinto, tés, brócoli, tomate y frutos rojos.

Consejo
Té matcha por la mañana. Desayuna yogur griego con frutos rojos, intenta hacer arroz de coliflor y brócoli. ¿Sales a cenar? Mejor vino tinto, y bendita sea la madre patria por regalarnos el gazpacho. Olvídate de los refrescos y siempre pide un té o una infusión.

Flavan-3-oles: té blanco, té verde, té negro, manzanas, uvas moradas, arándanos, fresas y cacao.

Consejo
Adelante con el chocolate de más del 75 por ciento; me encanta el té blanco infusionado en bebida vegetal o en versión fría en verano; ¿has intentado hacer mermelada sin azúcar de frutos rojos? Fresa, frambuesa y arándano frescos o congelados, los pones a hervir, en cuanto suba el calor, bajas la temperatura y los dejas unos 5 minutos (que no hiervan porque pierden propiedades), añades canela, vainilla y un toque de limón. Después los dejas reposar con unas cucharadas de chía para darles consistencia y en una hora lo bates. Supersaludable, lleno de nutrientes y un gran plus por las semillas de chía. Lo tomo con pan, tortitas, yogur o dentro de trufas.

Flavones: menta, manzanilla, apio, pimiento rojo y perejil.
Flavonoles: limón, lima, naranja, toronja.

Consejo

No te olvides de los cítricos, son fantásticos. Agua con limón cuando te despiertes, toronja de postre, naranja en *smoothie* y lima o limón a la mexicana... en prácticamente todo. Ya sé que no todos son mexicanos, pero esto es algo que nos pueden copiar. El limón en México es parte muy importante de nuestras comidas, se lo echamos a TODO. Ahora ya me suena raro, pero, aunque no lo creas, a las cremas o sopas de verdura le echamos limón, también al pescado, a todos los tacos, hasta la quesadilla va con limón (¿queso y limón? Puede parecer una extraña combinación) y sí, tenemos agua de limón para comer. Sé que no le vas a echar limón a tu crema de brócoli, pero podemos empezar con que cada ensalada lleve el jugo de un limón, ayuda a absorber el hierro, le da el mejor sabor y nos proporciona flavonoles.

Antocianinas: uvas moradas, vino tinto, arándanos, fresas, mora azul.

Consejo

Mi *smoothie* favorito es bebida de almendra, mezcla de frutos rojos, yogur de coco o kéfir, semillas de lino, vainilla y listo.

Fibra: aunque la mayoría de la gente piensa que los alimentos más altos en fibra son las frutas y verduras, esto es incorrecto. La fruta y la verdura están constituidas sobre todo por agua, entre un 70-90 por ciento, así que, si te tomas una gran ensalada, te estás tomando un gran bol de agua junto a nutrientes y antioxidantes, pero no fibra. La fibra se encuentra en los cereales integrales y las legumbres.

Veamos a continuación los alimentos con valores más altos en fibra (gramos por cada 100 g).

- Semillas de chía: 34,4 (sin embargo, por ración es 9.8).
- Semillas de lino: 27.3 (por ración 2.8).
- Alubias rojas: 24.9.
- Soya: 22.
- Habas pintas y negras: 23.2.
- Semillas de calabaza: 18.4.
- Lentejas: 17.
- Palomitas de maíz: 15.1.
- Centeno: 15.
- Almendra: 12.5.
- Garbanzos: 12.2.
- Copos de avena: 10.1.
- Nueces: 9.9.

Como siempre, las legumbres, los cereales integrales y los frutos secos son los ganadores. Es verdad que el lino y la chía ocupan puestos más altos en este *ranking*, pero es imposible comer 100 g de lino, por lo que la porción habitual aporta mucha menos fibra. Si quieres unos niveles elevados de fibra, consume legumbres todos los días.

Consejo

Consume legumbres todos los días. Si no, dos veces por semana. No compres pan blanco, mejor de centeno, las palomitas de maíz hechas en casa son buena merienda. ¿Tacos de frijol? *Yes, please*. Bizcocho con harina de avena, galletas de avena, semillas de calabaza en tus ensaladas, ¿y qué opinas de unas almendras en tu bolso por si tienes hambre?

Magnesio:

- Hierbas y especias. 100 g de albahaca, cilantro o cebollino pueden aportar entre 600 y 700 mg de magnesio.
- Cacao y chocolate negro. 100 g de cacao contienen unos 499 mg de magnesio, y una tableta de chocolate negro, con más del 70 por ciento de cacao, puede aportar alrededor de 280 mg.
- Semillas. Las de calabaza contienen 590 mg de magnesio por cada 100 g de producto; las de chía, 335 mg; y las de ajonjolí, 350 mg.
- Espinacas. Aportan unos 79 mg de magnesio por cada porción de 100 g. Una cantidad que, aunque parezca baja, es considerable, pues se pueden consumir en grandes cantidades con facilidad, ya que una ración de espinacas no suele bajar de los 200 g.
- Frutos secos. Las almendras, con 270 mg de magnesio por cada 100 g de producto, y las nueces de la India, con 292 mg, suelen ser las más generosas.
- Legumbres. Tanto la alubia, como el garbanzo o la lenteja, tienen unos 120-140 mg de magnesio por cada 100 g.
- Arroz integral. En grano crudo, este suele contener alrededor de 140 mg de magnesio por cada 100 g de arroz.
- Aguacate. 100 g tienen unos 29 mg de magnesio. Teniendo en cuenta que un aguacate suele pesar unos 200 g, su aporte sería de 58 mg, lo que representa un 15 por ciento de la cantidad diaria recomendada.
- Los alimentos con niveles más altos de magnesio son las verduras de hoja verde, los frutos secos, las legumbres, las semillas y el cacao.

Consejo
Insisto con las legumbres, puede ser una ensalada de garbanzos con queso feta, tomate cherry, tomate seco, quinoa, espinaca y semillas, aderezada con limón, vinagre balsámico y aceite de oliva. Tacos de frijol negro con pico de gallo y aguacate; ensalada a la mexicana, es decir, con cebolla morada, aguacate, tomate, chipotle y frijol. Paella de arroz integral con garbanzos o alubias blancas y muchas verduras, sopa de lentejas con camote o papa y verduras.

Conclusión

Come frutos rojos donde puedas y como puedas; el chocolate negro o más bien el cacao es tu amigo, bendice a España por el gazpacho, y sobre todo y ante todo come muchas legumbres (sin chorizo, por favor). Ah, no te olvides del limón en las ensaladas.

La batalla de las prostaglandinas

Imagina que empieza una batalla en pleno siglo XXI con enfrentamientos con armas nucleares, láseres de todo tipo de colores, armas bioquímicas, y con los ejércitos más poderosos del planeta luchando unos con otros. En fin, la Tierra se inflamaría o se prendería en llamas. Ahora, vete al microscopio y míralo de la misma manera.

Cada vez que tu sistema inmune considere como extraño a un agente externo, activa a todo su ejército produciendo dolor agudo, enrojecimiento, pérdida de movilidad, hinchazón y calor. Tu ejército, sofisticado y moderno, también tiene armas nucleares, drones, armas bioquímicas, etcétera. Entre las moléculas implicadas se encuentran citoquinas proinflamatorias, quimioquinas, especies reactivas del oxígeno, óxido nítrico y peroxinitrito, eicosanoides (prostaglandinas, tromboxanos, leucotrienos), proteínas de fase aguda, anticuerpos, etcétera. Hay unos soldados buenos, hay otros malos y varios de ellos son bastante desleales y van cambiando de bando dependiendo de la actividad que más les interesa: inflamar o desinflamar.

Todo ello es muy positivo. Si el cuerpo no se pudiera inflamar cuando te ataca un virus estaríamos perdidos. Como especie habríamos desaparecido al poco tiempo de aparecer. La inflamación es la forma en que el cuerpo pelea contra todo tipo de bichos.

No obstante, como ya hemos visto, el problema es cuando esto es crónico, lo que se conoce como inflamación de bajo grado, donde el cuerpo está siendo atacado constantemente por algo que para ti no es tóxico pero que tu ejército interno piensa que sí lo es. Por tanto, se activa la misma respuesta y salen a la palestra las mismas armas.

Ya hemos hablado de varias de ellas, como las citoquinas, y ahora te voy a presentar a una familia cuyos componentes han sido separados por la guerra. Algunos están de un lado y algunos del otro. Pelean por lo mismo, por tu salud, pero han quedado divididos por la manera en que intentan alcanzar su objetivo: se trata de las prostaglandinas.

Hay treinta prostaglandinas diferentes que se agrupan en tres familias o series, dependiendo de qué ácido graso proceden. Las prostaglandinas se fabrican a partir de los ácidos grasos esenciales presentes en los alimentos, es decir, de las grasas que consumes. De estos tres tipos, las PG2 se encargan de favorecer la inflamación (proinflamatorias), las PG1 son un poco oportunistas y las PG3 la reducen (antiinflamatorias). Todas ellas son necesarias en nuestro organismo para poder regular la respuesta del sistema inmune. Así que todos los días, las prostaglandinas antiinflamatorias PG3 pelean contra las inflamatorias, que son las PG2, mientras que las PG1, aunque son inflamatorias, de repente cambian de bando para ayudar a las prostaglandinas antiinflamatorias.

El ser humano no puede producir los ácidos grasos, por lo que el tipo de alimentación que tengas va a nutrir a uno u otro ejército. Es decir, la dieta tiene que favorecer un equilibrio entre los distintos tipos de prostaglandinas para que no exista un efecto demasiado pronunciado de un determinado tipo.

Las prostaglandinas de la serie 1 y 2 provienen de los ácidos grasos de la familia omega 6. Se forman a partir del ácido linoleico, y los podemos encontrar en frutos secos y semillas. En el ser humano, el ácido araquidónico es el precursor más abundante de estas series; por lo tanto, predomina la serie 2, o sea la inflamatoria. El ácido araquidónico también lo conseguimos de la dieta, sobre todo con la carne. La serie 3 es importante en animales marítimos, y también es abundante entre los esquimales, por el tipo de alimentación que siguen.

La batalla del omega 3, el omega 6 y el ácido araquidónico

Omega 6: nuestro cuerpo transforma al ácido linoleico omega 6 (LA) y de ahí puede haber dos rutas hacia ácido araquidónico (AA) o sea la serie 2 o hacia DGLA que es antiinflamatorias. Normalmente existiría un equilibrio, pero si con tu dieta alta en carnes animales consumes mucho ácido araquidónico la balanza se irá hacia la inflamación.

Omega 3: las prostaglandinas de la serie 3 provienen de ácidos grasos de la familia omega 3, con el ácido alfa-linolénico (LNA) como ácido graso inicial. El ácido alfa-linolénico se encuentra en el aceite de lino, el aceite de cártamo, las nueces y los vegetales de hoja verde. Nuestro organismo transforma el LNA en ácido eicospentaenoico (EPA), que también se puede ingerir en la dieta, ya que se encuentra en los pescados azules como el salmón, la trucha, el atún o las sardinas y en algunas algas. Las prostaglandinas de la serie 3 o PG3 se fabrican a partir del ácido EPA y son antiinflamatorias.

James y otros[10] han descrito que el DHA tiene capacidad antiinflamatoria inhibiendo hasta el 90 por ciento de las citoquinas, principalmente TNF-α, IL-6, IL-1β e IL-8. Los ácidos grasos omega 3 inhiben la formación de prostaglandina S2 y favorecen la síntesis de la prostaglandina S3.

Las principales fuentes de la madre del omega 3 son semillas de lino, aceite de lino, nueces, chía, hojas verdes y semillas de cáñamo. Sin embargo, cabe decir que el ser humano, a diferencia del salmón, por ejemplo, no es muy eficiente en transformar la madre del omega 3 (LNA) en las dos hijas EPA y DHA. Por tanto, también recomiendo consumir pescados de agua fría (pequeños, por su alto contenido en mercurio) como salmón, boquerones, sardinas o anchoas. Y un suplemento de omega 3 a base de algas o pescado de buena calidad siempre es una fantástica opción.

Más pescado, nueces, semillas de lino, chía y cáñamo.
Menos carne y aceites oxidados de los productos ultraprocesados.

Cómo someter a las prostaglandinas inflamatorias

Es verdad que las prostaglandinas inflamatorias no son tu enemigo, puesto que se necesitan para muchas funciones de tu cuerpo. El problema es cuando están descontroladas y las prostaglandinas antiinflamatorias están bajas.

Lo primero que tenemos que hacer es reducir el consumo de carne roja y demás productos de origen animal; eso no quiere decir eliminar, más bien come menos y amplía tu dieta con más legumbres. Y después consumir más alimentos que contengan omega 3 como semillas de lino, nueces, cáñamo, chia y pescados. Esto hará que las batallas las gane el lado antiinflamatorio.

Es aconsejable mantener una relación entre omega 6/omega 3 (próxima a 5/1 en contraposición a valores de 20/1, típicos de la dieta occidental).

Esto no significa que no debamos consumir frutos secos o semillas ricos en omega 6, sino que debemos asegurarnos de que a la vez estamos consumiendo suficientes ácidos grasos omega 3 para que no haya un desequilibrio entre los dos. Y sobre todo limitando los animales que producen las E2.

Resumiendo, a la PGE2 se le llama prostaglandina de guerra, e incluso prostaglandina "mala" por ser proinflamatoria, aunque la inflamación es necesaria como respuesta inmune. Por otra parte, están las PGE3 que disminuyen la inflamación, y se les llama prostaglandinas "buenas" o de paz, por ser antiinflamatorias. Los científicos que dilucidaron la estructura y función de las prostaglandinas ganaron el Premio Nobel de Medicina en 1982.

Omega 3 (LNA):

Lino, cáñamo, chía, nueces, hojas verdes.
DHA y EPA.
Salmón, anchoas, boquerones, sardinas.
Prostaglandinas antiinflamatorias.
Disminución de: TNF-α, IL-6, IL-1βe IL-8

Omega 6:

Nueces, semillas, frutos secos.
Antiinflamatorio.
Prostaglandina inflamatoria.
Prostaglandina familia 2.
Ácido araquidónico (AA) y son proinflamatorias.

Tiene dos fuentes:
Omega 6 y lácteos, carnes, huevo, productos animales.

Consejo

Y entonces, ¿qué grasas consumo?

Todo trata del equilibrio, pero piensa que en la sociedad actual en la que vivimos estamos sometidos a muchas fuentes de inflamación, estrés, compuestos químicos, cansancio crónico y el propio proceso de envejecer. Así pues, creo que con la alimentación deberíamos inclinar la balanza del lado antiinflamatorio, es decir, limitando las carnes y los lácteos de mala calidad, y consumiendo omega 3, que se encuentra en pescados, semillas de lino, chía, cáñamo, nueces y verduras de hoja verde. Ayuda a tu cuerpo a ganar la batalla introduciendo las armas buenas. Así podrás ganar la guerra.

Alimentos atrapados en el limbo nutricional

Como habrás podido advertir, hay consenso nutricional y científico en todo lo que hemos contado hasta aquí... Organizaciones internacionales, estudios epidemiológicos, observacionales y clínicos en animales y humanos han demostrado una y otra vez que la alimentación debe seguir las siguientes directrices:

- Debe estar basada en alimentos reales sin procesar. Debe proceder, en su mayoría, de plantas (verduras, frutas, legumbres y cereales integrales).
- Deben ser limitadas las grasas saturadas (lácteos, carnes y embutidos) y las trans (hidrogenadas y ultraprocesados) y se han de incorporar grasas de buena calidad como aguacate, aceitunas, semillas, frutos secos o pescados pequeños.

Claro como el agua cristalina.

Sin embargo, hay dos tipos de alimentos que se quedan en el limbo. Es lo que en inglés se conoce como "*no man's land*", es decir, que no pertenecen a ninguna parte y las líneas de separación están borrosas: los cereales con gluten y los lácteos.

¡Madre mía, el lío en el que me he metido! En mi primer libro, *Détox para cambiar tu vida*, fui tajante al decir que tenemos que limitar el consumo de los cereales con gluten y los lácteos. Tal vez estaba un poquito equivocada. Bueno, no; bueno, sí. Mmmm... Ya juzgarás tú.

Los lácteos

Resulta que yo pensaba que los lácteos eran obviamente inflamatorios. ¡Están llenos de grasas saturadas y hormonas! No obstante, cuando vas a los metaanálisis o a las revisiones sistemáticas, te das cuenta de que no se puede concluir si es blanco o negro, sino que más bien es un gris, ya que, por un lado, las grandes cantidades de grasas saturadas y antígenos alimenticios que hay en la leche de vaca han hecho que varios científicos la consideren una causa importante de enfermedades autoinmunes y de inflamación crónica.[11]

Por otro lado, el estudio ATTICA ha concluido que hay una relación inversa entre los lácteos, el síndrome metabólico y los biomarcadores inflamatorios que lo caracterizan.[12] Estas conclusiones tan opuestas son un reflejo de la batalla que se libra en la literatura científica en lo que respecta a la inflamación y los lácteos. De hecho, se han publicado miles de artículos, pero revisiones sistemáticas hay pocas e incompletas,[13] hasta 2017, en que salió a la luz una revisión sistemática de ese año[14] bastante completa, que incluyó 52 estudios en humanos en los que se analizaron los marcadores inflamatorios al consumir lácteos. La revisión concluyó que se han encontrado con un terreno contradictorio. Se estudiaron tres citoquinas: IL6, proteína C reactiva y TNF-a.

Los resultados fueron los siguientes:

- En 32 estudios se demostró que los lácteos eran antiinflamatorios.
- En 19 estudios los lácteos resultaron ser proinflamatorios.
- En 27 estudios no hubo cambios en la actividad inflamatoria.

Si segmentamos según diversas categorías de consumidores, observamos que en personas sanas los lácteos no eran ni pro ni antiinflamatorios; en personas con síndrome metabólico, eran antiinflamatorios; y en personas con problemas gastrointestinales, eran inflamatorios. ¡Vaya lío! Y así podría seguir, yendo de un lado para otro sin llegar a una conclusión definitiva.

Lo que es interesante destacar es que todos los estudios en lácteos fermentados demuestran una actividad significativamente antiinflamatoria. Esto se debe probablemente a la actividad de las bacterias que contienen estos fermentados. Los efectos antiinflamatorios de las bacterias que producen ácido láctico y las bifidobacterias han sido comprobados una y otra vez.[15, 16] Y ciertos productos que derivan de la fermentación de la leche por estas bacterias, como péptidos bioactivos[17] y glucanos,[18] interactúan con nuestro sistema inmune y nuestras bacterias contribuyendo a su acción antiinflamatoria.

Aquí estamos hablando solamente de la inflamación, pero no hemos comentado el efecto de la mucosidad que generan los lácteos, de las hormonas que pueden alterar tu perfil hormonal y, sobre todo, del impacto medioambiental que tiene el consumo de leche y la crueldad a la que son sometidos los animales por la industria láctea.

Por tanto, si a mí me preguntan después de lo que he leído y también después de ver numerosísimos pacientes durante muchos años, debo responder que la gran mayoría de los individuos se sienten mucho mejor si reducen la ingesta de lácteos.

Si lo que buscamos es una salud óptima, los lácteos no son ni buenos ni malos, pero hay otras opciones mejores y, en especial, hay que pensar un poco más en aquellas pobres vacas a las que les quitan a sus crías y las mantienen enchufadas toda su vida produciendo leche. Lo que hago es comer queso de vez en cuando, como aderezo de una ensalada, sobre todo cabra y oveja, ya que se toleran mucho mejor (recuerda que la mayoría de nosotros tenemos intolerancia a la lactosa y si tu flora intestinal está bien lo podrá digerir y funcionará como un prebiótico).

El yogur y, en particular, el kéfir —siempre sin azúcar— son parte de mi alimentación. En este caso, al estar en el limbo nos quedamos con lo mejor de su mundo: los alimentos fermentados y la pizza a los cuatro quesos de vez en cuando. 🙂

El gluten

Si en el campo de los lácteos no hay claridad, ¡aquí todavía menos! Estamos de acuerdo en que si eres celiaco el gluten debe quedar fuera. Pero si no lo eres, ¿deberías restringir su consumo? Sin embargo, en la literatura científica no hay consenso al respecto. Según mi experiencia, y después de hablar con muchos profesionales, la verdad es que la gran mayoría de las personas se sienten mejor si eliminan el gluten de la dieta. Ahora bien, no sabemos si esto es debido al gluten o a que muchos alimentos de mala calidad que causan problemas gastrointestinales contienen harina de trigo refinada. Si les quitas la harina de trigo, desaparece todo lo malo: galletas, bollos, pasta blanca, pan, etcétera.

Hablando con objetividad, podemos afirmar que no hay consenso en la literatura científica sobre si existe o no la sensibilidad al gluten no celiaca. Para ello me baso en las tres últimas revisiones realizadas, dos de 2017[19, 20] y otra de 2020.[21] Hoy sabemos que la sensibilidad al gluten es difícil de diagnosticar, ya que no hay solamente un síntoma y se puede confundir con otras patologías.

Es verdad que muchas personas presentan los siguientes síntomas después de consumir gluten: inflamación, diarrea, dolor abdominal, distensión abdominal, dolores articulares, ánimo depresivo, bradipsiquia, etcétera. Estos síntomas desaparecen en muchas de ellas cuando se les quita el gluten. Sin embargo, al hacer una prueba de reintroducción del gluten en aquellas diagnosticadas con sensibilidad al gluten, la diferencia fue mínima, de un 0.3 por ciento (36 por ciento en los casos en que se reintrodujo el gluten contra un 34 por ciento en aquellos con placebo).

Otro problema es que no sabemos si los síntomas antes descritos tienen su origen en el gluten o en alguna otra patología, en otro componente del trigo o en alguna disbiosis. La revisión sistemática de 2017[22] concluye que los estudios recientes sobre restricciones dietéticas en la sensibilidad al gluten no celiaca no permiten deducir de forma definitiva si es la retirada de gluten, la exclusión del trigo o una dieta baja en FODMAP lo que beneficia a los pacientes.

Mi propia recomendación es que, si tienes algún malestar, dolor de articulaciones, intestino permeable, inflamación, distensión, hinchazón, diarrea, estreñimiento, enfermedad autoinmune, asma, o cualquier cosa que termine en -itis, elimines el gluten de tu dieta durante unos meses. Si te encuentras sana, con unos niveles de zonulina estables, yo lo comería de vez en cuando, rotándolo con otros alimentos, pero siempre buscando cereales de mejor calidad como el centeno, la espelta, el kamut o el bulgur. Lo que sí no recomiendo en absoluto es comer pan todos los días.

El gluten y los lácteos están en el limbo nutricional. No hay consenso.

La verdadera dieta antiinflamatoria

Consumo recomendado:

- Frutas.
- Verduras.
- Frutos secos (sobre todo, nueces).
- Semillas de girasol, ajonjolí, calabaza, chía, lino, cáñamo (en especial, lino).
- Pescados pequeños.
- Pescados grasos como el salmón.
- Hortalizas de hoja verde.
- Legumbres.

- Cereales integrales (mijo, trigo sarraceno, quinoa, arroz integral).
- Kéfir, yogur griego o yogur natural sin azúcar.
- Yogur vegano de coco, nuez de la India.
- Bebida vegetal (coco, almendra, nuez de la India, soya BIO sin azúcar, avellana).
- Batidos equilibrados (una fruta, grasas, proteína y muchas hojas verdes).
- Ghee.

Consumo moderado:

- Aceites. Los aceites son hipercalóricos, y, por tanto, tenemos que limitarlos a una cucharadita. La mejor opción para temperaturas altas es aceite de coco y aguacate. Y para las ensaladas aceite de nuez o lino. Evita los alimentos que contengan aceites de soya, maíz, canola o girasol que hayan sido sometidos a altas temperaturas.
- Pollo, pavo.
- Bebida de avena, mijo (carga glucémica alta).
- Azúcar de coco.
- Dátiles.
- Huevo (dos o tres veces por semana).
- Estevia (tiene potencial antiinflamatorio,[23] al atenuar la producción de citoquinas infamatorias).[24]
- Fruto del monje.
- Eritritol. Se absorbe sin metabolizar en el intestino delgado. Se tolera una ingestión de 80 g al día[25] y al no metabolizarse puede tener propiedades prebióticas.[26] Alulosa. Es un azúcar "raro", natural, que contienen alimentos como los higos y las pasas. El 70-84 por ciento de la alulosa que consumes

es absorbida, pero no se metaboliza y se elimina en la orina.[27] Es resistente a la fermentación, por lo que no causa problemas gastrointestinales[28] y, además, tiene efectos antiinflamatorios.[29] No ocasiona un aumento de los niveles de azúcar en sangre ni genera picos de insulina (comprobado en la práctica con mi glucómetro y también por estudios preliminares).[30] Me encanta hacer *muffins* sanos con avena, harina de almendra, huevo, semillas de lino, zanahoria, canela, chocolate y alulosa. No me incrementa los niveles de azúcar en sangre y sabe igual que el azúcar. Por eso he puesto la alulosa en esta categoría de consumo moderado y no en la de consumo de todos los días. La alulosa, la estevia y el eritritol, por lo que sabemos hasta hoy, son perfectamente saludables. Sin embargo, también creo que estar comiendo bizcochos, *muffins* y galletas con un sabor dulce te mantiene enganchada a este sabor. Así que intenta rotar los alimentos endulzados y no los comas todos los días.

- Si estás sano sin zonulina, sin intestino permeable, sin trastornos autoinmunes, sin problemas digestivos y sin problemas inflamatorios de patologías cuyos nombres terminen en -itis, puedes consumir alimentos con gluten de vez en cuando. Si, por el contrario, tienes alguna de las patologías citadas antes, elimina el gluten durante dos meses, observa y reintrodúcelo a ver si regresan los síntomas.
- Lácteos. Preferiblemente, son alimentos cuya ingesta se deben limitar, con la excepción del kéfir y el yogur. La mejor opción son los productos derivados de leche de oveja y de cabra.

Eliminar o consumir muy de vez en cuando:

Antes que nada, quiero aclarar que no creo en la perfección, sino en el progreso y en tomar decisiones conscientes basadas en la búsqueda del bienestar y la longevidad. La prohibición genera el efecto rebote de "fruto prohibido", o sea, aquello a lo que te resistes, persiste. Únicamente falta que digas: "No puedo comer pizza, no puedo comer pizza...", para que la acabes comiendo con toda seguridad. Es mejor decir: "La pizza no es la mejor opción, no la voy a comer a diario, pero si el fin de semana voy con la familia a un restaurante italiano disfrutaré de ella y no pasa nada".

A mí también me encanta la pizza; sé que no es saludable, pero también sé que consumirla de vez en cuando me proporciona paz emocional. Recuerda que lo que hagas unas pocas veces no marca la diferencia, lo que importa son tus hábitos permanentes, lo que haces todos los días es lo que te lleva en una dirección, y esa dirección es la que va a marcar tu destino. Del mismo modo que si te alimentas a base de basura y un día te bebes un batido verde no te servirá de nada, si comes sano y un día comes pizza, tampoco te afectará negativamente. El éxito está en el equilibrio, en tener una vida sana con hábitos sanos, siendo capaz de equilibrar la vida social con la salud sin que ello te genere estrés. Recuerda, el cortisol es más poderoso que cualquier batido verde.

Alimentos procesados del supermercado a evitar:

- Ultraprocesados. Cualquier alimento que venga en un envase y que contenga azúcar, grasas oxidadas y sal.
- Carne roja.
- Embutidos.
- Quesos grasos.

- Jugos de frutas.
- Bebida de arroz (por su alto contenido en arsénico).
- Azúcar: me refiero a todo tipo de azúcar: panela, jarabe de dátil, jarabe de agave, jarabe de arce, concentrados de frutas.
- Leche de vaca.
- Edulcorantes artificiales, como acesulfamo-K, aspartamo, sacarina. Generan disbiosis[31] problemas metabólicos, y para perder peso no son mejores que el azúcar.[32] Las revisiones que se han hecho hasta el momento recomiendan que se tomen con cautela, sobre todo niños, embarazadas, personas con epilepsia, diabéticos y personas con migrañas.[33]
- Polialcoholes, como sorbitol, manitol, xylitol, maltitol, lactitol e isomaltol, son poco digeribles, pueden causar diarrea y otras manifestaciones gastrointestinales como flatulencias, distensión y malestar abdominal.[34]

La dieta de la longevidad en las zonas azules

Si tu gran objetivo fuera ser millonario, te recomendaría que fueras a hablar con un millonario y no con alguien que se ha arruinado tres veces. Pues para el tema que nos ocupa, lo mismo; si queremos hablar de longevidad y de expectativa de vida larga y saludable, hablemos con los centenarios.

En *National Geographic* se han publicado una serie de artículos sobre las poblaciones con más esperanza de vida del planeta y los aspectos que favorecen su longevidad, y la dieta es uno de ellos.

Lo que más me gusta es que en todas estas regiones, entre las que están Okinawa, Icaria Loma Linda, Hunza, Abjasia o Vilcabamba, ponen en práctica las fórmulas contra el envejecimiento que siguen dos de los más reputados científicos expertos en longevidad:

David Sinclair y Valter Longo. La práctica va de la mano con la teoría y la ciencia.

¿Qué tienen en común todas estas poblaciones?

- Dieta vegetariana/pescetariana.
- Vegetarianos con pescado dos veces por semana y lácteos fermentados.
- La base de la alimentación son cereales integrales, legumbres, frutas y verduras frescas, de temporada y orgánicas. Grasas saludables.
- Consumen pocas proteínas, 0.7 g por kilo diario de proteína. Sus proteínas proceden de alimentos vegetales complementados con algunos alimentos de origen animal de buena calidad.
- No hay consumo de grasas saturadas ni azúcar. No conocen los alimentos procesados cargados de grasas trans, sal, cereales refinados y azúcar.
- Dieta con un valor nutricional muy alto. Consumen muchas frutas y verduras.
- No ingieren más de 2,000 calorías al día.
- Pasan por periodos de ayuno. Algunos ingieren sólo dos comidas al día.
- Tienen unos bajos niveles de estrés.
- No conocen las expresiones "prisa" ni "fecha límite". No se jubilan nunca.
- No van al gimnasio ni tienen una vida sedentaria. La actividad física es parte de su rutina y estilo de vida habitual.
- Son parte importante de la comunidad. No se sienten solos.
- Los mayores son apreciados, alabados y considerados como un tesoro.

Extra: limpieza oral

Los dentistas no se cansan de repetirnos que tenemos que utilizar el hilo dental todos los días. Algunos hacemos caso, otros no. Pues resulta que están en lo cierto, no sólo por higiene dental (o sea lavarte los dientes, utilizar hilo dental y visitar al dentista), sino también por otro aspecto muy importante: si no te pasas el hilo dental, al parecer, tu riesgo de mortalidad se incrementa un 30 por ciento en comparación con alguien que lo hace todos los días. Cepillarte los dientes algunas noches incrementa el riesgo de mortalidad un 25 por ciento en comparación con los que lo hacen todos los días. Y si vas al dentista solamente una vez al año el riesgo de mortalidad se eleva entre un 30 y un 50 por ciento en comparación con quienes van dos o más veces al año.[35]

¿Sabías que los cepillos eléctricos reducen la placa y la gingivitis más que los cepillos manuales a corto y largo plazo?[36]

Se recomienda un cepillado de dos a tres minutos dos veces al día para mantener un estado óptimo de salud bucal.

Conclusión: cómprate un cepillo eléctrico, cepíllate los dientes dos veces al día, pásate el hilo dental dos veces al día y visita a tu dentista de confianza un par de veces al año. Tu boca y tu longevidad te lo agradecerán.

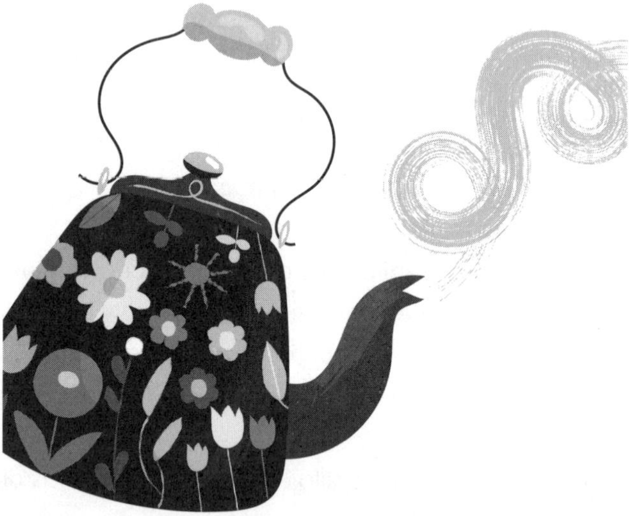

7

¡Que vengan los bomberos!

Bueno, ya llevamos casi medio libro y espero que tengan claros los conceptos más importantes y básicos de la pirámide antiinflamatoria:

- Bajamos el cortisol que produce una cascada de efectos nocivos para tu salud, microbiota y belleza.
- Construimos una microbiota saludable, fertilizamos el terreno con prebióticos y sellamos las paredes del intestino para prevenir que diferentes compuestos penetren a través de sus paredes haciendo que tu sistema inmune se ponga en pie de guerra llamando a la caballería y encendiendo tu cuerpo en llamas con mensajeros especializados llamados citoquinas.
- Revisamos los alimentos que producen inflamación sistémica, como el azúcar, las grasas trans, la grasa saturada y los que pelean en dicho frente, como diferentes fitoquímicos y el omega 3.

Ahora llamaremos a los bomberos, mientras todos los personajes de *El Señor de los Anillos* están peleando por la Tierra Media para poder sobrevivir, controlar la inflamación y que tú no enfermes. De repente llegan los soldados elfos, con su melena plateada brillante y su arco y sus flechas. Son los guerreros especializados que inclinarán la balanza hacia el lado ganador. Claro, ellos llegan vestidos de blanco dando esperanza a los humanos, hobbits y enanos. Sin embargo, aunque sean decisivos, las batallas las han librado los hombres dentro de sus ciudades medievales, fortaleciendo y alimentando a su población, cerrando murallas y puertas para que no entren los orcos, luchando por mar y tierra y descifrando cómo vencer a la gran fuerza que mueve el lado oscuro (léase el cortisol).

Los elfos son los superalimentos (*superfoods*), pero si no tenemos una microbiota saludable, si no cerramos las murallas de nuestro intestino, si no debilitamos la fuerza oscura y destructiva (cortisol) y, sobre todo, si no contrarrestamos el mal con el bien a través de una dieta antiinflamatoria, poco podrán hacer los resplandecientes elfos con su melena plateada y brillante.

Nuestros elfos vienen pintados de brillantes colores acompañados de fulgurantes compuestos que entrarán en tu cuerpo a través de sus arcos y flechas, o más bien acompañados de sus mangueras con las que intentarán apagar los fuegos. Vienen de todos los colores, cuanto más brillantes sean, tendrán más poder y así tenemos los verdes del matcha, el morado, el marrón, y la joya de la corona, nuestro color estrella: el dorado. Así que como cantaría Daniela Romo (probablemente sólo los mexicanos me entenderán), "que vengan los bomberos, que me estoy quemando; que vengan los bomberos, que esto en un infierno...".

Y, a continuación, te los presento.

EL ORO DEL MEDITERRÁNEO: ACEITE DE OLIVA EXTRA VIRGEN Y ARMADO CON SUS POLIFENOLES

Este alimento clave dentro de la dieta mediterránea es un denominador común en tres de las comunidades más longevas del planeta. Desde el principio de los tiempos, el aceite de oliva extra virgen ha sido puesto en un pedestal como alimento clave para la longevidad y la dieta antiinflamatoria.

Hoy en día, los estudios científicos han corroborado esta sabiduría ancestral. Tenemos tantos estudios sobre el aceite de oliva como estrellas en el cielo. Se ha demostrado que es fantástico para la salud del cerebro y para retrasar el declive cognitivo.[1] Sabemos de sus poderes antiinflamatorios por su alto contenido en polifenoles.[2] Recuerda que tus bichos "buenos" convierten los polifenoles en compuestos antiinflamatorios. También inhabilita la capacidad que tienen ciertos compuestos dañinos llamados TMAOs, que se forman a partir de las proteínas animales.[3] El aceite de oliva activa la autofagia, de la que hablaremos en el siguiente capítulo, y es el impulsor estrella para el reciclado de las células envejecidas de tu cuerpo.

En estudios realizados en ratones, se ha observado que aquellos que consumían aceite de oliva tenían unos niveles más altos de autofagia y además rendían mejor en exámenes de memoria y aprendizaje.[4] Si no te he convencido aún, piensa que también en dichos estudios en ratones aquellos que consumen este aceite tenían menos placa amiloide en el cerebro. El aceite de oliva promueve la reparación y la creación de nuevas neuronas y reduce los niveles de biomarcadores inflamatorios en el cerebro. ¡BOOM! ¿De qué sirve comer cualquier cosa a la que no le puedas agregar aceite de oliva? Lo ingeriremos exclusivamente para poder introducir en el organismo este maravilloso alimento. ¡Qué suerte la mía de vivir en España, ¿no?!

Consejo

El aceite de oliva tiene que ser versión extra virgen prensado en frío y siempre en un frasco de cristal opaco. No compres en plástico porque el BPA u otras toxinas se adhieren a la grasa y, además, los ácidos grasos de los aceites se oxidan fácilmente; necesitarás un recipiente oscuro para protegerlo.

LA ESTRELLA MÁS BRILLANTE DEL FIRMAMENTO: LA CÚRCUMA ARMADA DE CURCUMINA

Esta especia tradicional de la cultura india ha recibido todos los premios y medallas posibles que se dan en el mundo de la nutrición. Es el elfo que domina a todos los demás elfos, el rey de los *superfoods* y los alimentos antiinflamatorios. En la medicina ayurvédica es como un comodín que hace de todo; en Pakistán se utiliza como antiinflamatorio y en la medicina china suprime el apetito y ayuda a la digestión. También se emplea para tratar el acné y como compuesto antienvejecimiento.

¿Por qué hay tanta fascinación con la cúrcuma? Contiene un abanico de aproximadamente cien compuestos activos fitoquímicos, cuyos nombres es imposible transcribir aquí. No obstante, entre todos ellos, la curcumina es el que proporciona el color dorado y sus efectos terapéuticos a la cúrcuma. Desafortunadamente, la curcumina sólo representa el 3-5 por ciento del peso de la cúrcuma y, además de ser liposoluble, su absorción es baja.

En pocas palabras, la curcumina es un asesino natural de los radicales libres, un potente antioxidante[5] y el alimento estrella en el mundo antiinflamatorio. Lleva una manguera muy, muy grande y arroja agua por todos lados apagando los fuegos más feroces.

Por otro lado, también es un alimento top en el mundo *antiaging*, ya que, como repito una y otra vez en mi curso*"Ageless"*, los curcuminoides activan la ruta de la longevidad AMP quinasa en el hígado e inducen autofagia, es decir, que detienen y revierten el proceso de envejecimiento.[6]

Dentro del complejo mundo inflamatorio, sabemos que en la cima de la pirámide se encuentran el factor de necrosis tumoral (TNF-a) y el factor Kappa Beta Nuclear (NF-KB). El primero es el responsable de la activación del segundo y depende de los villanos de toda la vida: los radicales libres, radiación, luz ultravioleta, citoquinas inflamatorias, virus, glucosa alta y estrés. Una vez que NF-KB se activa, se inicia una cascada que activa a su vez a doscientos genes que agravan el ciclo inflamatorio. Pues resulta que en el marco de este proceso, la curcumina tiene la capacidad de bloquear la activación de NF-KB. Estudios recientes han demostrado que también bloquea la activación de TNF-a, y, como consecuencia, toda la cascada inflamatoria se para en seco.[7] Estruendosos aplausos para la curcumina por su capacidad de bloquear a los dos malos más malos de la película.

Por último, un dato curioso: en un estudio de hace pocos años, un grupo de participantes tomó 2,000 mg de cúrcuma, y el otro grupo tomó 800 mg de ibuprofeno. Los investigadores descubrieron que la cúrcuma produjo el mismo efecto en reducir dolor en personas con artritis (-itis = inflamación) que el ibuprofeno, y además sin los efectos secundarios propios de este último.[8] ¡Fantástico!

Consejo

Compra un suplemento de curcumina fitosomada y toma una pastilla al día, aproximadamente 1,000 mg.

Compra la especia cúrcuma y añade una cucharadita a cualquier plato. Para que se absorba mejor incorpora también pimienta y alguna grasa. Un ejemplo es la leche dorada: leche de coco, cúrcuma, pimienta y miel (o también alulosa o eritritol). Otro ejemplo es un *smoothie* con bebida de coco, plátano no maduro, cúrcuma, pimienta y semillas de cáñamo.

EL TÉ VERDE, EL MATCHA Y SU ESTRELLA: EL GALATO DE EPIGALOCATEQUINA

Tomar té verde es saludable, y esto se sabe desde hace miles de años. Se cree que la primera vez que se usó fue en el 3000 a.C., lo que supone una antigüedad de unos cinco mil años. Originalmente, es de China, y fue llevado a Japón por monjes budistas aproximadamente mil años después. Así que el té verde no es una novedad, pero sí es obligado señalar sus incontables bondades y su gran cantidad y variedad de catequinas. Lo que realmente nos importa destacar del mismo, o sea la joya de la corona, es un compuesto que se llama EGCG o epigalocatequina, el más abundante en el té verde.

El té verde y el té matcha tienen su origen en la misma planta. Sin embargo, el proceso que siguen ambos es totalmente diferente. El té matcha se aparta del sol treinta días antes de la cosecha, lo que aumenta su cantidad de clorofila. Además, la hoja entera es molida, lo que hace que tenga más antioxidantes y más clorofila. Un estudio descubrió que el té matcha tiene ciento treinta y siete veces más antioxidantes que un té verde de mala calidad y tres veces más antioxidantes que uno de muy buena calidad.[9]

Regresando a lo que nos importa, que son las catequinas EGCG, cabe decir que estas se han estudiado extensamente. Se ha descubierto que mejoran tu salud cardiovascular, que mantienen la salud de tus arterias, que disminuyen la inflamación y que promueven la renovación celular.[10] Tienen asimismo la capacidad de actuar como un neutralizante de radicales libres, siendo un potente antioxidante y con poderes antitumorales.[11]

Una y otra vez, numerosas investigaciones nos demuestran que estos maravillosos compuestos del té verde o matcha ayudan a reducir la inflamación u oxidación,[12] el cáncer,[13] la neuroinflamación y el *inflammaging.*[14] De hecho, se demostró en un estudio que estos polifenoles son tan efectivos como las vitaminas E y C en cuanto a su poder antioxidante. Su efecto antiinflamatorio es indiscutible, reduciendo los niveles de proteína C reactiva, interleucina-6 y TNF-a.[15] Por si fuera poco, de la mano de quercetina, resveratrol y berberina también activan la ruta de la longevidad AMP quinasa y la autofagia.[16] Creo que el caso está cerrado, así que les ruego tomar té verde o, aún mejor, té matcha. Pero no más de dos tazas, por favor, que puede desatar al cortisol.

Consejo

Toma dos tazas al día de té verde o, aún mejor, de té matcha. El matcha latte es una delicia, y también puedes preparar *smoothie* de matcha con bebida de nuez de la India, matcha, plátano, espinaca, colágeno y hielo.

¡Ummm, qué bueno!

CACAO: EL ORO DE LOS AZTECAS ACOMPAÑADO DE SUS MARAVILLOSOS FLAVONOIDES

Cuando llego Hernán Cortés a Tenochtitlan (hoy Ciudad de México), los aztecas lo recibieron con los brazos abiertos ya que pensaban que los españoles habían sido enviados por los dioses. Como señal de su aprecio, los aztecas les entregaron cofres de "su oro" y todo tipo de alimentos y bebidas hechas con este superalimento mexicano, su tesoro, lo más preciado en su cultura: las semillas de cacao. Podemos imaginar la cara de los españoles cuando les ofrecieron la bebida de cacao y especias en copas de oro. Seguramente los ojos se fueron a las copas.

Qué importante es y siempre ha sido el cacao en la cultura mexicana, viva México.

¿A quién no le gusta el chocolate? A tu cuerpo y a tu microbiota seguro que sí. Ellos quieren que comas cacao todos los días, así que también tienes mi permiso. No sólo comerás algo que te encanta, sino que estarás haciéndole un gran favor a tu salud. El cacao contiene potentes antioxidantes y flavonoides. De hecho, es el alimento que posee mayor capacidad antioxidante. Los flavonoides mejoran la salud de tu cerebro. He encontrado varios estudios controlados con placebo que demostraron que el cacao mejora la capacidad cerebral, la memoria, la concentración y el flujo de sangre al cerebro, lo cual tiene un efecto neuroprotector.[17] También se ha comprobado que ofrece beneficios a nivel cardiovascular, bajando la tensión arterial y reduciendo la inflamación. Una revisión sistemática de 2016 llegó a la conclusión de que el cacao puede reducir la inflamación al disminuir la activación de diferentes células del sistema inmune.

Y, a continuación, mis puntos favoritos. El cacao te hace sentir más feliz, reduce los síntomas de depresión,[18] disminuye la percepción del estrés y te ayuda a sentirte más contenta y calmada.[19] Aunque sé que no tengo que convencerte para que comas chocolate, aquí te suelto otra perla: el cacao es beneficioso para la salud de tu piel, protegiéndote contra los rayos del sol y mejorando su textura.[20] También previene el acné; de hecho, es una leyenda urbana que el chocolate produzca acné, el problema es consecuencia de los derivados lácteos y del azúcar que lo acompañan. En mi caso es infalible, estoy varios días comiendo azúcar y mi piel parece pizza de *pepperoni*. Yo lo tengo superanalizado.

Recuerdo una vez que me enviaron cuatro cajas de unos polos o paletas de chocolate para probar, veganas y demás, pero con azúcar. Probé una un día (mientras estaba pasando por un periodo personal complicado) y de una en una, tres días después ya estaba comiendo dos o tres diarias, poco después me vino la regla y te juro que mi cara parecía pizza de *pepperoni*. Jamás me había salido tanto acné. Tengo comprobado que si como mucho azúcar tengo brotes de acné y los meses que no como azúcar excesivamente no me salen.

Sin embargo, antes de que vayas al refrigerador por tu helado de chocolate, recuerda que el chocolate "normal" está lleno de azúcar y derivados lácteos. En este apartado me he referido al cacao en polvo o al chocolate que contiene como mínimo un 75-80 por ciento. Cuanto más oscuro mejor, y si es en polvo, aún mejor. Puedes utilizarlo en *smoothies*, galletas, bizcochos, bebida de coco con cacao, canela y alulosa... Prácticamente en todo. *Enjoy yourself!*

Consejo

El cacao es un regalo de los dioses, sin duda alguna. Recomiendo comprar el polvo de cacao puro y preparar chocolate caliente, batido de cacao a la mexicana con dátil, aguacate, espinaca, chía y canela. Puedes preparar avena con sabor a chocolate y comer un par de onzas con más del 75 por ciento de cacao.

LA MANZANILLA Y SU APIGENINA

La apigenina es otro de estos compuestos que han sido utilizados durante miles de años, pero que se ha disfrazado discretamente detrás de una infusión. También se encuentra en muchas hierbas como perejil, orégano, romero, apio y cebollas y principalmente en la manzanilla, que aporta tonalidades doradas al cabello claro, ya que, por ser un flavonoide de color amarillento, se deposita en los capilares y produce reflejos en cabellos rubios y castaños claros, proporcionando un efecto amarillo.[21]

La manzanilla fue adorada por los egipcios, que se la ofrecían a Ra, el del sol, después fue adoptada por los griegos, los romanos, también echó raíces en la Edad Media y desde entonces nos ha acompañado, tratando todo tipo de dolencias, entre ellas infecciones de oído, conjuntivitis, heridas, úlceras, indigestión, distensión abdominal, náuseas, vómitos y todo un desfile de enfermedades inflamatorias cuyos nombres terminan en -itis.

¿Qué es exactamente la infusión de manzanilla?

El compuesto químico más abundante en la manzanilla es la apigenina, y el alfa-bisabolol. Sin embargo, contiene más de 120 metabolitos, incluyendo 36 flavonoides. En realidad, la apigenina no puede llevarse el mérito de todos los beneficios que proporciona la manzanilla, pero sí que es el actor principal.

La apigenina tiene una amplia actividad positiva para tu longevidad y en tus problemas de inflamación, incluyendo prevención del daño en tu ADN, inducción de apoptosis y efectos inmunomoduladores y antiinflamatorios.[22]

Podría seguir horas y horas contándote los amplios y diversos beneficios de este compuesto, pero de lo que nos interesa hablar en este libro es del envejecimiento y la inflamación. Veamos a continuación un breve resumen de sus poderes mágicos.

La apigenina modula las rutas inflamatorias. Se ha demostrado que ejerce una fuerza antiinflamatoria muy peculiar, ya que activa la ruta NrFe, lo cual desactiva la inflamación crónica y también la inflamación de la piel.[23] Específicamente, modula NF-KB, que, como ya sabes, está en la cima de la cadena inflamatoria, así que, al bloquear esta citoquina, hace lo mismo con toda la cascada. También inhibe la producción de interleucina-6, TNF-a e IL-8.[24]

Aunque no está relacionado con la inflamación, te contaré otros aspectos interesantes de la apigenina: mejora la calidad de tu piel. La piel está formada en un 85 por ciento por colágeno tipo I y el colágeno tipo III supone el restante 10-15 por ciento. El envejecimiento está asociado con una pérdida de este colágeno. En estudios con ratones, se observó que después de inyectar este compuesto, mejoraron la textura, el grosor y la densidad del colágeno.[25] Este efecto también se advierte con el tratamiento tópico. En uno de los pocos estudios en humanos realizados al respecto, una serie de mujeres coreanas usaron crema con apigenina durante un mes. La densidad de su piel mejoró, al igual que lo hizo la elasticidad, la hidratación y la textura.[26] Es evidente que los egipcios estaban en lo correcto al poner a la manzanilla en un pedestal y regalarla al dios del sol.

> **Consejo**
> Antes de dormirse, manzanilla, y a media tarde también manzanilla. 🙂

LAS ALCAPARRAS CON SU QUERCETINA

La quercetina es una sustancia que tienen las plantas y es considerada un polifenol, por tener muchos grupos fenoles en su estructura molecular. La concentración más elevada de quercetina se encuentra en alcaparras, chiles amarillos y cebollas. En las cebollas, la concentración más alta se localiza en las capas externas, así que evita pelarlas demasiado. La quercetina también se encuentra en ciertas frutas, sobre todo en la piel de la manzana. Se localiza asimismo en el vino blanco y en el té negro. Aquí compite el resveratrol del vino tinto contra la quercetina del blanco.[27]

¿Qué hace exactamente la quercetina?

Es un potente antioxidante. De hecho, parece ser uno de los flavonoides más poderosos que se conocen en la protección frente el estrés oxidativo.[28] Un estudio demostró que los compuestos que más activan la ruta de la longevidad AMP quinasa son resveratrol, galato de epigalocatequina, berberina y quercetina.[29] Se ha investigado ampliamente su rol en el tratamiento de la obesidad.

Uno de los mecanismos de acción de la quercetina es inhibir la secreción de histamina, pero su punto fuerte consiste en reducir los niveles de diferentes citoquinas inflamatorias, especialmente IL-8, IL-6 y IL-13.[30]

Consejo

Añade cebolla o ajo a todos los alimentos que puedas.

Las alcaparras quedan deliciosas en las ensaladas y acompañando un buen pescado al horno. Imagina pescado al horno, con ajo, aceite de oliva y alcaparras, ¡boom!

EL BRÓCOLI Y SU SULFORAFANO

Todas las verduras crucíferas pueden considerarse como superhéroes con vistosos trajes que desfilan por todo tu cuerpo apagando fuegos. Dentro de ellas tenemos cientos de compuestos que nos ayudan a prácticamente todo: antioxidantes en los procesos de desintoxicación, alimentos para tu microbiota y cazadores de células cancerígenas.

Sin embargo, un compuesto es el más especial en las crucíferas, el Legolas de *El Señor de los Anillos*, llegando a la batalla final por la Tierra Media. Con su cabellera resplandeciente y lanzando flechas a cada orco (compuesto inflamatorio), va acabando con todo lo que se le pone delante. Esta estrella fulgurante es el sulforafano, que fue descubierto en 1992 en la Facultad de Medicina de la Universidad Johns Hopkins, y calificado como una sustancia que previene el cáncer.

El sulforafano es una sustancia maravillosa que se encuentra en las verduras crucíferas, sobre todo en el brócoli. Ahora bien, aunque digo que se encuentra en estas verduras, esto es sólo media verdad. Los componentes de este compuesto aparecen separados en estas verduras. Resulta que el sulforafano es una molécula muy inestable, así que la planta aísla dichos componentes hasta que se necesiten. Nadie sabe por qué pasa esto, pero suponemos que será por alguna razón evolutiva de la planta.

El primero de dichos compuestos es la glucorafanina, un precursor biológico inactivo que está guardado en una parte de la verdura, y, por otro lado, tenemos la enzima mirosinasa. Cuando la planta se rompe debido a cualquier tipo de agresión externa (por ejemplo, que te la comas), los dos se juntan y, *voilà!*, ya tienes el sulforafano completo.

¿Qué hace del sulforafano un compuesto tan especial?

Está publicado en la literatura científica reciente que el sulforafano ayuda a combatir el cáncer, mejora el autismo, el asma, el daño de la piel, la artritis y la distrofia muscular.[31]

Como antioxidante, no hay evidencia de que el sulforafano ataque directamente a los radicales libres. Sin embargo, parece ser que potencia tus propios antioxidantes a través de Nrf2.

Nrf2 es un proceso que pone en marcha el cuerpo para producir antioxidantes endógenos más potentes que cualquiera que puedas consumir externamente. Muchos estudios demuestran que la actividad de Nrf2 disminuye notablemente con la edad,[32] aunque, al parecer, comparado con suplementos de compuestos fitoquímicos, como la curcumina y el resveratrol, el sulforafano es un antioxidante más poderoso a través de la activación Nrf2.[33] Así que, ¡gana el sulforafano!

Necesitaría un capítulo entero para contarte todo lo que hace esta sustancia, pero no es el objetivo de este libro, así que sólo te explico por encima algunos aspectos curiosos:[34]

1. Modula la dinámica de la mitocondria preservando su supervivencia y calidad.
2. Promueve la autofagia.
3. Promueve la proliferación de células madre y las protege de la senescencia.
4. Tiene poder antiinflamatorio.

Resulta que los germinados de brócoli tienen cien veces más sulforafano que el propio brócoli. He leído muchos blogs sobre cómo cocinar las crucíferas para que su supercompuesto sea activado. Muchas compañías han creado concentrados de sulforafano. Sin embargo, el que descubrió el compuesto vende solamente concentrado de brócoli, argumentando que no necesitas ninguna enzima, ya que tu microbiota ya la tiene. Por otro lado, supuestamente el congelar, freír, hornear, en fin, todo menos comerlos crudos o al vapor, destruye la enzima.

¿Qué opino yo? No lo sé, el jurado sigue trabajando, pero me inclinaría por lo que dice la persona que lo descubrió y lo lleva investigando desde 1992. Pero, por si acaso, siempre es mejor comer algunas cosas crudas y las verduras hacerlas al vapor.

Conclusión: come todo tipo de crucíferas, como puedas y cuando puedas. Si las vas a cocinar, hazlas al vapor y compra germinados de brócoli para añadirlos a tus ensaladas y *smoothies*.

Consejo

Consume crucíferas, algunas veces al vapor, otras crudas en ensaladas, por ejemplo, la col lombarda, la col, los berros y la arúgula. Coliflor y brócoli pueden ser al vapor. Y, siempre que puedas, consume germinados de brócoli. Y recuerda, los superalimentos o *superfoods* son la cereza que se pone encima del pastel, no son el propio pastel.

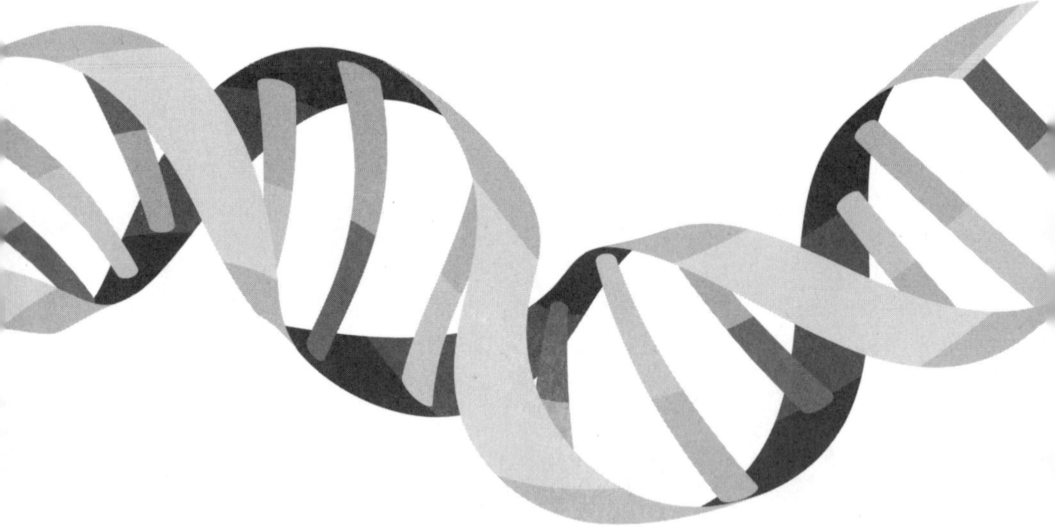

8

Los genes de la vitalidad

La teoría del envejecimiento empieza como un mecanismo primitivo de supervivencia heredado de nuestros antepasados.

Los científicos han encontrado una docena de genes involucrados en el circuito de la supervivencia, que son llamados genes de la longevidad, pero teniendo en cuenta que no sólo alargan la vida, sino que además te permiten vivir mejor, los llamaremos los *genes de la vitalidad*.

Estos genes se comunican los unos con los otros, liberando proteínas y compuestos químicos en nuestro torrente sanguíneo, monitoreando y respondiendo a nuestra alimentación, el clima, el ejercicio, la hora del día. Nos dicen cuándo hibernar, cuándo las cosas se ponen difíciles, y nos permiten crecer rápido y reproducirnos cuando las cosas mejoran. También regulan el proceso inflamatorio. Cuando se encienden los genes de la vitalidad, el mismo cuerpo apaga la inflamación sistémica.

Aunque existen varios genes y otras rutas del envejecimiento, para el objetivo de este capítulo solamente hablaremos de dos fuerzas que se oponen y llevan a tu cuerpo a una dualidad y a un equilibrio entre envejecer y rejuvenecer: M-TOR vs. AMP quinasa. Una de ellas se activa por la ingesta de proteínas animales y glucosa, y la otra cuando algo te incomoda y te saca de tu zona de confort.

"¿Incomoda? —estarás pensando—. Si yo estoy aquí leyéndote para sentirme mejor y envejecer bien". Lo sé, lo sé, a los humanos o a cualquier otro mamífero nos desagrada intrínsecamente la idea de salir de nuestra zona de confort, y nos gusta mantenernos dentro de lo que consideramos "seguro". Pero, por desgracia, hoy en día, lo que consideramos "familiar" no es seguro con respecto a la salud. De hecho, es todo lo contrario. Es el culpable de nuestro sobrepeso, falta de energía y reducción en la esperanza de vida saludable. A veces, es bueno ser valiente y movernos hacia un poco de incomodidad y reto. Recuerda, lo que no supone un desafío no te cambia, y nuestros genes están programados y evolucionaron para relacionarse con estresores biológicos y medioambientales de bajo grado.

Por tanto, éste es el capítulo del reto, y antes de que cierres el libro y digas: "Paso de que me rete esta mujer", acuérdate de que nuestros cuerpos están diseñados para los retos, estamos creados para prosperar cuando nos encontramos en un periodo de adversidad percibida, ya que esto hace que tu organismo ponga en marcha medidas adaptativas coordinadas que estimulen la limpieza, reparación, regeneración y calmen la inflamación. Te prometo que haremos los cambios poco a poco, que no te darás ni cuenta y, después, como con cualquier reto que hayas superado en la vida, te sentirás orgulloso, construirás autoestima, tendrás más energía y reducirás significativamente tus marcadores inflamatorios y, por tanto, podrás vivir más y mejor.

M-TOR: REGULADOR DEL CRECIMIENTO Y DEL METABOLISMO. ACTIVADOR DE LAS RUTAS DEL ENVEJECIMIENTO

¿Qué es M-TOR?

Es un conjunto de proteínas que regulan el crecimiento y el metabolismo. Están reguladas por nutrientes y se activan cuando el cuerpo percibe abundancia nutricional a través de la glucosa o los aminoácidos (los hidratos de carbono y las proteínas). Cuando nos hallamos en un periodo de abundancia, se encarga del crecimiento y división celular, censa la cantidad de aminoácidos y dicta la cantidad de músculo que se construye. De hecho, esta ruta metabólica se conoce como la ruta de la juventud, ya que en los primeros años de vida y en la adolescencia está activa constantemente al ser periodos de mucho crecimiento y proliferación hormonal y celular.

Esto es fantástico, pero cuando te conviertes en un ser adulto, ya no buscas que nada crezca, ya que a los adultos lo único que nos puede crecer es el estómago y las células cancerígenas. Así pues, en la edad adulta tenemos que mantener M-TOR a raya. No eliminarlo, obviamente, sólo dominarlo y controlarlo en cierta medida. Cuando se inhibe, el cuerpo hiberna y comienzan los mecanismos de supervivencia como la reparación del ADN, la reducción de la inflamación causada por las células senescentes y, lo más importante, la digestión de las proteínas dañadas. M-TOR fuerza a las células a hibernar (*hunker down*), a que se dividan menos y reutilicen viejos componentes celulares para mantener el nivel de energía y ampliar la posibilidad de sobrevivir.

M-TOR es una ruta del envejecimiento, activa en la adolescencia, pero conforme vamos envejeciendo, ¡cuidado!, ya que lo único que crece es el estómago, las caderas y células cancerígenas.

M-TOR y la proteína animal

Como las proteínas y los hidratos de carbono juegan un rol estelar en el crecimiento, no debe sorprender que la reducción de proteína y azúcar asociada con el ayuno intermitente ocasione cambios importantes en el patrón de envejecimiento. Está bien documentado que unos niveles altos de proteínas incrementan los niveles de IGF-1,[1] y que ciertos aminoácidos son suficientemente potentes para acelerar otra ruta del envejecimiento: TORS6K.[2] Por ejemplo, la metionina regula la hormona del crecimiento, y la leucina y la arginina activan TOR-S6K.[3] Estas dos rutas acortan la esperanza de vida. En estudios realizados en ratones, cuando se cambia la proteína por hidratos, se inhibe M-TOR.[4] Además, la calidad de las proteínas influye en el envejecimiento y la enfermedad. La proteína animal está asociada con las rutas del envejecimiento, pero, en cambio, la proteína vegetal las inhibe.[5] De hecho, un consumo alto de proteínas en personas de hasta sesenta y cinco años se relaciona con un incremento del riesgo de mortalidad. Sin embargo, este riesgo baja o hasta se elimina si la proteína que se ingiere procede de vegetales.

Hoy en día sabemos que el perfil de aminoácidos, sobre todo de los aminoácidos ramificados (BCCA) conduce a una reducción de la longevidad a través de mecanismos independientes de M-TOR.[6] Estos aminoácidos están prácticamente extintos en el reino vegetal, y, por ello, la proteína animal promueve el envejecimiento y la vegetal no. Al reducir tu consumo de proteína animal también disminuyes la producción de IGF-1. Así que, si mantienes a raya a M-TOR, también lo haces con esta otra ruta.

Los tres principales investigadores en temas de envejecimiento —Valter Longo, David Sinclair y Steven Gundry—, están de acuerdo en que debemos mantener nuestra ingesta de proteína diaria en un nivel reducido (alrededor de 0.37 g por kilo de peso. Multiplica tus kilos por 0.37, y tendrás los gramos de proteína recomendados). No tienes ni siquiera que pensar en ello. Llegar a esa cantidad es superfácil, siguiendo simplemente una dieta suficiente en calorías.

M-TOR es activada por los aminoácidos ramificados presentes en la proteína animal.

¿Quién contraataca a M-TOR? La enzima AMP quinasa, mejor conocida como el guardián de la energía

Una de las rutas de la longevidad más conocidas es la liderada por la enzima AMPK. Es un regulador central, un interruptor metabólico que regula y mantiene la homeostasis energética. Esta enzima es un sensor intracelular que detecta niveles bajos de energía. Cuando se activa, comienza un proceso catabólico para generar energía. En pocas palabras, sondea y compensa buscando energía de donde puede.

AMPK se caracteriza por poner en marcha ciertos procesos adaptivos para proteger al cuerpo en periodos de estrés o escasez de alimentos. Al mismo tiempo, cuando el organismo no está gastando su energía en digerir alimentos (lo que sucede en M-TOR), utiliza sus recursos en reparar y limpiar. Digamos que sale a trabajar el equipo de limpieza celular, altamente eficiente, que incrementa la esperanza de vida saludable. AMPK regula todo esto mediante una red de señalización integrada[7] que consigue ATP, o sea, energía a través de una mejora de la absorción y utilización de la glucosa, incrementa la glicolisis y la oxidación de ácidos grasos y la destrucción de mitocondrias defectuosas para utilizarlas como energía. En cristiano, eso quiere decir que utiliza todo lo viejo que no quieres en tu cuerpo para producir energía y mantenerte vivo. Destruye células viejas y defectuosas, para que cuando después se active su contraparte, o lo que es lo mismo, M-TOR cuando tú comas proteínas o glucosa, se construyan otras células nuevas. También se activan diferentes procesos que desactivan la inflamación y reducen la producción de citoquinas inflamatorias.[8]

Por desgracia, como todo en este mundo cruel, nada sobrevive a los años, y AMPK no es diferente. Los estudios realizados han demostrado que la respuesta de AMPK se reduce significativamente con el envejecimiento,[9] lo cual conlleva varios problemas, como pérdida de la autofagia, incremento del estrés oxidativo, mayor inflamación sistémica, mayores niveles de azúcar en sangre y retención de grasa.

AMPK activa el botón de limpieza y reciclaje.

¿Cómo activamos AMPK?

AMPK se activa a través del estrés agudo, y activa a su vez mecanismos de defensa biológicos en respuesta al estrés, sobre todo el estrés mejor conocido como hormesis.

Hormesis es una ley biológica que describe cómo ciertas rutas o sistemas existentes en tu cuerpo se activan como resultado de tu exposición a bajas dosis de estrés físico o químico (aunque este mismo estrés en dosis altas sea tóxico).

Es verdad que la exposición a estrés crónico desemboca en inflamación, pero el estrés agudo, de bajo grado o *estrés hormético*, estimula una respuesta favorable y adaptativa. Cuando te expones a estrés agudo se crea una señalización que activa diferentes rutas que mandan señales a tu mitocondria, tus genes, tus células y tu microbiota, diciéndoles que vienen tiempos difíciles y que tienen que volverse más resistentes, fuertes y ponerse en forma para poder sobrevivir. ¡La supervivencia del más fuerte!

Yo prefiero usar una definición más práctica de esta ley natural, que viene de Nietzsche y pasó por las manos de la cantante Kelly Clarkson: "Lo que no te mata te hace más fuerte". Las plantas ilustran muy bien este principio. Aquellas que crecen expuestas a un estrés leve pero persistente no son las plantas débiles que tal vez te imaginas. De hecho, empiezan a producir una mayor cantidad de compuestos xenohorméticos, que son moléculas que las protegen contra el efecto destructivo de los predadores y el medio ambiente. Por ejemplo, el resveratrol en las uvas, la melatonina y cualquier antioxidante que te venga a la mente protegen a las plantas, y cuando los consumes te generan un pequeño estrés que activa rutas de longevidad en tu cuerpo, potenciando así su salud. Te pregunto: ¿qué crees que es mejor para ti, una frambuesa salvaje o una de invernadero? Así es, la salvaje es más fuerte y mejor para ti.

David Sinclair, lo llama hormesis, "un estado de adversidad percibida", no suficientemente retador como para causar daño, pero adecuado para que tus células estén bajo la impresión de que vienen tiempos duros y de que tienen que ser más resilientes. Un poco de estrés activa los genes y circuitos de la longevidad, inhibe M-TOR y las rutas del envejecimiento ligadas a la insulina, haciendo que las células entren en modo supervivencia y comience la autofagia.

Por ejemplo, las ratas a las que se obliga a nadar en agua helada tienden a vivir más tiempo. Torturar a pobres ratones con *shocks* eléctricos, restringirles las calorías o exponerlos momentáneamente a temperaturas extremas los hace vivir más tiempo. Por otra parte, los que crecen en ambientes estériles, libres de patógenos y virus, viven menos tiempo que aquellos expuestos a virus y bacterias.

Algunos consejos prácticos para experimentar estrés hormético son: levantar peso, tener un uso responsable de antibióticos, tomar un sauna normal o de infrarrojos, bañarte en agua helada, treinta segundos de agua fría en la ducha o consumir plantas salvajes (piensa que una frambuesa salvaje, al estar expuesta a estresores como el sol, tormentas, bichos y demás adversidades, tiene que ser más resistente y genera más compuestos que la protegen, los famosísimos polifenoles). Beber una copa de vino tinto genera hormesis y además te trasfiere sus defensas a través de resveratrol, taninos y antocianinas.

Hormesis es estrés de bajo grado que hace que te vuelvas más fuerte y resistente activando la ruta de la longevidad AMPK.

Veamos a continuación las dos joyas de la corona del hormesis: la restricción calórica y el ejercicio.

Primera joya de la corona: la restricción calórica

Nos dice David Sinclair: "Después de veinticinco años investigando el envejecimiento y tras haber leído miles de artículos, hay un consejo que puedo ofrecer, una forma segura de mantenerse saludable durante más tiempo, una cosa que puedes hacer para maximizar tu esperanza de vida en este momento, y es esto: comer menos".

Desde hace muchos años se sabe que cuando a ratas y ratones, son sometidos a un proceso de ayuno controlado o restricción calórica (RC), se incrementa su longevidad. Estas primeras investigaciones en animales abrieron campo para investigaciones en grandes primates y humanos. Los efectos en nuestra salud son indudables: reducir en un 15 por ciento las calorías protege contra los problemas cardiovasculares, la neurodegeneración, la diabetes y el cáncer.[10] Sin embargo, en varios estudios en donde se sometió a seres humanos a restricción calórica aguda a largo plazo, estos acababan teniendo un aspecto deplorable, enfermaban más y, aunque disminuían los valores de ciertos biomarcadores del envejecimiento, también perdían mucha masa muscular.

Lo mismo pasa con la restricción proteica; se sabe que alarga el tiempo de vida en ratones y humanos, y que también mejora su salud. Pero, al igual que con la restricción calórica, si la proteica se lleva al extremo, o sea, un 5 por ciento del total de las calorías, tiene efectos perjudiciales. Ambas restricciones amplían la esperanza de vida saludable mediante la reducción de los niveles de la hormona del crecimiento y el factor del crecimiento asociado a la insulina (IGF-1).[11]

Al no conseguir los resultados concluyentes que buscaban con la restricción calórica, los científicos han tratado de descubrir una manera de obtener los beneficios de esta restricción, pero sin generar daños...

Ayuno intermitente (alimentación restringida en el tiempo)

¿Qué es el ayuno?

En realidad, se trata de una restricción calórica, pero distinta a la tradicional dieta hipocalórica: al incluir periodos de ayuno, se activan unas rutas metabólicas diferentes y, sobre todo, se construye lo que se conoce como flexibilidad metabólica: es decir, que tu cuerpo pueda quemar glucosa o grasa.

Biológicamente, la comida produce la activación de ciertas vías metabólicas (ligadas con el crecimiento y el anabolismo), mientras que el ayuno activa otras rutas (asociadas a la regeneración y al catabolismo). Por decirlo de una manera sencilla: comer nos ayuda a crecer, y ayunar, a reparar.

El ayuno intermitente es un tipo de dieta que combina periodos de alimentación y periodos de ayuno durante bloques de tiempo específicos. Esto puede variar bastante según el estilo de ayuno. En algunos casos, podemos abstenernos de comer por completo durante un cierto periodo, mientras que, en otros, podemos reducir las calorías o limitar su consumo a unos pocos grupos de alimentos específicos.

A pesar de que esta dieta se ha hecho famosa recientemente, el ayuno ha existido desde tiempos inmemoriales. En la Antigüedad, los humanos practicaban el ayuno cuando las fuentes de alimentos eran escasas. También es un componente fundamental de muchas prácticas religiosas, como el ramadán, un mes durante el cual los musulmanes ayunan desde el amanecer hasta el atardecer, para fortalecer la autodisciplina y practicar la reflexión espiritual. Si regresas al paleolítico, cuando se construyó tu genética —tus genes siguen adaptados a ese periodo—, el ser humano oscilaba entre periodos de ayuno y periodos de abundancia, catabolismo y anabolismo. Esta flexibilidad metabólica, donde el cuerpo acostumbra a usar tanto grasa como glucosa como combustible, tiene diferentes beneficios para la salud y la longevidad.

El ayuno incrementa la defensa antioxidante del cuerpo, repara el ADN, recicla proteínas dañadas, genera más mitocondria (tienes más fábricas para producir energía y además aprender a usar energía renovable), activa la autofagia, extiende la longevidad, regula los niveles de glucosa en sangre y los niveles altos de inflamación sistémica,[12] reduciendo también los niveles de citoquinas inflamatorias.[13]

La buena noticia es que no voy a pedirte que dejes de comer, no te asustes, simplemente quiero que optimices el tiempo en el que comes. Vamos a coordinar tu ventana de alimentación para que se adapte a tus ritmos circadianos y saques provecho de tu perfil metabólico. Al mejorar el periodo de tiempo y la hora en la que comes, tu mitocondria será más eficiente al generar energía y también se incrementa la abundancia y diversidad de tu microbiota "buena"[14] (ya lo sé, David, no hay microbiota buena ni mala, sólo equilibrio...) y le devuelve sus ritmos circadianos1[5] (sí, tu microbiota también se rige por un ritmo circadiano).

Tipos de ayuno

En la última revisión sistemática liderada por Valter Longo, "Intermittent and Periodic Fasting, Longevity and Disease" (publicada en 2021), se nos pide prudencia al hablar de ayuno intermitente, ya que no todos los ayunos son iguales ni conllevan los mismos beneficios.

Existen muchos estilos diferentes de ayuno, cada uno de los cuales puede variar según los periodos de tiempo y los días de ayuno intermitente requeridos durante la semana. Pueden variar desde ayunar por días, dos veces por semana, veinticuatro horas o ayunar diariamente por periodos más largos. Cada uno de estos tipos de ayuno tiene sus beneficios. Sin embargo, por una cuestión práctica en el plan de alimentación, incluiremos dos de ellos para darle un empujón a tu cuerpo, generar flexibilidad metabólica y activar la autofagia. Mi tipo de ayuno preferido se conoce como ayuno intermitente, pero, en realidad, deberíamos llamarlo "alimentación restringida en el tiempo", y se puede adaptar a todas las personas, independientemente de su estilo de vida y alimentación. Lo que más me agrada es que no se basa en una temporalidad específica, como ocurre con las dietas, sino que lo puedes mantener a largo plazo y puedes ser flexible a lo largo de tu semana. Ayuno restringido en el tiempo quiere decir que dentro de las 24 horas que dura un día ayunarás de 12-18 horas. Aunque lo que nos dice la última actualización de Valter Longo es que lo ideal para mujeres en época reproductiva son catorce horas diarias. O sea ayunas catorce y comes a lo largo de diez.

A continuación, quiero hablarte sobre un estudio realizado recientemente en Italia, que demostró que la alimentación restringida en el tiempo, especialmente si se combina con ejercicio, resultó en una mejora a largo plazo del rendimiento mental y físico y en protección contra diferentes enfermedades.[16] Lo interesante de este trabajo, que va de la mano de otro experimento en ratones realizado por el doctor Rafael de Cabo, es que demostró que las personas o ratones que restringen su alimentación a un periodo de ocho horas obtienen muchos más beneficios que aquellos que la restringen a un periodo de doce horas.

Sí, se ha demostrado una y otra vez que el ayuno tiene efectos positivos en la alimentación, pero lo novedoso es que no importa tanto lo que comes, sino que cuándo y cómo lo comes tiene un mayor impacto. En un estudio realizado con trescientos ratones divididos en tres grupos, se proporcionó a todos exactamente las mismas calorías. Los ratones que restringían su periodo de alimentación y ayunaban la mayor parte del tiempo vivieron un 11 por ciento más que los que comían a lo largo de todo el día. En términos humanos, eso se traduce en diez años más, pero no solamente aumentando tu esperanza de vida, sino también mejorando tu salud. Era más importante cuándo comían que lo que comían.

Otros estudios también han puesto de manifiesto que la restricción de la ingesta limitada en el tiempo, donde se consume comida sólo en un periodo de diez horas, previene el aumento de grasa, mejora el sueño, reduce el envejecimiento, mejora la tensión arterial y la acumulación de placa aterosclerótica.[17]

Autofagia

Es un mecanismo de supervivencia que permite a las células luchar contra situaciones adversas y deshacerse de todo lo que se ha averiado o ya no les sirve. Pero no sacan la basura a la calle como hacemos nosotros: se la comen, y de ahí su nombre, autofagia, que significa "comerse a uno mismo". Gracias a este "canibalismo", el organismo se libra de las proteínas viejas e inservibles e impide que se vayan acumulando y dando origen a patologías como el cáncer o el alzhéimer.

El asunto no es baladí, y prueba de ello es que Christian de Duve, el científico que identificó y dio nombre a este proceso, recibió el Premio Nobel de Medicina en 1974. Las investigaciones han proseguido, y en 2016, otro científico, el japonés Yoshinori Ohsumi, recibió también el mismo galardón por sus hallazgos sobre el funcionamiento de este sistema de limpieza celular.

¿Qué es lo que promueve la autofagia?:

- Restricción calórica.
- Dietas que imitan el ayuno.
- Ayuno intermitente.
- Ejercicio.
- Sueño.
- Grasas saludables, especialmente MCT (triglicéridos de cadena media) y omega 3, que se encuentra en aguacate, salmón, nueces y coco.

Alimentos que promueven la autofagia:

- Polifenoles.
- Frutas, como arándanos, bergamota, ciruelas y fresas. Hierbas y especias, como albahaca, comino y menta.
- Frutos secos, como almendras, nueces o avellanas.
- Semillas de lino.
- Vegetales de hoja verde, aceitunas, brócoli, endivias, espinacas y tomates.
- Otros: vino tinto, cacao, chocolate negro, café y té verde.

Esfingolípidos:

- Arroz integral, camote, cereales integrales.

Saponinas:

- Cereales integrales, como trigo sarraceno, mijo, avena y quinoa.
- Legumbres, como cacahuates, alubias.
- Vegetales germinados, berenjena, yuca, tomate. Otros: vino tinto y ajo.

El peor consejo que hemos dado los nutricionistas

Hemos escuchado repetidamente el siguiente consejo: "Consume varias comidas a lo largo del día para mantener tus niveles de azúcar estables y tener energía". Este ha sido nuestro lema durante muchas décadas, pero ahora rectificamos y pedimos una disculpa pública, porque el consejo fue no solamente equivocado, sino que además trajo consigo muchos problemas metabólicos. El mismo estudio de los ratones citado más arriba nos demostró que aquellos que comían todo el día no tenían flexibilidad metabólica y su esperanza de vida era más corta. Producir energía genera radicales libres y activa las rutas metabólicas del envejecimiento y, además, la digestión es una actividad que consume muchísima. ¿Te benefician realmente esos grandes desayunos o batidos de proteína antes de hacer ejercicio? Probablemente no, ya que toda tu energía se dirige a tus intestinos, y no a tus músculos.[18] A decir verdad, se ha demostrado que los atletas tienen un mejor rendimiento si hacen ejercicio en ayunas.[19] Sabemos que el ayuno y comer menos veces a lo largo del día mejoran la sensibilidad a la insulina, lo que estabiliza tus niveles de azúcar en sangre. Piensa en nuestros antepasados, aquellos que vivían sin refrigerador ni supermercados. La naturaleza los ayudaba a tener claridad mental y energía cuando necesitaban ir a cazar, porque su supervivencia dependía de ello. Dudo que el hombre del paleolítico dijera: "No puedo ir a cazar porque no he desayunado mis *cheerios*". No, en ayunas produces energía gracias al cortisol y, si tu cuerpo tiene flexibilidad metabólica, puedes utilizar la grasa como energía y producir cetonas. El ritmo natural de tu cuerpo consiste en variar entre periodos de abundancia y escasez alimenticias. Tu cuerpo está preparado para comer, ayunar, y luego volver a comer y volver a ayunar. Por tanto, columpiarte entre estos dos estados, programa el reloj de tus células, ayuda a mantener saludable tu metabolismo y equilibra el perfil inflamatorio.

Comprobé lo que decía la ciencia de forma práctica cuando me puse el glucómetro. Los días más caóticos en las gráficas de mi glucómetro eran aquellos de comidas largas a la mexicana, donde llegabas a la botana a las dos (o sea, el aperitivo), *botaneabas* durante dos horas picando sin parar, comiendo a las cinco y terminando a las ocho; mi glucómetro parecía entonces los Alpes. Otro ejemplo lo hice los días que por puro experimento decidía comer cinco veces al día. Sí, claro que mantienes tus niveles estables, pero estables altos; lo que buscamos es una meseta, no los Andes. Lo único que logré fue que la línea de glucosa nunca bajara, y si tu cuerpo se mantiene con insulina alta, nunca activa el complejo migratorio motor y constantemente estás en modo producción de grasa. La tormenta perfecta.

Es verdad que cada persona es un mundo y después de ver cientos de gráficas, humildemente acepto que es muy difícil dar recomendaciones generalizadas, ya que, por ejemplo, si tienes hipoglucemias, puede que para ti sea mejor comer cuatro veces al día, pero si tienes hiperglucemias cuanto más distancies las comidas y más ayunos hagas (sin llegar al extremo), te irá mejor. Pero, bueno, si tuviera que dar pautas que pudieran servirle a la gran mayoría de la población serían:

**No comas cinco veces al día
y no estés picoteando cada media hora.**

La mayoría de las veces no comemos por hambre, sino porque nos han dicho que tenemos que comer, porque estamos acostumbradas y sobre todo por hambre emocional. Esto último significa comer para evadir una emoción, y todos lo hacemos. El problema de comer por aburrimiento, por estrés, por enfado o por ansiedad es que, aunque momentáneamente esa emoción se difumine regresará con más fuerza. ¿Por qué? Porque vacío no llena vacío; con o sin comida, seguirás igual de ansiosa o de enfadada. Entonces lo primero y probablemente lo más difícil en el mundo de la salud y la alimentación es aprender a diferenciar el hambre de las ganas de comer y de cablear nuestro cerebro para que no busque esa fuga. Parece fácil, pero es probablemente, en mi humilde opinión, lo más difícil de todo. Para empezar, debes analizar la emoción, generar conciencia de tus acciones, plantar cara a tus emociones, sentirlas, vivir con ellas y en vez de negarlas y evadirlas aceptarlas y confrontarlas. Las emociones pasan, no duran, acepta su naturaleza.

Consejo

¿Cómo saber si es antojo o hambre? Los antojos son siempre de alimentos azucarados, con grasa y sal. Si tuvieras hambre comerías una manzana; los antojos se sienten en la mandíbula y el hambre en el estómago. Los antojos te hacen comer compulsivamente y después te sientes mal contigo misma, y con el hambre comes hasta que estás satisfecho y te sientes con energía al terminar.

Y antes de que me digas: "Bea, moriré de hambre o mi músculo desaparecerá", piensa: ¿qué gran falla de la naturaleza, qué clase de especie de quinta categoría seríamos si no pudiéramos sobrevivir sin saltarnos una comida? Te aseguro que no seríamos la especie dominante.

Come cuando tengas hambre y siempre hazte la pregunta: ¿es hambre o emoción?

Ayuno intermitente circadiano

Todas las actividades que lleva a cabo tu cuerpo están regidas por las fluctuaciones diarias en el medio ambiente. Los cambios en los patrones de luz y oscuridad en la Tierra están en sincronía con tu sistema nervioso central y esta computadora manda señales hormonales que activan y desactivan genes para todos los procesos que te puedas imaginar, a corto plazo la producción de energía y a largo plazo el desarrollo de cualquier enfermedad.

Como las plantas, tú también estás diseñado para estar en sincronía con los ciclos del sol y la naturaleza. Seguramente, has notado que cuando trabajas de noche o tomas un vuelo trasatlántico, tu peso, tu ciclo menstrual, tu sistema digestivo y tu energía sufren. El problema es que hoy, comer y dormir tarde, los campos electromagnéticos o la luz azul de las pantallas, entre otras cosas, han confundido y sacado de su sincronía a tus hormonas.

Además del sistema nervioso central, cada una de tus células tiene su propio reloj integrado, y resulta que están en sincronía con tus periodos de alimentación y ayuno.[20] Hasta tu microbiota tiene un ritmo circadiano. Todos estos relojes distribuidos a lo largo y ancho de tu cuerpo esperan lo mismo: estómago lleno de día y vacío por la noche, y cuando no les das esto y estás digiriendo comida por la noche, cambian el huso horario, se confunden y no ponen en marcha todas las actividades necesarias para que tu cuerpo funcione a la perfección.[21]

A lo largo de nuestra evolución, hemos comido de acuerdo con los patrones de luz y oscuridad. Íbamos a cazar cuando salía el sol y regresábamos a encender un fuego en la cueva cuando se ponía. Probablemente, no había desayuno, y cenábamos delante de un fuego mientras bajaba el sol. Ese mismo fuego producía luz roja y naranja, no azul como la de nuestros teléfonos móviles. Había periodos más largos de alimentación durante el verano, ya que había más luz para cazar y recolectar. Había más frutas y alimentos para comer y una condición física ideal para guardar un poco de grasa para la siguiente estación. El invierno se caracterizaba por ritmos vitales más cortos, ya que se hace de noche más temprano y, por tanto, se comía menos, se cazaba menos y había menos frutas y verduras que recolectar. Pero la naturaleza es sabia y había construido una reserva de grasa en torno a tus caderas a lo largo del verano. Nuestros relojes circadianos se fueron desarrollando alrededor de estos ciclos diarios y estacionales de ayuno y alimentación. Cuando comemos de acuerdo a estos ritmos, tu cuerpo funciona de una manera óptima. Bailas un vals perfecto con la naturaleza.

Hoy en día, nuestro estilo de vida es cualquier cosa menos óptimo, ya que comemos a lo largo de dieciséis horas, casi todo el día, cenamos tarde por la noche y dormimos poco. Es la receta ideal para el desastre metabólico. Un estudio en humanos, liderado por el doctor Panda, especialista en ritmos circadianos, demostró que reducir tu periodo de alimentación a diez horas, dejando catorce para el ayuno, reseteaba el reloj interno, se percibía mucha más energía, se dormía mejor y se tenía más claridad mental, y esto se conseguía siguiendo esta pauta sólo un par de meses.[22] La última revisión sistemática de Valter Longo concluye que el mejor patrón para las mujeres es un periodo de ayuno de catorce horas, seguido por un periodo de alimentación y, sobre todo, ubicando el ayuno durante la noche saltándote la cena, y no las comidas del día.

El éxito consiste en cenar cuando cae el sol en invierno, es decir, alrededor de las dieciocho horas y en verano a las veinte horas, aproximadamente (España no está alineada con el huso horario que le corresponde, que es el de Reino Unido y Portugal). Al levantarse, dejar pasar dos-tres horas antes de desayunar, lo cual se adapta a la perfección a lo que se ha construido a lo largo de miles y millones de años dentro de nuestros genes.

Intenta cenar más temprano, cuando baje el sol y no comas durante doce-catorce horas.

CETONAS: EL COMBUSTIBLE QUE ACTIVA LA REPARACIÓN

Imagino que ya tenemos claro que es importante construir flexibilidad metabólica para que tu cuerpo pueda ser energéticamente flexible, cambiando de glucosa a grasa. Cuando comes, tu cuerpo utiliza esa glucosa para que tus células produzcan ATP (la energía que utiliza el cuerpo). Todo el exceso se guarda como glucógeno y lo que sobra en grasa, en el tejido adiposo.

Normalmente, y dependiendo del tipo de alimentación y del nivel de actividad física, entre las doce y veinticuatro horas siguientes a tu última comida, la glucosa y el glucógeno ya se han utilizado. Tus células piensan que ya no hay energía, por lo que gritan: "Que alguien me dé de comeeeer", y ese grito hace que la grasa en ácidos grasos libres y glicerol circule libremente a tus células, suministrando energía renovable, más lenta, más costosa que la glucosa, pero más limpia.[23] Sin embargo, en este formato, la grasa no entra directamente al cerebro, por lo que el hígado tiene que producir cetonas exclusivamente para tu cerebro. Cuanto más cambies de gasolina a energías renovables, o sea, la grasa, más flexible es tu cuerpo y más sensibilidad tendrás a la insulina. Tu economía será más eficiente. En otras palabras, es menos probable que el *muffin* que te comas termine como grasa en tus caderas. Cuando pasa un plazo de tiempo de entre doce y veinticuatro horas desde tu última comida (dependiendo de tu flexibilidad metabólica y de lo que comas en tu ventana de alimentación), la grasa viene al rescate de tu cuerpo y las cetonas de tu cerebro: mejora la eficiencia celular, la protección de la mitocondria y las defensas ante la producción de radicales libres.

En los seres humanos, la cantidad de cetonas en ayuno es prácticamente indetectable a las ocho-doce horas después de la última comida, pero aumenta a niveles significativos a las cuarenta y ocho horas.[24] Se replica la mitocondria, es decir, que tienes y se activa la autofagia, lo que elimina las moléculas dañadas y reduce y recicla las células senescentes, desactivando así la inflamación. Por si fuera poco, las células madre de tus intestinos reparan la pared intestinal, sanando de ese modo el intestino permeable,[25] que, si lo recuerdas, es la principal fuente de inflamación, ya que tus fronteras estaban abiertas dejando pasar a los malhechores.

¿Si la cetosis es tan buena por qué no vivir a base de una dieta keto?

El problema de la dieta keto o cetogénica

Lo sé, todos los seguidores de la dieta keto estarán diciendo ahora: "Bien, vivo quemando energía renovable, viviré hasta los doscientos años; si producir cetonas es tan bueno, ¿por qué no hacerlo todos los días y vivir en cetosis permanente?". La respuesta a esta pregunta es NO LO HAGAS. Una dieta cetogénica no le gusta nada, pero nada, a tu mitocondria, y muchísimo menos a tu microbiota. De hecho, llevar una dieta keto a largo plazo produce inflamación, ganancia de peso y resistencia a la insulina.[26, 27, 28] Justo lo que los adictos a la dieta keto quieren evitar. Además, esta visión simplista y cerrada de los macronutrientes hace que te olvides de alimentar correctamente a los bichos de tus intestinos, ya que aumentas la ingesta de grasas, pero reduces la de fibras y carbohidratos. Pierdes diversidad en tu alimentación y, consiguientemente, restringes la diversidad en tu microbiota.

Recuerda que, en la naturaleza, la cetosis crónica solamente ocurre en periodos de inanición, suprimiéndose así la creación de proteínas y perdiendo masa muscular. Tu cerebro sigue feliz recibiendo cetonas, pero estas proceden en parte de tus músculos a través del proceso de gluconeogénesis que tiene lugar en el hígado. Hoy en día tenemos todo tipo de tribus nutricionales; yo soy agnóstica, creo que cada persona es un mundo y a cada uno le van bien diferentes cosas. Sin embargo, hay algo de lo que sí estoy segura, el problema hoy en día no son los carbohidratos sin refinar como la quinoa, el problema viene de que no tenemos flexibilidad metabólica. Y eso es lo que tenemos que construir.

La cetosis sigue la misma curva hormética donde nada es malo, poco está muy bien y mucho fatal. Lo que debemos perseguir es ese punto medio que adopte las fluctuaciones naturales de los ritmos que tu cuerpo espera: durante un periodo controlado de tiempo suministraremos la glucosa que tu cuerpo y cerebro esperan ansiosamente, subirá la insulina, bajarán las cetonas y tu cuerpo iniciará los procesos de construcción, crecimiento y reparación necesarios para que no experimentes pérdida de masa muscular ni debilitamiento del sistema inmune. ¡Nadie se quiere quedar en mitad de una hambruna! Queremos que tu cuerpo vaya oscilando entre las dos partes necesarias de la ecuación, el anabolismo y el catabolismo, M-TOR y AMPK, glucosa y cetonas.

Y, por último, yo creo que la dieta óptima es aquella que se basa en el largoplacismo y la sostenibilidad; al final, tu cuerpo y tus células se adaptarán a la dieta que lleves a largo plazo, lo que hagas un par de semanas no marcará la diferencia en tu expectativa de vida saludable. Y te pregunto una cosa y busco una respuesta honesta: ¿a largo plazo realmente vas a vivir a base de kale y aguacate? Si ya es prácticamente misión imposible llevar una dieta sana y equilibrada, ya que todo conspira contra nosotros, ahora imagínate una dieta en la que sólo puedas comer animales, grasas y verduras. En mi opinión, es misión imposible.

Al final todo es muy sencillo: come a lo largo de pocas horas durante el día, no comas durante el resto, y sigue así toda la semana. Y tómate un par de días a la semana libres para que tu cuerpo no se acostumbre. También soy fan de los monitores continuos de glucosa, ya que la única manera de saber cuál es tu umbral de carbohidratos es monitorizando tus niveles de azúcar en sangre. Estamos en la era de la personalización. Yo me he dado cuenta que a mí la avena me viene bien, pero a muchas personas no. ¿Cómo saberlo? Analizando con estos monitores y ajustando.

Segunda joya de la corona: el ejercicio

El ejercicio es probablemente la estrategia *antiaging* más poderosa que tenemos. Es la llave que abre todas las rutas metabólicas que fomentan una longevidad saludable. El ejercicio va a potenciar todos los beneficios del ayuno, ayudándote a entrenar tu metabolismo para que esté más en forma y tenga más flexibilidad. Regula todos los biomarcadores de la edad, reduce la inflamación, construye masa muscular, activa la autofagia, frena el acortamiento de los telómeros, estimula la telomerasa. Le da salud a tu mitocondria, fortalece el sistema inmune, oxigena la piel, elimina desechos tóxicos del cuerpo, secreta endorfinas, te ayuda a dormir mejor y, por si todo esto no fuera suficiente, ataca directamente al cortisol, convirtiéndose en la válvula de escape de las hormonas del estrés.

Es un dragón de mil cabezas y cada cabeza ataca algún problema relacionado con el envejecimiento. Vamos, si hubiera un medicamento que pudiera conseguir todo esto, estaría patentado y alguna compañía multinacional ya sería multimillonaria. El ejercicio funciona de forma mágica por el mismo canal que lo hace el ayuno: es un reto para tus células, lo que las convierte en más resilientes y mejor adaptadas a tiempos difíciles.

ACTIVACIÓN DE AMPK A TRAVÉS DEL EJERCICIO

La ruta de AMPK se activa con el ejercicio. Tus músculos se estresan cuando lo haces y AMPK viene al rescate. Incrementa la biogénesis mitocondrial (o sea, la creación de nuevas mitocondrias) y aumenta la energía disponible para tus músculos. Sin AMPK el cuerpo no podría adaptarse al ejercicio.

El problema es que si comes antes de hacer ejercicio anularás una parte de los beneficios,[29] como la sensibilidad a la insulina y la flexibilidad metabólica, y también es un inconveniente que cuanto más ejercicio hagas y más fuerte y resiliente te vuelvas, generarás menos hormesis en tu cuerpo y obtendrás menos beneficios. A todo nos acostumbramos, de ahí que sea importante primero cambiar tus ejercicios, y segundo hacerlos en ayunas (idealmente después de ayunar por la noche). Después, no te atiborres de proteínas, ya que al finalizar es cuando tu cuerpo se lanza a las rutas de la longevidad y la activación de AMPK y cuando más beneficios obtienes a nivel metabólico. Por tanto, intenta esperar por lo menos media hora antes de comer.

No te recomiendo que hagas ejercicio, ¡¡¡te lo exijo!!! Y no vale eso de "No tengo tiempo". Nadie lo tiene, debes hacerlo, es máxima prioridad. De la misma forma que encuentras tiempo para ir al baño, para ducharte, para peinarte y tres horas para perderte en Instagram, también tienes que encontrar tiempo para tu rutina de ejercicio.

Hasta el día de hoy el ejercicio es la herramienta *antiaging* más potente que tenemos ya que afecta a todos los biomarcadores de la edad y activa las rutas de la longevidad.

Aquellos que lleven haciendo ejercicio muchos años estarán de acuerdo conmigo en que es un hábito adictivo. Una vez que empiezas a practicar, ya no lo quieres dejar. Te lo digo porque no quiero que pienses que hacer ejercicio de forma regular requiere cantidades enormes de fuerza de voluntad durante el resto de tus días. La requiere al principio, como cualquier nuevo hábito, pero después se mantiene la rutina con facilidad. Prometido.

¿Qué tipo de ejercicio es el mejor? Lo más importante es que te guste, que lo hagas con ganas y que te divierta. No sirve de nada, por ejemplo, que te diga que la natación va muy bien si odias nadar. Busca algo que sea de tu agrado y con lo que lo pases bien y que puedas mantener. Afortunadamente, el mundo del *fitness* ha avanzado mucho y ya podemos encontrar clases colectivas muy divertidas. El deporte se ha revolucionado y ha llegado el momento de que te subas al tren del futuro. En muchas ciudades del mundo, y te aseguro que también en la Ciudad de México, en muchas ciudades estadunidenses y, por supuesto, en Madrid, disponemos actualmente de muchas actividades físicas divertidas y, sobre todo, bien diseñadas.

Trece consejos para un ejercicio optimizado:

1. Encuentra el ejercicio físico que te guste.
2. Haz ejercicio en ayunas (si nunca lo has hecho así, ve poco a poco). Esto activa aún más la autofagia. Si tienes hipoglucemias, intenta comer algo antes.
3. Realiza ejercicio cardiovascular, que es importante, pero aún son más importantes los ejercicios de fuerza y resistencia, ya que con ellos se construye músculo, y el músculo es tu amigo si quieres envejecer bien. Haz ejercicios HITT (entrenamiento en intervalos de alta intensidad), funcionales y cualquier actividad que requiera peso. Además, puedes complementarlos con algunos ejercicios de cardio un par de veces por semana.
4. Haz ejercicio por lo menos cinco o seis veces por semana.
5. Practica como mínimo media hora por sesión, que será suficiente; una hora será perfecto.
6. Mantén un estilo de vida activo. No es nada bueno llevar una vida sedentaria. Da un paseo a media mañana, baila en

el salón, juega con tus hijos, no uses el ascensor, estaciónate lejos, ¡¡muévete!!

7 Toma café o té matcha antes de hacer ejercicio.

8 Sigue una dieta equilibrada y variada; consume hidratos, proteína y grasa. No sigas dietas extremas.

9 No practiques en exceso. ¿Quién crees que envejece más rápido, alguien que hace *iron mans* o un monje budista? Pues el deportista de alto rendimiento, porque el ejercicio en exceso tiene el efecto contrario de lo que buscamos, es un estrés brutal para el cuerpo, genera mucho estrés oxidativo, dispara los niveles de cortisol y te envejece a pasos acelerados. Nada que se haga en exceso es bueno. Recuerdo hace unos meses que por cuestiones personales pasé un momento de mucho estrés, además hacía dieciséis horas de ayuno, ejercicio en ayunas, caminaba quince mil pasos, tenía que escribir este libro, preparar dos cursos, terminar mi certificación en hormonas, cuidar a mi hijo, ser independiente, trabajar, ir al gimnasio, hacer comida sana, ir a hacer las compras, dar contenido y contestar Instagram y, como verás en el capítulo sobre el sueño, no podía dormir.

5. ¿Qué pasó después de varias semanas? Entré en la fase de agotamiento, jamás me había pasado algo parecido, no me podía levantar de la cama de los dolores musculares; como yo no pude parar, mi cuerpo me forzó. Aquí es donde tenemos que aprender cuándo caminar y cuándo correr, cuándo comer y cuándo ayunar. El ejercicio y el ayuno son un arma fantástica, pero pueden jugar para los dos bandos. Y la única que sabe la dosis perfecta eres tú.

10 Debemos perseguir el hormesis, y el ejercicio moderado lo genera. ¿Algo más? Estar expuestos al calor o al frío. Así que, si puedes hacer ejercicio en esas condiciones, sería aún mejor.

11 Dale variedad a tu rutina, no hagas lo mismo todos los días. Modifica la práctica de ejercicio, haz una actividad diferente, cambia la temperatura, la hora del día. El cuerpo se acostumbra a todo, así que no le dejes hacerlo. Recuerda que lo que buscamos es un estrés moderado y eso se genera al retar al cuerpo. Si deja de ser un reto, ya no funciona.
12 Sé constante, no sirve de nada que hagas ejercicio una vez por semana. Lo que verdaderamente importa es lo que haces todos los días.
13 Procura estar en sincronía con tu cuerpo. Hay veces que estoy cansada y no tengo ganas de hacer *spinning* o HITT, así que escucho a mi cuerpo y hago yoga, porque si hago un ejercicio intenso cuando estoy cansada me doy cuenta en el glucómetro de que me sube el cortisol en exceso. El éxito total consiste en escuchar y hacer caso a tu cuerpo.

Resumen

M-TOR

- Se activa en la juventud.
- Crecimiento.
- Anabolismo.
- Proliferación celular.
- Nutrientes.
- Aminoácidos de las proteínas.
- Glucosa de los hidratos.

AMPK

- Conforme vamos envejeciendo debemos mantenerla activa.
- Regeneración.
- Autofagia.

- Limpieza de células senescentes y mitocondrias defectuosas.
- Reduce los marcadores inflamatorios.
- Restricción calórica.
- Ayuno intermitente.
- Deporte.
- Ciertos compuestos de las plantas como el resveratrol, EGCG, quercetina y curcumina.

9

El eje mente-sueño (*beauty sleep*)-emociones

Tu sueño y tus emociones afectan directamente a tu salud. De hecho, en mi opinión el sueño es la columna vertebral del bienestar. Es el centro, el eje alrededor del cual giran las demás estrategias como la nutrición, el estado mental, la gratitud, el deporte y tu disposición para tomar decisiones positivas que construyen tu salud. Piénsalo así: si comes mal, seguirás durmiendo; si no haces deporte, seguirás durmiendo; si estás amargado, podrás seguir durmiendo, pero si no duermes la galleta será más poderosa que tú; olvídate de hacer deporte y sobre todo lo verás todo desde un punto de vista negativo y ¿vida social? Ni de broma. Mejor tu cama con helado y Netflix. Todo por no dormir.

Con respecto a la inflamación, el sueño también juega un rol principal. Numerosos estudios han medido diferentes marcadores inflamatorios en personas que tienen un sueño reparador y aquellas que no. La reducción de sueño tiene efectos incrementando en la secreción de marcadores inflamatorios como de la proteína C reactiva, interleucina (IL-6) y factor de necrosis tumoral (TNF). El sueño y sobre todo la calidad de tu sueño juega un papel regulador del sistema inmune, ya que durante él se llevan a cabo las funciones necesarias para su mantenimiento. Recuerda que el ejército necesita descansar. Y, por otro lado, la inflamación sistémica también afecta a tu sueño. Las citocinas proinflamatorias IL-1, IL-6 y TNF aumentan el sueño de movimientos oculares no rápidos (sueño no profundo) y las antiinflamatorias como IL-4 e IL-10 lo disminuyen, incrementando así el tiempo que pasas en las fases reparadoras.[1] O sea que es un círculo vicioso: si duermes mal, generas compuestos inflamatorios, y cuantos más compuestos inflamatorios rondan por tu cuerpo, peor es la calidad de tu sueño. Al mismo tiempo, el no dormir hace que produzcas más cortisol, lo que inhibe un sueño reparador y si tu sueño no es reparador generas más cortisol. Vaya lío.

MI TALÓN DE AQUILES

Todo empezó un año después de haber tenido a mi hijo. Mientras investigaba para mi curso "*Ageless*", decidí medirme la longitud de mis telómeros. Los telómeros son un marcador de la edad biológica. Si los mides, puedes saber cuál es tu velocidad de envejecimiento. La edad cronológica es la edad que tienes partiendo del año en que naciste, o sea que yo hoy tengo treinta y ocho años. Punto. Es lo que hay. Pero la edad biológica es diferente, es la que tienen tus órganos y tus células. Tu edad biológica depende de tu estilo de vida, de lo que piensas, comes y bebes, y una de las pruebas para medir tu edad biológica son los telómeros. Llegué muy segura de mí misma a ver a la doctora que lo iba a hacer, diciéndole que comía muy saludable, por lo que estaba segura de que mis telómeros serían largos y tendría una edad biológica menor que la cronológica.

Tres semanas después, llegaron mis resultados y vaya susto que me llevé. ¡Resulta que la edad que comunicaban mis telómeros era de cuarenta y un años! ¡¡¡Y yo en ese momento tenía treinta y siete!!! No solamente no tenía una edad biológica menor que la cronológica, sino que además estaba envejeciendo velozmente. Unas semanas después, me hicieron otro análisis clínico para determinar la edad biológica de mi sistema inmunológico. Es un estudio que hacen en conjunto la Universidad Complutense de Madrid y Hogo (un sistema de descanso). Hogo contrató al equipo de la doctora Mónica de la Fuente del Rey del departamento de genética, fisiología y microbiología de dicha universidad para demostrar que su cama funciona para revertir la edad biológica. Y lo han demostrado.[2] Así que, al ser una de las afortunadas que podía probar esta cama, me hicieron un análisis clínico para evaluar cómo de joven era mi sistema inmune. Esa vez ya no estaba tan segura de mí misma después de la experiencia con los telómeros, así que no hice muchos comentarios. Calladita estaba más bonita.

Dos semanas después me llegaron los resultados, ¡¡¡y resultó que tenía un sistema inmunológico de alguien de sesenta y cinco años!!! Casi me da un infarto. Yo pensaba, ¿cómo puede ser esto? Hago deporte, no fumo, no bebo, como muy sano, tengo purificadores de aire... En fin, ¡me cuido mucho!

¿¿¿Sesenta y cinco años??? Así que, enfadada y sorprendida con mis resultados, logré que el fundador de Hogo, Marino Cid, me hiciera el gran favor de ponerme en contacto con Mónica. La llamé y quise saber cómo eran posibles estos resultados en alguien que se cuida tanto, y sus preguntas fueron: "¿Cómo duermes? ¿Cómo está tu estado emocional?". Me quedé helada... Mi respuesta fue: "Estoy agotada y amargada". "Ahí lo tienes", me contestó. Ésos son los factores más importantes.

Me senté en el sofá con cara de fantasma, asombrada del poder que tienen el estado emocional y, sobre todo, el sueño. El sueño... mi talón de Aquiles. Tenía un niño de dos años, que el primer año no dormía más de una hora y media seguida. Y el segundo año se lo pasó con problemas de broncoespasmos por lo que no dormía y constantemente acabábamos en el hospital. Yo llevaba dos años sin descansar bien, estaba ya tan estresada con el sueño de Berni que a veces no podía dormir porque sabía que me iba a despertar.

Fue la mayor tortura que haya sufrido jamás. Estaba demacrada, agotada, no podía pensar, mi cara estaba llena de manchas, pesaba quince kilos más, me enfadaba por cualquier cosa y, sobre todo, había caído en una depresión. No me quería levantar de mi cama, me empecé a llevar fatal con mi entonces marido porque lo culpaba a él de todos mis males. Toda mi familia vivía en México y mi madre iba y venía, pero en aquellos momentos llevaba ya unos meses fuera. Sin familia, aislada de mis amigas, enfadada con mi marido y sin parar de llorar. Vaya coctel para el desastre. Después de analizar esta situación, hasta llegué a reírme de mí misma por sorprenderme de los resultados de los telómeros y el sistema inmune.

Pero, bueno, decidí pensar. ¡Eureka! ¡Era el sueño! (y que estaba amargada, aunque de esto ya hablaré más adelante). ¡Podía solucionarlo! Desde entonces llevo casi cuatro años en busca del descanso perfecto, que, al ser mi punto débil, es donde más he tenido que trabajar y aprender. Lo primero que hice fue contactar con Yael Bazazi. Había consultado con varias *coaches* de sueño infantil, pero todas tenían la única y gran idea de dejar al niño llorando, lo cual en el aspecto personal me parecía una crueldad. Yo pensaba: "Si soy su madre, estoy aquí para guiarlo, ¿y qué voy a enseñarle? ¿Que cuando termine con una novia y le rompa el corazón lo dejaré en su cuarto llorando para que así aprenda?". Lo que yo realmente quería era que no se diera por vencido, que me llamara cuando me necesitara, y que supiera que su mamá estaría ahí a su lado para ayudarlo y guiarlo.

Así que me negué durante meses y meses a seguir este consejo, hasta que, por fin, iluminada por un rayo de luz apareció Yael vestida de blanco, ¡Oh, Yael!, un antes y un después para mí. ¡Cómo te quiero! Ella estaba de acuerdo conmigo en que al niño hay que enseñarle a dormir, darle las herramientas necesarias y estar ahí acompañándolo. Cuando me dijo eso, recuerdo que me puse a llorar, porque sabía que esto iba a ser un punto de inflexión en mi vida.

Los meses siguientes fueron un tanto complicados, porque, en palabras de Yael, Berni era duro de roer, testaduro, ¡y lo sigue siendo! Pero lo logramos, ¡aprendió a dormir! Luego tuvo episodios de broncoespasmos un año más, enfermaba cada dos o tres semanas, y la mayoría de las veces acabábamos en el hospital. Yo lo oía toser y me despertaba de un susto. Ya dormía, pero, ¡cómo dormía! ¡Otro año así!

Por fin, por un milagro de la vida, acabé consultando con varios expertos que me ayudaron más allá de darle corticoides, que era lo que me recetaban los médicos. ¡Me negaba! Yo sé lo que es el cortisol… Al final, meses después de un ataque multidisciplinar en el que participaron una pediatra funcional, un osteópata y mi adorado David tratándole la microbiota, todo se solucionó y empecé a dormir razonablemente bien. Berni, gracias al cielo, no ha vuelto a enfermar. Probablemente, ahí mi edad biológica ya era de ciento veinte años, aunque no me la medí. Así que me puse las pilas, leí todos los libros y estudios sobre el sueño y aprendí a descansar. Estuve así más o menos un año y entre mi perseverancia por recobrar mi juventud y la ayuda de Hogo, lo logré. Me volvieron a hacer el análisis clínico, y resulta que había rejuvenecido quince años, gracias sólo a dormir mejor durante unos meses. Brutal. Fantástico. Iba por el buen camino.

Más adelante me cambié de casa, y a partir de entonces no pegaba ojo. Durante un mes y medio tardé tres horas en dormirme, me despertaba cada dos horas y a las cinco y media de la mañana Berni aparecía en mi cama. No entendía qué estaba pasando; primero pensé que era el estrés de la mudanza, pero luego ya no tenía excusa a la que agarrarme y empecé a enfadarme con todo y con todos, a estar de mal humor y un día incluso monté un drama en Instagram, con todos los que allí me ven. Un par de días después caí en la cuenta de que llevaba un mes y medio sin dormir. Así que pensé que a lo mejor mi cama Hogo no estaba funcionando correctamente. Llamé a Marino y le dije: "Ayúdame, me quiero morir, algo sucede". Y él, como ya había pasado por eso (de hecho, ése fue el motivo por el que creó Hogo), vino al rescate con lo que él llama "los cazafantasmas", un equipo de electricistas que rastrean cualquier problema que puede haber en tu casa y que no te deje dormir.

Al principio, todo lo que me decían me sonaba a chino, pero con el tiempo lo fui entendiendo. Al parecer, la toma de tierra de mi casa no funcionaba bien, por lo que la cama no eliminaba la contaminación electromagnética. Un momento, ¿contaminación electromagnética? Les dije que, por favor, me lo explicaran de forma lo más clara y sencilla posible (realmente me puedo volver loca por no entender lo que me afecta o interesa, ya que soy investigadora, curiosa y perfeccionista con el conocimiento y por naturaleza). Los electricistas y demás miembros del equipo se esforzaron a fondo para que la niña lo entendiera bien.

Resulta que todos los edificios tienen una toma de tierra que elimina la electricidad. La cama funciona porque se engancha a la toma de tierra. La contaminación electromagnética consiste en la electricidad o campos magnéticos a los que estamos expuestos por antenas, el cableado eléctrico, wifis, aparatos electrónicos, etcétera. Entendí que tanto los rayos azules de tus aparatos electrónicos, como las antenas, el cableado que está en tu cabecera, etcétera, interactúan con tu glándula pineal enviándole señales de que sigue siendo de día, que el cortisol siga haciendo de las suyas y que no produzca melatonina.

Cuando los cazafantasmas se acercaban a mi cama y a la de Berni unos aparatos extraños que hacían ruidos muy raros, sonaban como una bomba y se encendía la línea roja de peligro. Eso no tenía buena pinta. Me dirigí a ellos con cara de susto y me dijeron: "Lo hemos encontrado; el campo eléctrico que hay en tu casa es brutal". Parece ser que Bernardo había domotizado (la domótica es la tecnología de la automatización inteligente del hogar) toda mi casa, y el cableado estaba justo detrás de mi cama. Mi casa era como una nave espacial, todo funcionaba con aplicaciones automatizadas y todo era muy moderno... pero fatal para mi sueño.

El 80 por ciento de la contaminación electromagnética de mi casa procede del cabecero de la cama, ya que el cableado del cuarto pasa por detrás de él, y al no estar blindado, emite radiaciones nocivas que causan insomnio y nerviosismo. Recuerdas que los ritmos circadianos se rigen por patrones de luz y de oscuridad, ¿no? Bueno, pues esos patrones están acompañados por dos hormonas maestras: el *cortisol*, la hormona del día, la que te despierta, y la *melatonina*, la de la noche, la que te ayuda a dormir. Bien, la luz natural es un factor clave de la sincronización de los procesos y ritmos biológicos de los ciclos circadianos. Toda esta sincronización la controla la glándula pineal, que es nuestro centro procesador de señales externas e internas, reaccionando e interactuando con el conjunto de energías y radiaciones de nuestro entorno. Situada en el centro del cerebro, la glándula pineal es fotosensible (le afecta la luz), radiosensible (reacciona a la radioactividad), electrosensible (le inciden los campos eléctricos y electromagnéticos) y magnetosensible (la alteran los campos magnéticos naturales y artificiales).

Entonces, ¿qué sucede? Pues que, al vivir rodeados de campos eléctricos y la luz azul de los aparatos electrónicos, se manda una señal a la glándula pineal diciéndole que es de día y que no segregue melatonina. Nunca se hace de noche. Es muy importante tener en cuenta que la radiación electromagnética ejerce efectos alteradores de los procesos biológicos (ya sea en exposiciones leves o en sobreexposiciones); cuando la incidencia es prolongada en el tiempo, dichos efectos alteradores son más acusados durante los periodos de descanso nocturno, al dificultar que haya un sueño reparador.

Así que apagué la electricidad por la noche y empecé a dormir mejor. Ahora he tenido que poner telas que bloquean los campos eléctricos y aparatos que obstaculizan la electricidad. Y aquí estamos.

Te cuento toda esta historia porque el sueño es mi montaña, mi talón de Aquiles, mi esfuerzo permanente. La alimentación no me cuesta, amo hacer deporte, pero ¡puf! el sueño sí que me supera. No me doy por vencida, sigo peleando y, sobre todo, sigo aprendiendo. Me he dado cuenta de que no hay ningún bótox ni suplemento para la belleza que impida el envejecimiento veloz que sucede cuando no duermes. Comprobado. No hay otra, el sueño es el epicentro. Si comes mal, esto no afecta a tu sueño, en cambio, si no duermes, eso sí afecta a lo que comes. Si no haces deporte, puedes seguir durmiendo bien, pero si no duermes, olvídate del ejercicio. Puedes estar amargada y deprimida y seguir durmiendo, pero si no duermes, olvídate del optimismo y la felicidad.

Al mismo tiempo que estaba aprendiendo sobre este pequeño problema, decidí utilizar un glucómetro. Este aparato mide cómo suben y bajan mis niveles de glucosa en sangre.

¿Recuerdas que te conté que los niveles altos de glucosa (o sea, los picos de insulina) generan inflamación, oxidación, productos finales de glicación avanzada, problemas de resistencia a la insulina, sobrepeso, síndrome metabólico... en fin, todo un popurrí de problemas de salud que azotan a nuestra sociedad? Bueno, pues resulta que la respuesta de mi cuerpo a los alimentos depende no tanto de la calidad y cantidad de lo que ingiero, sino de la noche anterior. Sí, tal como como lo lees. Lo he comprobado una y otra vez. El mismo *muffin*, con el mismo café con bebida de avena, impacta en mi cuerpo de forma diferente. Si una noche no duermo, la subida de glucosa es mucho más pronunciada que la noche que duermo. Llevo casi un año con el glucómetro y todos los días confirmo este hecho. Duerme bien y tendrás más sensibilidad a la insulina y tolerarás mejor los carbohidratos. ¿No es cierto también que el día que duermes y estás descansada toleras mejor los obstáculos que pone la vida ante ti? Pues igual ocurre con tu cuerpo, el día que está descansado tolera mejor los obstáculos de glucosa.

El sueño es la columna vertebral de la salud. Es el epicentro y todos los demás factores pivotan a su alrededor.

LAS EMOCIONES AFECTAN DIRECTAMENTE A TU SALUD

Tras esta larga explicación, supongo que te darás cuenta de la importancia de este capítulo. Lo dejé para el final, no porque sea el menos importante, sino al revés, porque es el más importante. Es la columna vertebral de la salud. Ahora ya tienes conocimiento de la importancia de manejar el estrés, de comer bien, de hacer ejercicio y demás, pero todos estos factores giran alrededor del núcleo de tu salud. El sueño es el epicentro y todos los demás pivotan a su alrededor. Si no duermes, tienes resistencia a la insulina y, por tanto, procesas peor los hidratos. Te despiertas con los niveles de glucosa en estado prediabético (más de 100) y todo alimento que consumas partirá de una base alta. Las hormonas de la saciedad y del hambre (grelina y leptina), se desregulan, tienes más hambre y no logras sentirte saciado.[3] El cuerpo percibe el cansancio como estrés, motivo por el que incrementa el cortisol, lo cual te hace retener grasa y que tengas antojos de azúcar y grasas. Por eso quieres comer una dona cuando estás cansado. Y, para empeorarlo, inhibe la quema de grasa, así que esta se va directa a poblar tus caderas. Cuando estás cansado no tienes energía para hacer ejercicio y, además, tienes hambre constantemente, así que olvídate entonces del ayuno. Por otra parte, el cansancio afecta directamente a tus emociones y la perspectiva que tienes de la vida. Hace que te aísles, que estés enfadada, metida en un tsunami de emociones negativas. Y esto, queridos, también afecta.

Cuando sufrí el proceso personal de separación de una persona a la que quiero mucho, me pasaba días llorando sin parar, tenía mucha ansiedad y eso se notaba en mi glucómetro, que reflejaba una montaña rusa de subidas y bajadas y, encima, sin comer, porque yo, cuando estoy triste, no tengo ganas de comer. Pero a efectos prácticos de glucómetro, era como si hubiera estado comiendo galletas todo el día. Las emociones afectan a tus niveles de glucosa, por tanto, también afectan a tu peso y, sobre todo, a la inflamación sistémica. Recuerda que el cortisol y la insulina activan rutas del envejecimiento, encendiendo tu cuerpo en llamas. Brutal.

Frente a esta situación, los días que paseaba por el parque, que desayunaba y charlaba con amigas, que meditaba y practicaba la gratitud, mis niveles de glucosa se mantenían debajo de 120 (que no pasen de 110-120 es lo óptimo), independientemente de esa bebida de avena que es mi marcador. Las emociones tienen un efecto directo en tu salud, lo podemos ver en el glucómetro, pero te aseguro que si pudiéramos medir otros biomarcadores se notaría igual. Recuerdo un día que me encontré con un fantasma de mi pasado, un fantasma bastante importante, me invitó a tomar unas margaritas; estábamos cenando en un restaurante mexicano, comí totopos y tortilla de harina, pero me pasé toda la noche riendo, recordando momentos buenos; esta persona me dijo lo importante que fui en su vida y me sentí como un pavo real feliz. De repente, al final de la cena, me acordé de mi leal compañero, mi glucómetro, me medí y la glucosa estaba bastante estable, no había sobrepasado los 120 cuando con esa comida jamás estaría por debajo de los 160. Me dije: "Imposible", y empecé a compartir este y otros momentos similares entre mi felicidad y el glucómetro en redes sociales y con clientas que también lo llevan y me di cuenta de que no estaba sola, a muchas les había pasado algo similar. Recuerdo a Verónica, que me envió su gráfica de un sábado por la tarde, en que había estado con amigas que no veía desde que comenzó el confinamiento, tomando *gin-tonics* y comiendo un poco de todo. Me dijo que hacía mucho tiempo que no se sentía tan feliz y tranquila, riendo sin parar con sus amigas. ¿Y su glucómetro? Calladito... Y cuando llegó a su casa a cuidar a sus hijos y a enfrentarse a situaciones que la estresaban y sin comer, le subió a un pico de 160.

Las emociones pueden ser más poderosas que la comida. Les pongo un último ejemplo. Fue un domingo de finales de verano; al día siguiente Berni tenía que ir al colegio después de varios meses de vacaciones (las que son madres entienden este sentimiento de la recta final). Pues bien, ese domingo, yo no me encontraba bien, llevaba varios días sin dormir, estaba al final de ese proceso complicado de separación del que te he hablado, enfadada con el mundo, sola en Madrid y además Berni no paraba de montar berrinches. Así que, como no tenía hambre a la hora de la cena decidí tomar un batido de proteína keto con un puñado de arándanos; eso, por lo general, no aumenta el azúcar, pero cuando me medí poco después, me encontré con la mayor subida de la historia, tenía 170 y lo más impresionante es que esa marca no bajó en aproximadamente una hora y media. ¿Eso que significa? Que el cortisol estaba a tope levantando mis niveles de azúcar y estaba tan alto que inhibía la función de la insulina de forma que su nivel no bajaba y yo me quedé como si estuviera bebiendo Coca-Cola sin parar durante una hora y media. Por otro lado, meses después de estas malas épocas me fui de viaje a Roma. No recuerdo la última vez que me sentí tan feliz, no paraba de reír, mis hormonas de la felicidad rondaban por todos lados. Estaba en Italia, comiendo pizza y pasta. ¿Qué hacía mi glucómetro? Nada..., calladito..., los niveles no subían de 120. Fue la cosa más sorprendente que he visto en mi carrera profesional. Sí, las emociones importan más que la comida. Brutal, ¿no?

La felicidad, la gratitud, la comunidad, amistades, sentirte acompañada, reír y sentirte bien contigo misma afectan a la forma en que tu cuerpo responde a la comida. Son más importantes que la propia comida.

A través de mi glucómetro y el de cientos de personas he podido vivir en tiempo real toda esa ciencia que nos habla de cómo la comunidad, el propósito de vida, las emociones positivas y no sentirte sola afectan a tu longevidad y le ponen freno al envejecimiento. La ciencia quedó demostrada con la práctica.

NO ESTOY SOLA

Sí, a veces me desvelaba y me sentía cansada. No estoy sola. Hoy en día, los europeos duermen tres horas menos de media de lo que dormían antes de la Revolución industrial, hace algo más de doscientos años. Vidas con prisas, cafeína, sedentarismo, luces artificiales, campos electromagnéticos, pantallas por todos lados... han traído como consecuencia que durmamos peor y menos. Con ello perdemos esperanza de vida saludable, bienestar, belleza, energía, y logramos que nuestras cinturas se expandan. Cuando alteras tus ritmos circadianos, tus células se enfadan y mucho. Es como cuando tienes un horario o una rutina establecida y llega toda tu familia a visitarte a tu casa y todo se pone patas arriba. Reconócelo, te molesta. Nos gustan la rutina y los horarios, y a tus células más que a ti. Seguro que estarás pensando: "Bueno, yo soy de esas personas que duermen poco y me bastan cinco o seis horas". Pero la verdad es que solamente un 3 por ciento de la población rinde bien con seis horas de sueño, porque tienen un gen especial (que yo no tengo) conocido como hDEC2-P385R (DEC2 para los amigos), que es uno de los genes que marcan el ritmo circadiano. Y es cierto, estas personas sí necesitan menos horas de sueño.[4]

León Tolstói dijo una vez que todas las familias son felices de una manera similar, pero cada familia sufre de una manera única. Lo mismo pasa con el sueño. Dormir nos hace sentir bien a todos, nos despertamos frescos, animados, con ganas de comernos el mundo. Pero no dormir es una tortura diferente para cada uno de nosotros. Arrasa tu bioquímica interna. No solamente estás en riesgo de sufrir algún accidente, sino que también te tuesta el cerebro, lo que hace que no recuerdes bien las cosas y posiblemente que no prestes la atención suficiente a temas importantes. Comerás de más y te sentirás deprimida. La falta de sueño está asociada con la obesidad, diabetes, enfermedades cardiovasculares y mortalidad temprana. ¡Buff!, me quiero ir a dormir ya, aunque sea la una de la tarde.

Según el experto en sueño de la Universidad de Harvard, Charles Czeisler, dormir cinco horas durante cinco años incrementa el riesgo de enfermedades cardiovasculares en un 300 por ciento, pero después de sólo unas semanas de sueño reparador, disminuirá la tensión arterial y mejorará el reciclado celular.[5] De hecho, el insomnio afecta de la misma manera que el estrés crónico, incrementando tus biomarcadores inflamatorios, como necrosis de factor tumoral e interleucina-6.[6] No dormir perjudica directamente a tu sistema inmune, incrementa la oxidación y contribuye a crear problemas metabólicos.[7]

El sueño es una reorganización biológica que actúa como el equipo de limpieza que viene por las noches a limpiar, aspirar y tirar la basura de tu empresa. Hace maravillas en cada reino de tu vida. Es lo más cerca que tenemos a la panacea, el santo grial de la salud. Doma tu sueño y equilibrarás tus hormonas, dispondrás de fuerza de voluntad para tomar decisiones acertadas e incrementarás tus años de vida saludable. Regularás los genes de la longevidad como las sirtuinas y controlarás a M-TOR.

LA CIENCIA QUE HAY DETRÁS DE TU INSOMNIO

- La falta de sueño hace que los genes se desvíen de su camino. El 97 por ciento de los genes que siguen un ritmo determinado se vuelven arrítmicos, lo que supone una alteración grave del ADN que te puede llevar a enfermedades como el cáncer.[8]

- La falta de sueño cambia la expresión de uno de cada tres genes.[9]
- Dormir cinco horas o menos es igual a envejecer cuatro o cinco años adicionales, según la Universidad de Harvard.[10]
- Más sueño no es necesariamente mejor sueño. En el estudio de Harvard se demostró que las mujeres obtienen mejores resultados en exámenes cognitivos con siete horas de sueño. Pero al incrementar a más de ocho horas, bajan las calificaciones, lo equivalente a alguien de cinco a ocho años mayor.[11]
- Ahora sabemos que no dormir afecta a las hormonas de la saciedad y el hambre: la grelina y la leptina, y hace que sientas más hambre. Además, de la mano de estas dos hormonas, tenemos que ese efecto dominó de tu insomnio también afecta a la melatonina, a la hormona del crecimiento y a la insulina, lo que se convierte en la tormenta perfecta para que ganes peso.[12]
- Las personas que duermen menos de siete horas tienen el doble de posibilidades de contraer un resfriado.[13]

DESCUBRE TU SUEÑO

De la misma forma que deseamos activar tus genes buenos del sueño para que tus ritmos circadianos estén contentos, también pretendemos evitar noches sin sueño que activen los genes del envejecimiento y te pongan en riesgo de enfermar.[14] Antes de empezar con las soluciones, es preciso que te conozcas a ti mismo, porque no todos necesitamos las mismas horas de sueño. Así que, a continuación, te formulamos algunas preguntas para que podamos optimizar tu sueño, energía y velocidad de envejecimiento.

1. ¿Cuántas horas de sueño necesitas para despertarte sintiéndote alerta y descansada?
2. ¿Exponerte a la luz del sol por las mañanas te ayuda a dormir mejor por las noches?
3. ¿Si evitas la cafeína y el alcohol antes de dormir, duermes mejor?
4. ¿Si evitas las pantallas antes de dormir, duermes mejor?
5. ¿Te ayuda meditar antes de dormir?
6. ¿Sabes cuánto tiempo pasas en sueño profundo? Hay relojes y dispositivos que lo miden.

EL ARQUITECTO DE TU SUEÑO

Hablando de los relojes y dispositivos que miden la calidad de tu sueño, quiero contarte que no todo el sueño es igual. En todos los perros hay razas. Y si la cantidad de horas de sueño es importante, la calidad lo es aún más. Existen dos tipos de sueño: REM, movimiento ocular rápido (REM significa *rapid eye movement*) y NO-REM. Este último está dividido en cuatro etapas que indican el espectro de profundidad del sueño. Lo que pretendemos es incrementar el tiempo que pasas en el sueño profundo y en sueño REM, siendo el sueño profundo el tiempo que pasas durmiendo en las etapas 3 y 4 de NO-REM. Esto es importante, ya que en estas etapas es cuando tus órganos y músculos se construyen, tus reservas de energía y fuerza de voluntad se reponen y tu sistema inmune se fortalece. Necesitas sueño REM para el equilibrio emocional y el sueño profundo para la regeneración física.

Tu sueño es más reparador cuando pasas por todas las etapas y los ciclos duran entre noventa y ciento veinte minutos. Por esto es importante un sueño ininterrumpido. Si tu bebé te despierta cada media hora, nunca llegas a las etapas profundas del sueño, sólo te quedas en el sueño superficial, el que no es reparador. Si no llegas a las etapas profundas, no gozas de todos los beneficios antiinflamatorios y antienvejecimiento del sueño.

En resumen, el sueño es esencial para retrasar el envejecimiento, porque, cuando duermes, las dos hormonas más potentes *antiaging*, que son la melatonina y la hormona de crecimiento, sueltan su magia sobre ti. Ya sé que soy un poco pesada con los ritmos circadianos y el perfil hormonal, pero es que de eso depende que tengas una salud óptima. Tu perfil hormonal está diseñado para que te duermas alrededor de las diez de la noche, cuando dispones de una mayor cantidad de melatonina. De diez a doce, literalmente, te das un baño de melatonina, pero si te duermes a la una de la madrugada, te lo pierdes. Lo mismo pasa con la hormona de crecimiento, su pico es de alrededor de las doce y las dos. Las primeras horas de la noche son las más reparadoras, sobre todo a nivel hormonal, *antiaging* y de la mayor concentración de tiempo en sueño profundo. En cambio, la segunda parte de la noche se caracteriza por más sueño REM. ¿Qué pasa si te duermes tarde y además sólo lo haces durante cinco horas? Pues que adiós, melatonina, poca hormona de crecimiento y con muy poco REM, en consecuencia, te despiertas destrozado.

La melatonina y la hormona de crecimiento son dos potentes antídotos *antiaging* que inundan tu cuerpo cuando te duermes temprano y descansas bien.

EL AUTOLAVADO DE TU CEREBRO SE REALIZA POR LAS NOCHES

Imagina que a tu cerebro lo meten en la lavadora por las noches. Mientras duermes se eliminan moléculas tóxicas que están asociadas con neurodegeneración, o sea, básicamente con "la caída del imperio" (tu cerebro).

Así funciona este proceso: por las noches, durante el sueño profundo, las células de tu cerebro se acortan en un 60 por ciento. Esto hace que actúe un líquido mágico que elimina toxinas acumuladas. Este líquido, que rodea tu cerebro y tu médula espinal, se llama líquido cerebro espinal (CFS) y forma parte del sistema glinfático.

Un estudio demostró que mientras duermes tu cerebro elimina la placa amiloide, que se asocia con el alzhéimer,[15] veinte veces más rápidamente que cuando estás despierto. Eso explica por qué una buena noche de sueño es tan regenerativa. Cuando te despiertas después de una buena noche bajo los efectos del sueño profundo y del autolavado, tu mente está fresca y rejuvenecida, ya que ha eliminado toda la suciedad y todas las sobras. Por cierto, tu sistema glinfático funciona mejor cuando duermes de lado y no boca arriba.[16]

Tal vez pienses que basta únicamente con dormir bien para que este equipo desempeñe su función de una manera óptima, pero no es así. El momento de mayor actividad tiene lugar durante el sueño profundo que caracteriza la primera mitad de la noche. Al igual que tu sistema digestivo, tu sistema glinfático requiere mucho flujo sanguíneo. ¿Qué pasa si cenas justo antes de ir a dormir? Que toda esa sangre y ese fluido se irán directos a tu digestión y llegará poco de ellos a tu cerebro. Puedes pensar que esto no tiene mucha importancia, pero lo cierto es que es muy grave, ya que tu cuerpo no podrá eliminar la acumulación de placa amiloide, toxinas y LPS que están estancadas en tu cerebro.

El doctor Dale Bredesen, autor del libro *El fin del Alzheimer*, ha demostrado que el mínimo espacio de tiempo que debe pasar entre tu última comida y la hora de dormir son cuatro horas, lo que quiere decir que, si te duermes a las once de la noche, tu última comida debería haber tenido lugar como máximo a las siete. Por desgracia, nuestra cultura gastronómica, sobre todo en España, impone que cenemos extremadamente tarde, lo que altera los ritmos circadianos, dejando menos tiempo para dormir ocho horas, robándote melatonina y hormona de crecimiento y eliminando el lavado de tu cerebro, todo ello muy necesario. Una receta ideal para el desastre.

Soy realista y estoy convencida de que por leer estas líneas los españoles no van a cambiar sus hábitos y cenarán a las siete de la tarde (aunque es cierto que durante el confinamiento hemos cenado más temprano que antes, ¿no te has acostumbrado?). Así que la solución que te propongo es que simplemente te saltes la cena un par de veces por semana. Yo siempre lo hago lunes y miércoles. Lunes, porque vienes del fin de semana en que normalmente ha habido excesos de comida, y miércoles, como preparación para el fin de semana. Piensa en estos dos días como los días de limpieza profunda.

¿Puedes intentar adelantar tu cena?

EL SANTO GRIAL ANTIOXIDANTE: LA MELATONINA

Todos ya sabemos que la melatonina nos ayuda a dormir. Pero últimamente hemos descubierto que hace mucho más que eso: es la hormona maestra que protege a tu mitocondria (las pequeñas fábricas que producen energía dentro de tus células) y es la estrella antioxidante que neutraliza potentes radicales libres. Se ha descubierto que, aunque la mayoría de la melatonina es producida en la glándula pineal, que es la glándula maestra reguladora de nuestros ritmos circadianos, también se produce melatonina dentro de tus células, que ayuda a prevenir el daño y muerte de tu mitocondria. Se cree que esta melatonina celular se origina como consecuencia de la exposición a la luz solar, otra razón para que salgas a la luz del sol durante el día.[17]

Otra manera de entrar en contacto con melatonina es a través de las plantas. Sí, las plantas producen melatonina para proteger sus semillas de condiciones estresantes. Tu cuerpo absorbe esta melatonina cuando consumes, por ejemplo, hongos (cuanto más oscuros, mejor), vino tinto, aceite de oliva y pistaches.

EL LADO OSCURO DE LA LUZ AZUL

Después de todo lo que hemos dicho, ¿no crees que deberías cultivar tu sueño? El problema es que, aunque quieras cada vez es más difícil debido a las fantásticas tecnologías que invaden de lleno nuestra vida moderna.

La manera más fácil y rápida de molestar y alterar tus ritmos circadianos es con la luz azul. Estas ondas azules están bien durante el día porque nos ayudan a mejorar nuestra atención, capacidad de reaccionar y estado de ánimo. Sin embargo, se convierten en vampiros durante la noche, robándote tu belleza y juventud. No todos los colores son iguales; por ejemplo, la luz roja es fantástica, porque es el tipo de luz al que estaríamos expuestos en el atardecer, y el que está en la sauna de infrarrojos. Mariana Figueiro, del Instituto Politécnico Rensselaer, ha investigado a fondo sobre este tema,[18] y afirma que las luces azules que vienen de las pantallas digitales, como tu teléfono y todo tipo de *i-cosas* (iPhone, iPad, iMac, etcétera), afectan directamente a la producción de melatonina,[19] aceleran tu ritmo cardiaco y causan cambios en las ondas del cerebro, lo que te hace estar más alerta. Los adolescentes son los más vulnerables a estas luces.[20]

En el pasado se pensaba que sólo cambiábamos de luz a la oscuridad, pero ahora sabemos que existe un espectro de luz que va desde luz azul al amanecer a luz roja al atardecer. El biólogo de luz Alexander Wunsch ha estudiado a fondo este espectro y ha demostrado que los rayos azules que vemos durante el día de la mano de la luz ultravioleta inducen estrés a nivel celular. Wunsch descubrió que cuanta más luz azul esté presente, más defensas producimos contra la exposición a rayos ultravioletas. Estas defensas vienen envueltas en cortisol y su potente poder antiinflamatorio.

Así que la luz azul que originalmente viene del sol induce la producción de sustancias antiinflamatorias ligadas al cortisol que te protegen del daño solar a tu piel y a lo más profundo de tus células. Esta actividad era conveniente cuando estábamos en África paseando y cazando por la sabana bajo la luz del sol, pero no es así cuando estás sentado en una oficina catorce horas en un cubículo bajo una luz fluorescente. Este estrés se suma al que ya todos cargamos en nuestro día a día, generando estrés crónico. ¡Más cortisol a la receta! Cuando los rayos de tus pantallas se mantienen encendidos todos los días y a todas horas y no nos exponemos a rayos rojos (caída del sol, sauna de infrarrojos), tu cuerpo piensa entonces que es siempre de día, no produce melatonina, ni regenera ni repara. Resumiendo: estamos sobrealumbrados, sobreestimulados y sobreestresados.

CAMPOS ELECTROMAGNÉTICOS

Vivimos en medio de una nube de polución electromagnética. Las frecuencias que vienen de los incontables sistemas de telecomunicación son estresores y radiaciones que jamás imaginamos posible. Es verdad que el ser humano siempre ha estado expuesto a las ondas electromagnéticas del sol, pero la cantidad que recibimos hoy en día es exagerada. No todo el mundo es igual de sensible, pero se estima que el 20 por ciento de la población con una mayor sensibilidad se siente cansada, y sufre dolores de cabeza, declive mental, insomnio e irritabilidad. Hace dos años esto me hubiera sonado a ciencia ficción, pero no lo es, te lo aseguro. La realidad es que no soy experta en el tema y existe poca información, pero lo que he podido averiguar es que los campos electromagnéticos proceden de nuestros aparatos electrónicos y, sobre todo, del cableado de tu casa, el cual también manda señales a tu glándula pineal para que inhiba la producción de melatonina, produce daño oxidativo, y daña tu ADN y tu mitocondria.[21]

Si tienes problemas de sueño, no alcanzas el sueño profundo, te despiertas constantemente agotada y malhumorada, te recomiendo que acudas a un experto en el tema. En Madrid existe lo que se conoce como ambulancia verde, cuyo líder es Julián Marín, que mide este tipo de contaminación y luego puede afectar a través de la cabecera de la cama. Cuenta con diferentes dispositivos para reducir los campos eléctricos que tienen origen en tu casa y también los que vienen de fuera.

Julián Marín es el cazafantasmas de la contaminación electromagnética. Le pedí que me dijera tres sencillas cosas que podemos hacer para reducir nuestra exposición a los campos electromagnéticos. Ésta fue su respuesta:

1. No dejes cargado el teléfono móvil en tu mesita de noche mientras duermes. Cárgalo lejos de tu cama y ponlo en modo avión. No tengas nada electrónico cerca de ti por la noche.
2. **Apaga los aparatos electrónicos que tengas en tu habitación por la noche.**
3. Apaga el wifi por la noche.

PROTOCOLO PARA DORMIR MEJOR

1. Mantén tu dormitorio libre de aparatos electrónicos. Si no es posible, aléjalos de ti por lo menos una hora antes de dormir y pon el teléfono móvil en modo avión mientras estés durmiendo. Si esto tampoco es posible, busca apps como f.lux que reducen los rayos azules que emiten las pantallas.
2. Mantén la temperatura de la habitación alrededor de los veinte grados.
3. Evita los estimulantes, no bebas cafés, tés o refrescos de cola después de las dos de la tarde, y si se puede antes, mucho mejor. Yo, por ejemplo, he constatado que después de las doce de la mañana empiezan a afectar mi sueño.
4. Haz ejercicio por la mañana y, mejor aún, expuesto al sol.
5. Apaga todas las luces, pequeñas o grandes, de tu habitación y déjala totalmente oscura y sin ruidos.
6. Si te sientes cansado, échate una siesta, pero que no dure más de veinte o treinta minutos.
7. Exponte a toda la luz natural que puedas durante el día.
8. Acuéstate antes de las diez de la noche.
9. Diseña un horario y síguelo. Al ser humano le gustan las rutinas y a tus células también. Duérmete a las diez de la noche todos los días y despiértate siempre a la misma hora. Procura que no haya más de dos horas de diferencia los fines de semana respecto a los días laborables.
10. Suplementa con vitamina D: la vitamina D afecta a más de tres mil genes y también te ayuda a dormir mejor. La gran mayoría tenemos deficiencia de vitamina D.[22] No obstante, recomendarla sin haberte hecho un análisis clínico es apuntar a una diana con los ojos vendados. Por regla general, recomiendo unas 3000 a 5000 IU al día, pero lo mejor, como ya he dicho, es que primero midas tus niveles. El nivel óptimo

se sitúa entre 60 y 90 ng/ml. La falta de vitamina D hace que tardes más en dormirte[23] y que tengas más insomnio.[24]

11 Consume carbohidratos por las noches. No me refiero a pasteles, sino a quinoa, camote, yuca... es decir, aquellos que se digieren lentamente y no ocasionan aumentos excesivos de tus niveles de glucosa. Ingerir carbohidratos por la noche activa los genes de la pérdida de peso, incluyendo aquellos que codifican la leptina, la grelina y la adiponectina.[25]
12 Intenta no comer tres o cuatro horas antes de dormir.
13 Sigue un ritual antes de dormir, como un baño con lavanda o una meditación.
14 Practica respiraciones profundas.
15 Usa, unas horas antes de dormir, unos lentes domésticos que bloquean los rayos azules de las pantallas, que ya existen en el mercado. Dormirás mejor y producirás más melatonina.[26]
16 Toma un suplemento de melatonina. No necesitas grandes cantidades. Toma 1-2 mg una media hora antes de dormir.
17 Mide con el reloj Fit Bit, entre otros, la cantidad y calidad del sueño. Creo que es una herramienta fantástica, porque te permite conocer la calidad de tu sueño y ajustarlo de acuerdo con las gráficas de sueño reales.
18 Llama a Julián, de la ambulancia verde, para que midan tu campo electromagnético y toma las medidas necesarias, en consecuencia.
19 Ayúdate con suplementos de hierbas, como pasiflora y valeriana.

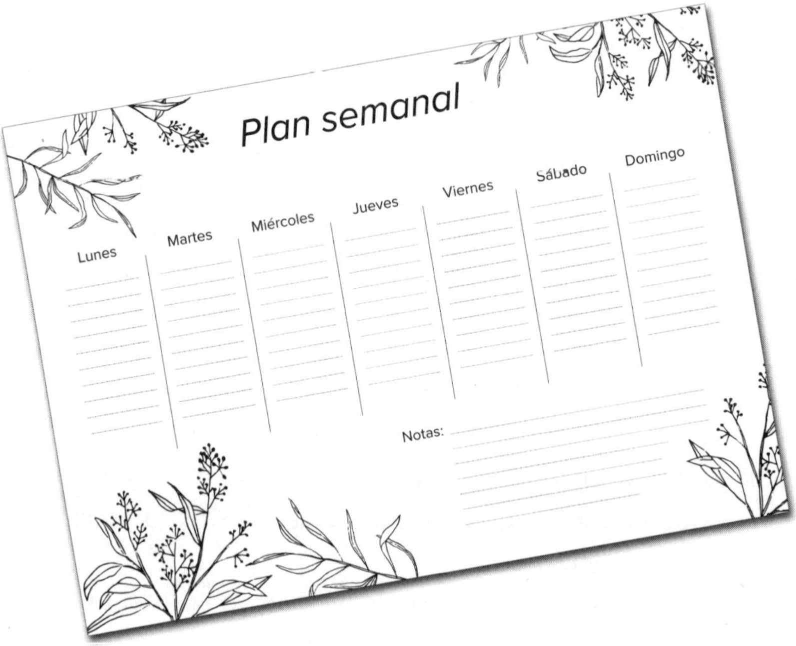
Plan semanal
Lunes
Martes
Miércoles
Jueves
Viernes
Sábado
Domingo
Notas:

10

Plan de acción

Hay una guerra que se libra en tu cuerpo todos los días. La primera batalla tiene lugar en los intestinos, tu primera línea de defensa. De ti depende construir comunidades fuertes que te protejan contra los patógenos que entran en tus intestinos. Además de lograr que no colonice quien tú no quieres que lo haga, tus inquilinos también producen todo tipo de sustancias de carácter inflamatorio o antiinflamatorio, que se comunican constantemente con tu mitocondria a través de unos compuestos llamados posbióticos.

Al mismo tiempo, diferentes bacterias lideradas por nuestra amiga *Akkermansia muciniphila* generan mucosa para proteger las paredes de tu intestino y mantener las puertas cerradas. Si las puertas se abren continuamente y tus barreras son derribadas, entrarán todo tipo de proteínas a tu torrente sanguíneo, poniendo en pie de guerra a tu sistema inmunológico con su arsenal de armas inflamatorias. El resultado: inflamación sistémica que deriva en enfermedades cuyos nombres terminan en -itis, envejecimiento y enfermedades autoinmunes.

Todo empieza en la microbiota, en esa batalla que sostienen tus amigos que te quieren mantener joven, sano y guapo hasta tus últimos días, y tus enemigos, que quieren acabar contigo. Como ocurre en cualquier ejército, sus soldados necesitan comida y condiciones óptimas para su supervivencia, así que la pregunta a formularse es esta: ¿a quién vas a alimentar y a quién vas a matar de hambre? Éste es un factor del envejecimiento que está en tus manos al cien por ciento. Sólo depende de ti. Cada comida, cada alimento que escoges en el supermercado, la cantidad de ejercicio que haces, los suplementos que tomas, tus niveles de cortisol, cuántas horas ayunas... Todas estas decisiones van sumando y tienen un impacto en tu salud y en tu expectativa de vida saludable.

Así que, bienvenido a mi programa nutricional y de estilo de vida. La primera parte está dedicada a la cuestión nutricional, con un programa de alimentación para ti y otro para tus inquilinos; la segunda parte se ocupa del estilo de vida y, por último, una tercera parte donde te doy una serie de consejos prácticos para revertir el envejecimiento a través de un programa de treinta días.

Recuerda que conmigo no tienes que alcanzar ningún objetivo en siete, catorce o trescientos sesenta y cinco días. Aquí el objetivo es para siempre. No es un remedio rápido, se trata de la longevidad. Lo que hayas aprendido no se mide en gramos ni en centímetros de cintura perdidos, sino en lo que ganas: una mente más clara y aguda, un cuerpo fuerte y saludable que le da forma a lo que tu mente sueña y una confianza que viene de conocerte a ti mismo, quererte, cuidarte y respetarte.

Las recompensas son continuas y evolucionan. El trabajo es diario. La salud se construye. Se trata de tomar decisiones constantemente que impulsen tu progreso hacia una meta que tú has elegido: una vida larga, feliz y sana. Cada vez que tomas una decisión, fortaleces tu disciplina y cambias tus hábitos.

La buena salud empieza con la consciencia y depende de la responsabilidad personal.

Antes de comenzar, te doy los valores normales y los valores óptimos de una serie de marcadores de salud. Los rangos normales no nos dicen nada. ¿Tú quieres ser normal? ¿Quieres un salario normal?

¿Una vida normal? ¿No prefieres unos valores óptimos que te conviertan en la mejor versión de ti mismo?

- **Niveles de glucosa en ayunas** (es el marcador menos importante para diagnosticar síndrome metabólico o problemas con la insulina):
  Normal: 65-99 mg/dl
  Óptimo: 70-85 mg/dl

- **Insulina en ayunas** (muy importante para saber si tienes resistencia a la insulina):
  Normal: 2.6-24.9 μU/ml
  Óptimo: entre 2 y 6 μU/ml

- **HbA1C:**
  Normal: 4.8 -5.6 por ciento
  Óptimo: 4.8-5.5 por ciento

- **Colesterol total:**
  Normal: 100-239 mg/dl
  Óptimo: 150/200 mg/dl

- **Triglicéridos.** El cuerpo produce colesterol por sí mismo, por lo que medir el colesterol total no nos dice gran cosa. El marcador a tener en cuenta son los triglicéridos:
  Normal: menos de 150 mg/dl
  Óptimo: menos de 70 mg/dl

- **Proteína C reactiva ultrasensible (hsCRP),** un biomarcador de inflamación:
  Normal: menos de 3.0 mg/dl
  Óptimo: menos de 1.0 mg/dl

- **Homocisteína,** otro marcador inflamatorio similar a la proteína C reactiva:
Normal: 0-15 mmol/l
Óptimo: 6-8 mmol/l

- **Cortisol (sangre)** (hacer el estudio entre las siete-ocho de la mañana):
Normal 7-28 mg/dl
Óptimo 10-15 mg/dl

PROGRAMA NUTRICIONAL. NUTRICIÓN PARA TI

Creo que lo que comemos todos los días es probablemente la herramienta más poderosa para construir una buena salud o bien para derrumbarla poco a poco. Tus decisiones diarias, en lo que respecta a la alimentación, tienen un efecto acumulativo, es decir, que lo que importa no es lo que hagas un día a la semana, sino lo que hagas todos los días. Tus hábitos son los que te llevan en una cierta dirección y esta dirección es la que determina tu futuro. Por esto mismo, yo no suelo prohibir determinados alimentos, ya que esto genera "el mal del fruto prohibido". Cuando colocas un alimento en una categoría negativa le estás concediendo poder, tu mente lo asocia a premio y a tener que usar la fuerza de voluntad para no comerlo.

La realidad es que no hay alimentos ni buenos ni malos, lo que importa es el conjunto de tu alimentación. Si te gusta la pizza, cómela de vez en cuando, o mejor aún, intenta hacer una versión más sana, con masa de coliflor, con salsa de tomate sin azúcar, con mucha verdura y un poco de queso de cabra. ¿Que te gustan las galletas? A mí también. Voy a darte varias recetas de galletas sanas que, al estar equilibradas con un endulzante sin carga glucémica y no estar ultraprocesadas, también alimentan a tu cuerpo y mantienen estables los niveles de insulina. Lo mismo pasa con los bizcochos; en vez de utilizar harina blanca refinada y azúcar, prepáralos con harinas integrales, alulosa, almendras y manzana.

No elimines, sustituye, y los fines de semana o cuando sea la ocasión de comer fuera, o si simplemente quieres comer algo que no es sano, no pasa nada, disfrútalo. Estar en paz con la realidad en la que vives también forma parte de una vida saludable.

Vivimos en un mundo obesogénico y, hagamos lo que hagamos, ésa es la realidad. Construye tu propio santuario, rodéate de la gente adecuada durante la mayor parte de tu vida y cuando salgas al mundo exterior, disfruta. Recuerda: lo que importa es lo que haces todos los días. La flexibilidad y no obsesionarnos es muy importante. De lo contrario, subirá el cortisol y ya tendremos problemas.

En un capítulo anterior largo, muy largo, nos ocupamos de la alimentación antiinflamatoria y de lo que hoy sabemos sobre cuál es el tipo de alimentación óptima para el ser humano. En realidad, puedes crear cualquier patrón de alimentación mientras se base en el principio grabado a sangre y fuego, que no es negociable.

Come alimentos reales. Si quieres ser keto, bien; si quieres ser macrobiótico, bien; si quieres ser paleo, también bien. ¿Vegana?, fantástico; ¿vegetariana?, qué maravilla, cambiarás el mundo que le voy a dejar a mi hijo.

Pero lo que importa no es tanto el patrón de alimentación que escojas, sino que esté basado en alimentos reales. Alimentos que te ofrezca la naturaleza sin refinar y procesar. No quiero barritas keto, ni galletas veganas, ni batidos ultraprocesados paleo. Sea cual sea el patrón de alimentación que sigas, si lo hizo la naturaleza, adelante; si está hecho en una fábrica, será mejor que lo ignores.

Me pongo por un momento el sombrero de historiadora. Hace poco estuve viendo un programa llamado *La Segunda Guerra Mundial en color.* Me apasiona la Segunda Guerra Mundial, y este documental son horas y horas de grabaciones sobre este oscuro periodo de la historia del ser humano. Pero, bueno, lo importante aquí es que a lo largo de diez horas sacaban imágenes de personas de todo el mundo, tanto europeos, asiáticos, americanos o africanos, y lo que me llamó la atención fue que no veías a una sola persona con sobrepeso, bueno con excepción de Churchill. Todavía no nos enfrentábamos a la globalización alimentaria que vivimos hoy, por lo que cada país llevaba una dieta tradicional totalmente diferente, los alemanes no comían lo mismo que los americanos, ni los británicos que los chinos ni los rusos que los africanos y, aun así, estaban todos delgados ¿Eso qué quiere decir? Que todas las dietas tradicionales basadas en alimentos reales funcionan, el problema vino con el tsunami de procesados y ultraprocesados.

Concretemos. Lo que hasta hoy sabemos sobre los diferentes nutrientes lo exponemos a continuación:

1 Azúcar: el azúcar crea picos de insulina y glucosa en sangre. Esto enciende la ruta del cortisol, ya que el cuerpo maneja el exceso de azúcar como una situación de estrés. El cortisol y la insulina empiezan su baile, el baile de la muerte, ya que son dos de las rutas más importantes hacia el envejecimiento. Cuando los niveles de azúcar en sangre son altos, se generan productos finales de glicación avanzada, compuestos altamente inflamatorios y reactivos que contribuyen al envejecimiento y la enfermedad.

Limitar:

- Harinas blancas refinadas.
- Pastas refinadas hechas con harinas blancas.
- Pan blanco.

- Galletas industriales.
- Jugos de fruta.
- Frutas secas.
- Cualquier tipo de jarabe (agave, arce, dátil, etcétera, excepto de yacón).
- Miel.
- Azúcar de caña.
- Maltodextrina.
- Concentrado de jugo de fruta.

Gris, es decir, ni fu ni fa:

- Azúcar de coco en cantidades pequeñas.

Opciones aceptables:

- Xilitol (cantidades pequeñas).
- Estevia.
- Eritritol.
- Fruta del monje.
- Alulosa.
- Inulina.
- Jarabe de yacón.

2 Grasas: son esenciales para la salud y la longevidad. Claro, estamos hablando de las grasas sanas. En el capítulo de alimentación nos ocupamos de la guerra que se libra entre las grasas saturadas y las poliinsaturadas: las grasas saturadas generando prostaglandinas inflamatorias e inflamación sistémica, y las insaturadas apagando los fuegos provocados. Las ganadoras, recuerda, son las omega 3.

Limitar:

- Grasas oxidadas de los alimentos industriales, por ejemplo, aceite de girasol, de canola, de maíz, que al ser sometidos a temperaturas altas se oxidan y se convierten en un ejército de radicales libres y compuestos inflamatorios. Si vas a consumir estos aceites, es más conveniente que sea en crudo.
- Carne roja.
- Embutidos.
- Lácteos (leche, quesos grasos).
- Pescados grasos grandes como atún, pez espada o tiburón.

Alimentos permitidos:

- Aceites para cocinar:
  - Aceite de oliva extra virgen.
  - Aceite de coco, de macadamia, MCT, de aguacate, ghee, mantequilla de animales que pastan.
- Aceites solamente para ensaladas, consumirlos en frío:
  - Aceite de lino, de cáñamo, de ajonjolí, de almendras, de nuez.
- Nueces y semillas:
  - Macadamia, piñones, nueces, pistaches, coco (no agua de coco), avellanas, castañas, nueces de Brasil, semillas de lino, semilla de cáñamo, de ajonjolí y de chía.
- Yogur de coco, de nuez de la India, de almendra.
- Pescados pequeños, sobre todo boquerones, sardinas, anchoas.
- Pescados pequeños salvajes (preferiblemente, no de piscifactoría).

3 Lácteos: por lo general, causan varios problemas, entre ellos inflamación, por su alto contenido en grasas saturadas.

Limitar:
- Todo tipo de lácteo convencional.
- Leche de vaca.
- Quesos grasos.
- Yogures convencionales.

Alimentos permitidos:
- Yogur, preferiblemente de cabra u oveja.
- Kéfir de cabra u oveja.
- Queso de cabra u oveja.

4 Proteínas: no hay debate. Lo siento. Es un consenso general en el mundo del antienvejecimiento. He leído todos los trabajos de muchos investigadores, he consultado una parte importante de la literatura científica, prácticamente todas las revisiones sobre la inflamación, y puedo afirmar que la ciencia no miente. Existe un consenso general en el ámbito que se ocupa del envejecimiento de que la proteína animal en exceso causa inflamación y activa las rutas del envejecimiento encendiendo la ruta M-TOR.

Yo creo que la razón por la cual los habitantes de las zonas azules viven tanto tiempo exentos de enfermedades radica en su baja ingesta de proteína animal. Ése es el secreto de la juventud. Revisemos brevemente algunos aspectos de todas estas culturas: en Cerdeña sólo comen carne los domingos y con motivo de ocasiones especiales; los adventistas de Loma Linda son vegetarianos; en Okinawa llevan una alimentación basada en plantas acompañadas de un poco de cerdo y en Icaria matan un animal al año y lo comen en circunstancias extraordinarias.

La ciencia también apoya esta teoría. En un ensayo clínico controlado, los participantes siguieron una dieta con una restricción calórica del 30 por ciento. En un grupo, un 30 por ciento de sus calorías procedían de alimentos de origen animal, y en el otro grupo, dicho tipo de calorías ascendía sólo a un 15 por ciento. Ambos experimentaron pérdida de peso, pero el análisis clínico mostraba un panorama totalmente diferente en cada uno de ellos: el grupo que consumió menos proteína animal tenía menos marcadores inflamatorios.[1]

Limitar:

- Carne roja.
- Embutidos.
- Pollo convencional.
- Pavo convencional.
- Cerdo.
- Ternera.
- Cordero.

Consumo moderado:

- Pollo y pavo BIO.
- Mariscos.
- Pescado.

Alimentos permitidos:

- Tofu.
- Tempeh.
- Quinoa.
- Semillas de cáñamo.
- Garbanzos.
- Alubias.
- Lentejas.

Lo ideal es llevar una dieta basada en plantas y que los animales sean un complemento secundario. Por ejemplo, comer una ensalada grande con quinoa, verduras, hojas verdes, germinados, aguacate, semillas y un poco de pollo.

5 Hidratos de carbono: son la base de la alimentación, sin duda, pero recuerda que las harinas blancas no son carbohidratos, son azúcar. Los hidratos de carbono propiamente dichos son las verduras, las frutas, las legumbres y los cereales integrales.

Limitar:
- Harinas blancas.
- Arroz blanco.
- Pasta blanca.
- Pan blanco.

Consumo moderado:
- Harinas integrales.
- Pastas integrales.
- Pan integral.

Alimentos permitidos:
- Arroz integral o aún mejor arroz basmati (cocinados y refrigerados para aumentar el almidón resistente y reducir la carga glucémica).
- Maíz.
- Quinoa.
- Mijo.
- Trigo sarraceno.
- Teff.
- Avena.

Recuerda que para mantener tus niveles de glucosa e insulina estables debes acompañar los hidratos de carbono, sobre todo los cereales y las frutas, con una grasa y una porción pequeña de proteína, por ejemplo:

- Arroz integral, con aceitunas y tofu, mejor.
- Pan de centeno con hummus y aguacate.
- Quinoa con pistaches.
- Plátano (mejor verde) con almendras.

6 No te bebas el azúcar: cuando me puse el glucómetro me di cuenta de que la peor categoría de alimentos son las bebidas azucaradas. Piénsalo, se trata de glucosa pura inyectada en vena y sin freno de mano. Boom. Todo empezó con la bebida de avena. Era (o más bien soy) una enamorada de los *lattes* con bebida de avena, pero cuando después hice una medición con el glucómetro, observé que era exactamente lo mismo que tomarme un jugo de naranja. Y yo, que antes de las mediciones con el glucómetro me tomaba un café con avena, iba al gimnasio (en mi opinión, medio en ayunas) y al salir pasaba por mi cafetería favorita, Roots, y me tomaba el segundo café con avena. Madre mía, ¡qué error estaba cometiendo! No estaba en ayunas en absoluto, ya que me daba un megapico antes del gimnasio y cuando acababa, justo al salir de hacer deporte, volvía a inyectarme azúcar. En pocas palabra, fatal para mi hormesis y flexibilidad metabólica.

Lo mismo me pasó otro día cuando fui a mi restaurante mexicano favorito en Madrid (Barracuda, de mi gran amigo Roberto Ruiz). Por lo general, los tacos con maíz, frijoles, algún alimento animal y el aguacate son aprobados por mi glucómetro. No obstante, aquel día pedí un agua de jamaica, y al final de la comida veo que mi glucómetro estaba explotando, con una subida histórica a 170. ¡Qué raro!

Pregunté si el agua de Jamaica tenía azúcar, y resultó que sí. ¡Bingo! Azúcar en vena, ni el aguacate pudo contra ella. ¡¡¡No te bebas el azúcar!!! ¡¡¡Nooooo!!!

Evitar:
- Refrescos.
- Concentrados de fruta.
- Jugos de fruta.
- Bebida de avena.
- Bebida de arroz (además, tiene un alto contenido en arsénico).
- Bebida de mijo.
- Cerveza.
- Cocteles con flores a su alrededor.
- Margaritas.
- Piñas coladas y sus secuaces.

Consumo moderado:
- Vino blanco.
- Vino tinto.
- Agua de coco.

Bebidas permitidas:
- Bebida de coco.
- Bebida de nuez de la India.
- Bebida de almendra.
- Bebida de soya SIN azúcar.
- Infusiones.
- Tés.
- Matcha.
- Chocolate caliente hecho con cacao, bebida de nuez de la India y un poco de eritritol o alulosa.
- Leche dorada.
- Matcha latte con leche de coco.

7 El mundo de las frutas: nunca seré alguien que meta miedo a las frutas. Creo que, hoy en día, el menor de nuestros problemas es la fruta. Vivimos en una sociedad adicta a los alimentos procesados, llenos de azúcar refinado y grasas oxidadas. Los niños son las principales víctimas: cuando voy a recoger a Berni al colegio, veo que las madres dan a los niños galletas, bollos, pan con jamón, jugos de frutas y, la joya de la corona, Cola-Cao. Por ahí, en un rincón, entre cientos de niños, encuentras un ángel iluminado que lleva un plátano. Y luego, resulta que todo el mundo está preocupado por cuánto engorda el plátano. ¿¿¿El plátano??? Ojalá todos lo comieran. Todo sería infinitamente mejor si sustituyéramos todos esos alimentos procesados por plátanos. Las frutas no son las causantes de nuestra pandemia de obesidad. Digo esto porque siempre, he dicho siempre, es mejor opción una fruta que un alimento procesado. Sin duda alguna.

Ahora bien, es verdad que hay ciertas frutas que hacen aumentar más que otras los niveles de glucosa, entre ellas las tropicales: piña, plátano, mango y papaya. Sí, lo siento, paisanos del trópico. No obstante, siempre repito que es mejor que te comas siete mangos que pan dulce con jugo de naranja. Además, aquí tenemos dos buenas noticias. Primera, si las acompañas de algo de grasa, la respuesta glucémica es mucho menor, por ejemplo, mango con aguacate en un buen ceviche o plátano con nueces o papaya con yogur de coco o griego. Y segunda, si las frutas están maduras tendrán una carga glucémica mucho mayor que si están verdes. De hecho, si están verdes contienen grandes cantidades de almidón resistente.

¿Lo recuerdas? Sí, el alimento favorito de tus bacterias.

Evitar:

- Jugos de fruta.
- Concentrados.
- Frutas secas.

Consumo moderado:

- Mango.
- Papaya.
- Piña.
- Plátano.
- Dátil.
- Uvas.
- Manzanas rojas.

Alimentos permitidos:

- Plátano verde.
- Papaya verde.
- Mango verde.
- Cítricos.
- Frutos rojos.
- Kiwi.
- Manzana verde.
- Pera.
- Sandía.
- Melón.
- Cerezas.
- Higos.
- Granada.

8 Las verduras son la base de la alimentación: podrías seguir diferentes patrones de alimentación, que van rotando según las modas. Nos podremos pelear los nutricionistas entre nosotros, pero yo creo que es mejor ver que hay muchas más cosas en común que diferencias.

La principal diferencia es la fuente de la proteína, pero, aparte de eso, nos debemos quedar con las similitudes. Lo que todas las dietas tienen en común. Y ¿qué es eso? Que la base de la alimentación son las verduras y cuantas más verduras comas, mejor.

Ya nadie pone en duda que las verduras son tus mejores amigas. La mitad de tu alimentación deben ser verduras, en cualquier presentación. Si las vas a cocinar, es mucho mejor que las hagas al vapor y no las dejes hirviendo en agua, ya que pierden sus nutrientes. Así que, anímate y consume alcachofas, espárragos, aguacate, brócoli, coliflor, coles, pepino, berenjena, ajo, cebolla, jengibre, palmitos, verduras verdes, champiñones, setas, pimientos, rábanos, calabazas, camote, tomate, calabacín, zanahorias...

Nota: el camote y la papa me hacen subir bastante los niveles de glucosa. Sin embargo, si los partes por la mitad, los cocinas y luego los refrigeras veinticuatro horas, parte de su almidón se convertirá en almidón resistente como por arte de magia. ¡Una gran fiesta en los intestinos!

Superalimentos para ti

Polifenoles / Flavonoides

- *Antocianinas* (pigmentos azules, rojos, morados): arándanos, mora azul, papas o camote morado, cereza.
- *Flavonoides (catequinas, EGCG):* té negro, té verde, matcha, té blanco, cacao.
- *Quercetina:* cebolla, espinaca, arúgula, berros, chile, fresas, manzanas.
- *Apigenina:* perejil, apio, cebolla, naranja, orégano, albahaca, infusiones, manzanilla.
- *Flavonones (hesperetina):* limones, naranjas.

- *Isoflavones (genisteína):* soya, tofu, legumbres, tempeh.
- *Resveratrol:* frutos rojos, uvas rojas, arándanos, vino tinto.

Glucosinolatos / compuestos organosulfurados

- *Sulforafano:* germinados de brócoli, brócoli.
- *Indole 3-carbinol:* crucíferas: coles de Bruselas, kale.

PROGRAMA NUTRICIONAL PARA TUS INQUILINOS

Ya hemos hablando una y otra vez de que todos los caminos llevan a la microbiota. Ella modela la inflamación, protege tu intestino, es el hogar del 70 por ciento de tu sistema inmune, produce el 95 por ciento de tu serotonina y genera sustancias antiinflamatorias como los ácidos grasos de cadena corta, especialmente, y mensajes para tu mitocondria en forma de compuestos llamados posbióticos: butirato, sulfuro de hidrógeno, hidrógeno, entre otros.

El problema es que la mayoría de las personas piensa que por tomarse un yogur o una pastilla de probióticos ya mejoran su salud intestinal. Pero esto es falso. Si tienes disbiosis y tus intestinos han sido colonizados por los inquilinos equivocados, como hongos, y hay exceso de microbiota proteolítica, ese pobre llanero solitario al llegar ilusionado a tu intestino será aniquilado antes de que cuentes tres. Así pues, al igual que en cualquier jardín, antes de sembrar una planta hay que fertilizar y regar. La fertilización consiste en suministrar el alimento adecuado para que las comunidades buenas colonicen tus intestinos. Lo más importante para tener una buena microbiota es seguir la dieta apropiada.

Ahí van cuatro consejos para mantener tu salud intestinal y tu microbiota en buenas condiciones. La solución es bastante simple: los malos fuera, los buenos dentro.

Paso 1. Identifica si tienes disbiosis. Existen ya muchas pruebas que te dicen cómo está tu intestino. David, por ejemplo, las hace. Como alternativa, también hay ciertas banderas rojas que te señalan la presencia de posibles problemas con los inquilinos. Observa tu caca: ¿huele mal? ¿De qué color es? ¿Tienes estreñimiento? ¿Gases? ¿Inflamación? ¿Comer ciertos alimentos te sienta mal?

- Incluye fertilizante para que crezcan tus bichos...
    - Fibra: necesitamos por lo menos 25 g diarios. Mis favoritas son las lentejas, que son un alimento TOP.
    - Vegetales: consume cantidades abundantes que contengan polifenoles, y si son ecológicos, mejor.
    - Prebióticos: alcachofa de Jerusalén, alcachofa, ajo, cebollas, poro, verduras verdes, espárragos.
    - Suplementos de probióticos: si no sabes cuál tomar, simplemente ve rotando diferentes marcas.
    - Caldo de hueso.
    - Uso responsable de antibióticos.

- ... y evita los pesticidas que matan a tus bichos:
    - Alcohol.
    - Azúcar.
    - Gluten.
    - Pesticidas, herbicidas, fungicidas (especialmente glifosato).
    - Antiinflamatorios no esteroideos (AINE).
    - Inhibidores de protones (medicamentos para reflujo gastroesofágico).

Paso 2. Cuida a *Akkermansia muciniphila.* Si recuerdas el capítulo dedicado a la microbiota, ésta es la joya de la corona. Se trata de una familia de bacterias que producen "devoramoco" (*mucus loving* en inglés) y que representa un 3-5 por ciento de tu diversidad microbiana. Seguramente pensarás que no se trata de algo positivo, ya que tu pared intestinal queda desnuda. Sin embargo, resulta que cuanta más *Akkermansia* tengas, más se come tu moco y genera más ácidos grasos de cadena corta que son combustible para tus enterocitos, para que estos produzcan más moco y de mejor calidad. Y cuanto más moco tengas en tu intestino, más protección contra los invasores y menos probabilidades de sufrir de intestino permeable.

De hecho, *Akkermansia muciniphila* está asociada con menores cantidades de LPS. El lipopolisacárido (LPS) o endotoxina es el mayor componente de la membrana externa de las bacterias gram negativas, las cuales desempeñan una importante función en la activación del sistema inmune, generando inflamación.

La pérdida de la integridad de tu pared intestinal es una de las causas de la inflamación y del envejecimiento, así que estas bacterias que "están locas" por el moco son la clave para evitar *inflammaging*. De hecho, en diversos estudios clínicos llevados a cabo, aquellos ratones que fueron suplementados con esta familia de bacterias, mostraban un menor grado de inflamación y su barrera intestinal era menos permeable.[2] Una población abundante de *Akkermansia muciniphila* está inversamente relacionada con obesidad, diabetes e inflamación.[3] Aquí el problema es que este grupo de bacterias va desapareciendo con la edad.[4]

¿Cómo la cuidamos?

- Una revisión efectuada en 2016 nos dice que hay una asociación directa de este grupo de bacterias y una combinación de polifenoles.[5]

- A *Akkermansia muciniphila* le encanta el almidón resistente (se recomienda una ingesta de 5 a 8 g).
- *Superfoods*: plátano verde, avena integral, guisantes ultracongelados, alubias blancas, lentejas, papa y camote cocidos y enfriados.

Paso 3. Intestino permeable. Conservar tu pared intestinal sana es la base para mantener fuera agentes externos que inflamen tu cuerpo. Todos tenemos permeabilidad selectiva, es decir, que las paredes se abren temporalmente, por ejemplo, cuando consumes gluten. Pero también hay permeabilidad crónica, donde el "Ábrete, Sésamo" sólo abre, pero luego no cierra.

¿Qué es lo que genera un intestino permeable?

- Gluten (ruta de la zonulina).
- Alcohol.
- Cortisol.
- Medicamentos.
- Deficiencia nutricional.
- Gliadina.
- Prolaminas.
- Estrés.
- Saponinas.

Importante

Las lecitinas son compuestos que contienen las plantas que pueden generar intestino permeable. Sin embargo, la mayoría desaparecen de cereales y legumbres si se dejan en remojo y después se cocinan. En el caso de las legumbres, si las cocinas con olla a presión desaparecen al cien por ciento.

Paso 4. Lo más importante es la diversidad, la variedad de los alimentos, rotarlos todos los días. Cualquier dieta restrictiva genera disbiosis, porque dejas de fertilizar a diferentes especies. O sea, dieta keto, muerte intestinal asegurada. Pero así con todos los alimentos naturales, si dejas al cien por ciento los lácteos, morirán las bacterias que los digieren, y luego cuando los comas te generarán inflamación intestinal. El éxito en tu alimentación y la de tus inquilinos intestinales es la variedad y rotación de los alimentos, y, por tanto, menos restricciones y menos dietas milagro.

Superfoods (superalimentos) para tus inquilinos

- Linaza.
- Plátano verde.
- Lentejas.
- Guisantes ultracongelados.
- Poros.
- Crucíferas.
- Avena.
- Higos.
- Papa cocinada y enfriada.
- Kéfir.

- Miso.
- Kimchi.
- Chucrut.

Suplementos antiinflamatorios

Al principio pensaba que con los suplementos sólo iba a conseguir que tu orina fuera más cara. Pero realmente me equivocaba. Teniendo en cuenta que en nuestra alimentación abundan los procesados y nuestras tierras de cultivo son cada vez más débiles, creo que es necesario suplementar para alcanzar una salud óptima. Sin embargo, tampoco debemos irnos hasta el otro lado del péndulo y pensar que los suplementos son la panacea de la salud. "Como fatal, pero tomo suplementos". No, eso no sirve, los suplementos son solamente la cereza del pastel.

Mi lista de suplementos es muy extensa, pero si hablamos solamente de inflamación, aquí van mis favoritos:

- Vitamina D3. Suplementa con 5000 IU de D3 todos los días. Tus niveles deben estar entre 70-90 ng/ml.
- Complejo B en su versión metilada y en forma bioactiva (metilfolato, metilcobalamina).
- Probióticos.
- Omega 3 que provenga de algas. 1,000 mg al día.
- Curcumina fitosomada, hasta 1 g.
- Quercetina.

PROGRAMA DE ESTILO DE VIDA

Ya tenemos claro que el exceso de cortisol es malo para tu salud, belleza, longevidad, sueño y perfil hormonal. El cortisol es la hormona alfa que domina a todas las demás. Unos niveles altos de cortisol de manera crónica alteran tus niveles de glucosa en sangre, promueven la resistencia a la insulina y no te dejan dormir. Conforman el trío perfecto para que subas de peso y envejezcas precipitadamente. Sin duda alguna, el cortisol es una de las rutas del envejecimiento.

No obstante, por otro lado, tenemos lo que se conoce como hormesis, este estrés temporal y de baja intensidad que alerta a tus células y las prepara para tiempos difíciles. Este tipo de estrés las impulsa a volverse más fuertes y activa un proceso que destruye a las células que ya no pueden fortalecerse y sobrevivir. Este concepto es una de las claves de la longevidad. Así que la restricción calórica, el ejercicio, el ayuno intermitente, la sauna de infrarrojos, el calor intenso, los baños fríos y ciertos compuestos de las plantas generan este estrés en tu cuerpo, activando las rutas de la longevidad como AMP-quinasa y las sirtuinas y apagando los fuegos inflamatorios que están encendidos en tu cuerpo.

El problema es que existe una delgada línea, que es más bien como la línea que verías borrosa e inestable si usas lentes y no los llevas. Piensa que esta línea va cambiando de acuerdo con muchos factores: tu alimentación, el apoyo social que recibes, lo que comes, tu estado emocional y, sobre todo y muy importante, cómo duermes. De esto último me di cuenta cuando me ponía el glucómetro; había días que dormía fatal y por la mañana el ejercicio me costaba mucho trabajo. Veía un pico de glucosa y, claro, cuando hay un pico de glucosa sin haber comido, se trata de nuestro querido cortisol haciendo de las suyas. Mi gran amigo Manu, que hace muchísimo deporte, también recurrió al glucómetro y seguimos sus valores durante unas semanas, dándonos cuenta de que, al ser instructor de *spinning*, cada vez que daba una clase, su glucómetro parecía que representaba los picos del Himalaya. Lo mismo me pasaba con el ayuno. Cuando me siento bien, estable, el ayuno de catorce-dieciséis horas me sienta fenomenal, pero el día que estoy estresada, el ayuno me hace sentir peor, me genera ansiedad y luego lo rompo comiendo como si fuera un barril sin fondo.

Así pues, es difícil que yo sea capaz de trazar esta línea para ti, querido lector, ya que no sé cómo te sientes hoy y, sobre todo, cómo te vas a sentir mañana o dentro de una semana. La vida cambia, las emociones cambian, tus pensamientos cambian, tú cambias, por lo que, de la misma manera, tu alimentación, tu estilo de vida, la cantidad de deporte que haces y tu ventana de alimentación deben adaptarse a estos cambios. Así que te invito, antes que nada, a que te tomes unos minutos para reflexionar: ¿cómo te encuentras hoy? ¿Cuál es tu objetivo? ¿Cómo te sientes emocionalmente? ¿Tienes energía? Estas preguntas debemos hacérnoslas todos los días. Escucharnos, querernos, comprendernos y estar ahí, pendientes de nosotros mismos, apoyándonos y sosteniéndonos en este viaje que es la vida. No me gustan la rigidez, la restricción ni las obsesiones. ¿Sabes por qué? Adivina... Así es, ¡hacen subir el cortisol!

Por ejemplo, cuando estaba embarazada, comía cinco veces al día, en la lactancia siete veces al día y dormía poco y mal. Sólo tenía antojos de comer galletas. Fui tan dura conmigo misma, con mi peso, con mi mala alimentación, que ahora, mirando hacia atrás, pienso que "qué más daba", que era una etapa de mi vida que iba a pasar, pero ahí estaba yo, obsesionada, pensando cómo podía ser que yo tuviera adicción a las galletas, y me torturaba con mis veinte kilos de sobrepeso.

Sin embargo, cuando empecé a dormir bien, también comencé a comer mejor, pude retomar el ejercicio y, dos años después, peso menos que al principio. Qué sufrimiento tan innecesario, ¿no? He aprendido que cuando me siento mal, triste, cansada o sin energía, escucho a mi cuerpo e intento cuidarlo. A lo mejor, en vez de ir a hacer una clase de *spinning* hago yoga, medito un poco más, evito el café porque sé que me va a subir el cortisol, veo una película e intento practicar la gratitud. Eso devuelve a mi cuerpo el equilibrio. Por otro lado, el día que duermo bien y me despierto con vitalidad, energía y me quiero comer el mundo, pues adelante con mis dieciséis horas de ayuno, practico un ejercicio más intenso en ayunas, tomo sólo un café, trabajo todo el día, juego con mi hijo, me río, me reúno con gente y me siento muy bien. Pero nada es estático, así que tenemos que adaptarnos todos los días a cómo nos sentimos.

La base de la salud es conquistar el cortisol, no evitarlo porque es imposible, sino aprender a bailar con él. Recuerda que es mucho más importante cómo duermes y tu estado emocional que lo que comes o el ejercicio que haces. Tu cuerpo no reacciona de la misma manera.

Vuelve a leer el capítulo del cortisol, porque es la clave. En el programa de treinta días te daré algunas herramientas para ayudar a domar a la "bestia salvaje". Mientras tanto, vamos a construir tu longevidad con el siguiente pilar de mi programa, que consiste en estresar un poquito a tus células a través del ayuno y del ejercicio, para después darles un periodo de recuperación, de crecimiento, que es obligado. El éxito, como casi siempre, está en el equilibrio.

Hace poco estuve en casa de mi madre. Ella es budista y estaba escuchando una clase de su lama, o sea, su maestro. Hablaba sobre cómo purificar el mal karma, y me pareció muy interesante que, si quieres purificar una mala acción, primero debes identificar esa acción que llevaste a cabo y luego pensar en el poder de oposición. O sea, no tratar la soberbia, sino la humildad; no enfocarte tanto en lo malo, sino simplemente identificarlo y aplicar una fuerza opuesta. Esto me viene como anillo al dedo para lo que te estoy contando. En primer lugar, tienes que hacer una lista de lo que te estresa en tu vida, aplicar un poco de estrés saludable a través del ayuno, y después cultivar las fuerzas que se oponen y luchan directamente contra el cortisol. Cultivar lo bueno es la segunda parte de mi programa. Alternar entre periodos de estrés y tranquilidad o recuperación es un ciclo que beneficiará mucho a tu salud.

Así que empezamos con lo que estresa y fortalece a tus células, y después seguimos con los hábitos que ayudan a recuperarte.

Hormesis

1 **Ejercicio.** Recuerda que el mejor ejercicio es el que te gusta. Es muy importante no pasarse y que no se convierta, como en el caso de Manu, en los picos del Himalaya. El ejercicio debe hacerte sentir bien, con energía y buen humor. Yo noto que cuando me fuerzo excesivamente acabo cansada, y cuando encuentro ese perfecto punto medio me siento luego con más fuerza y vitalidad.

Te recomiendo cinco cosas:

- Incluye el ejercicio o la actividad física en tu vida diaria. Por ejemplo, ve andando hasta la parada de autobús o, mejor aún, no subas al autobús y camina todo lo que puedas. Sobre todo, muévete después de comer, ya que ayuda a estabilizar los niveles de glucosa. Baila en el salón, juega con tus hijos. Mientras se calienta el agua de la ducha, haz diez flexiones o sentadillas, ten relaciones sexuales, no uses al ascensor. Todo esto es tanto o más importante que la hora de ejercicio que hagas en el gimnasio.
- Elige un ejercicio que te guste, que te divierta, que no lo tengas que hacer gracias a tu fuerza de voluntad. Es cierto que al principio tendrás que recurrir a ella con el fin de construir el hábito, para que luego el hábito te pueda sostener a ti. El ejercicio es la única adicción que no está mal vista. Me declaro

definitivamente adicta al ejercicio, no puedo no hacerlo, ya que entonces siento que me falta algo. Establece ese hábito.

- Busca ejercicios de resistencia, ya que así construyes masa muscular, te mantienes en forma y no subes de peso. Levanta pesos, o bien tu propio peso, tres veces por semana.
- Opta por algún tipo de ejercicios de cardio que incremente tu frecuencia cardiaca, lo que servirá para construir salud metabólica y cuidar tu corazón. Sabrás que tu frecuencia cardiaca es alta cuando no puedas mantener una conversación.
- Intenta hacer ejercicio en ayunas; los primeros días te costará, pero luego vas a desarrollar esa flexibilidad metabólica para quemar grasa y te sentirás mucho mejor.

2 **Cocina tus células.** Cuando están expuestas a temperaturas altas, tus células producen ciertas proteínas que les ayudan a protegerse. Por ello, recomiendo que, una vez a la semana, intentes ir al sauna de infrarrojos o a una clase de yoga caliente (o que vengas a Madrid un 31 de julio). Si no puedes hacer ninguna de estas cosas, simplemente date un baño caliente. El sudor ya logra este estrés hormético.

3 **El invierno.** Con el frío pasa un poco lo mismo; tu cuerpo se adapta y fortalece para sobrevivir durante el duro invierno. Termina tu ducha con agua fría (treinta segundos).

4 **Restricción calórica.** Ya dedicamos un capítulo a la restricción calórica y sus beneficios para la salud. En este apartado te recomiendo tres estrategias:

- Haz ayunos de entre catorce y dieciséis horas. Si nunca los has hecho te propongo, como verás en mi plan de un mes, que empieces poco a poco y así construirás flexibilidad metabólica, y no te sentirás a punto de desmayarte. Lo ideal es cenar a las seis o siete de la tarde y desayunar sobre las diez. Esto es lo que mejor se adapta a tu perfil hormonal y a la genética que hemos construido a lo largo de miles de años.

- Sáltate la cena dos veces por semana, con lo cual los ayunos serán más prolongados en esos días y le darás la oportunidad a tu cerebro de que reciba una buena limpieza.
- Valter Longo creó un programa conocido como *fasting mimicking diet*. Se trata de un programa donde te envía alimentos para cinco días con no más de quinientos días con una ingesta limitada de calorías y baja en proteínas.

Esto imita y genera los beneficios de un mes entero de restricción calórica. Es la joya de la corona. Él recomienda hacerlo una vez al mes. Ésta ya es la versión avanzada, así que probablemente no debas empezar por ella. Mejor ve poco a poco acortando tu ventana de alimentación e incluyendo uno o dos días sin cena.

Rejuvenece

Dormir

Sí, la fuente de la juventud, el santo grial, la panacea de la salud. Dormir. Nada más. A veces pensamos que dormir es una actividad opcional, pero no es así y debemos valorarlo como algo de vida o muerte y marcarlo como nuestra primera prioridad.

¿Cómo empezar?

- Pon en práctica un horario regular de sueño. Lo ideal es irte a dormir a las diez de la noche y despertarte a las siete. Por lo general, pasamos una hora despiertos hasta que nos dormimos y al despertar por la noche entre ciclo y ciclo de sueño.

Calcula ese espacio de tiempo. Los fines de semana no alteres esta rutina en más de dos o tres horas.

- Consigue un reloj que te indique cómo es tu sueño y cuánto tiempo pasas en las etapas de sueño profundo y REM.
- Toma melatonina y hierbas como valeriana y pasiflora durante unas semanas una media hora antes de ir a dormir.
- No consumas café o té después de las dos de la tarde. Medita quince minutos antes de dormir. En la app de Fitbit hay una meditación de quince minutos que es infalible: "*Slipping into sleep*".
- Establece una rutina de respiración. Mi osteópata David me enseñó esta respiración que no falla: inspiras imaginándote que entra en tu cuerpo luz o agua y lo sanan, espiras pensando que esa luz dorada sale de tu organismo. Repite varias veces respirando profundamente.
- Apaga los aparatos electrónicos por lo menos media hora antes de ir a dormir o consigue unos lentes que bloqueen los rayos azules.

Nutre tu espíritu

Creo que todos estamos programados para olvidarnos o no dar importancia a nuestro espíritu y nuestro estado mental. Esta sociedad con su vida acelerada lo quiere todo al momento, siempre tenemos prisa y la agenda a tope, la carrera profesional, ser madres, ocuparnos de nuestras casas, etcétera, hace que la atención a nosotros mismos baje a la prioridad número 78. Sin embargo, déjame decirte que no puedes vivir una vida sana, feliz y larga si te olvidas de tu mente y tu espíritu.

La situación es diferente para cada persona, y no estoy hablando necesariamente de una cuestión religiosa. Nutrir nuestro espíritu incluye enfocarnos en pensamientos positivos, construir nuestra autoestima, valorarnos, realizar las cosas que nos hacen felices, construir una comunidad y un sistema de apoyo, establecer relaciones sólidas y positivas, y aplicar estrategias saludables para manejar el estrés. También puedes buscar apoyo y una práctica espiritual o religiosa si es algo que te interesa.

Nutrir nuestro espíritu no es algo sencillo, sobre todo para los que somos cuidadores natos, aquellos que dedicamos la vida a cuidar y ayudar a los demás. Nos resulta difícil, incluso extraño, pensar en nosotros mismos, pero tal como nos piden las auxiliares de vuelo en los viajes aéreos, tú debes ponerte el oxígeno antes que ponerlo a los demás, porque si te quedas inconsciente por falta de oxígeno, en ningún caso podrás ayudar a los otros.

La salud espiritual no es una cosa "rara", hay muchísima evidencia que indica que el cuidarte a ti mismo, cultivar un estado mental positivo y construir una comunidad son factores que contribuyen a la longevidad y la salud.

Se ha demostrado que practicar la compasión por uno mismo ayuda significativamente a las personas a mejorar hábitos de salud, como dejar de fumar, hacer ejercicio, dejar de comer compulsivamente y crear un mayor bienestar.[6] La compasión por uno mismo también está asociada a la reducción de síntomas de enfermedades,[7] al control de la glucemia en pacientes diabéticos,[8] y a la resiliencia frente a ciertos cánceres,[9] así como a la mejora del estado de ánimo en enfermos de cáncer.[10]

Las conexiones sociales, la comunidad y las relaciones positivas están asociadas con una mayor expectativa de vida saludable, una mejora de la salud mental y de ciertos biomarcadores de la salud, como tensión arterial, índice de masa corporal e inflamación.[11] Se ha demostrado que las relaciones sociales incrementan la longevidad y mejoran la salud,[12] ayudando a mitigar los efectos del envejecimiento.[13, 14]

Tu estado mental es otro factor que la ciencia ha demostrado que tiene mucha importancia. Aquellos que están siempre rumiando los mismos pensamientos negativos, suelen tener vidas más cortas y una peor salud física y mental.[15] Enfocarnos en pensamientos positivos, en metas y en lo positivo que has logrado en tu vida mejora tu bienestar y salud.[16]

Tener un propósito de vida también está asociado con una mejor salud y mayor longevidad, favoreciendo el rendimiento cognitivo y el físico, reduciendo los síntomas de depresión y ralentizando el envejecimiento.[17] De hecho, el bienestar psicológico está asociado con telómeros más largos y menos estrés oxidativo.[18]

Así que, tal como puedes comprobar, practicar el amor y la compasión hacia uno mismo, cultivar emociones positivas, construir relaciones y comunidad y tener un propósito de vida por el que levantarse todas las mañanas no son "cosas raras de *hippies*", sino estrategias cruciales para vivir mejor y más tiempo.

Veamos a continuación cinco prácticas que puedes seguir para nutrir tu espíritu:

1 Gratitud. Practicar el agradecimiento y la gratitud ha demostrado una y otra vez que te hace sentir más satisfecho con tu vida y mejora tu bienestar.[19] Cuanto más te enfocas en lo bueno y en la abundancia, mejor te sientes.

Te propongo hacer lo siguiente:

- Lleva un diario de gratitud escribiendo cada día tres cosas por las que estés agradecido en la app Calm, después de hacer tu meditación mañanera.
- Hazte voluntario en una casa para ancianos o una cocina para gente sin recursos.
- Comparte la gratitud con las personas de tu alrededor. Piensa en algo que haya hecho alguien y que haya tenido un gran

impacto en tu vida. ¿Qué fue? ¿Cómo te hizo sentir? Házselo saber a esa persona y agradece todo lo bueno que hagan por ti en tu día a día.

Yo, como buena latinoamericana, tengo mucha tendencia a comunicar directamente a otras mujeres sus aspectos positivos, por ejemplo, qué guapa estás, me gusta tu ropa, destacar algo bueno que hayan hecho o alguna cosa favorable de su personalidad... Lo intento todos los días, aunque, la verdad, es que ya me sale de forma natural buscar las cosas buenas en los demás y hacérselo saber.

Al decir algo bueno a otra persona no solamente le alegras parte de su día, sino que tu mente empieza a cambiar y a escanear cosas positivas en las personas. Se trata de una fuerza de oposición a la crítica y la negatividad. ¿Con qué está más familiarizada tu mente? ¿Con lo positivo o con lo negativo?

2 Amor y cuidado de uno mismo. Tú consigues, atraes y cultivas lo que crees que te mereces. Según decía mi madre, a veces nosotros mismos somos nuestro peor enemigo, y si alguien nos tratara de forma medianamente parecida a como nos tratamos a nosotros, no lo permitiríamos bajo ningún concepto. Vamos a darnos un poco de amor y cuidado.

Al final, el discurso que nos vamos repitiendo en nuestra mente sobre quiénes somos se acaba convirtiendo en nuestra realidad, y todo lo veremos a través de esa lente. Cambiemos la lente y el discurso.

Te propongo lo siguiente:

- Escribe una lista de las cosas que te hacen feliz y de las que te hacen infeliz. Ajusta tu conducta de acuerdo a esa lista. Haz una cosa que te haga feliz todos los días.
- Ve a darte un masaje.

- Date un baño.
- Practica la gratitud.
- Haz una lista de tus cualidades positivas.
- Llama a las cinco personas que mejor te conocen y pídeles que te digan tres cualidades que ven en ti. Escríbelas en una notita y pégalas en tu espejo.
- Crea una válvula de escape saludable para cuando estás estresada o algo te salga mal, por ejemplo, una actividad que te guste, una clase de cocina, hacer ejercicio, una clase de yoga, escribir, pintar… tener buenos amigos en tu lista de contactos preferidos.
- Está prohibido pensar y hablar mal de ti mismo. Si te das cuenta de que lo estás haciendo, intenta cambiar el pensamiento y haz algo diferente. No te digas nada que no le dirías a tu mejor amiga. Cuídate y trátate como lo harías con tu hija o con la persona que más quieras. Mi madre siempre me aconseja que cuando me diga algo malo a mí misma, replique de inmediato: "*Stop it, stoooooop it*".
- Festeja las cosas buenas que hagas y compártelo con alguien que lo festeje contigo.
- Júntate con gente positiva que ponga solución a tus problemas y no problemas a tus soluciones.

3 Comunidad. Los amigos celebran nuestros logros, nos apoyan y hacen que nos sintamos bien cuando luchamos, comparten nuestras penas y alegrías, y son compañeros de viaje en esta vida. Construir relaciones sólidas y positivas con amigos, seres queridos, familia, pareja y compañeros de trabajo es importante, porque saber que hay alguien ahí y que todos estamos juntos en esto nos hace sentir mejor. Saber que no estás solo, tener apoyo y sentirte valorado es muy importante, ya que te hace sentir querido, especial y que vales la pena.

Para hacer nuevos amigos:

- En eventos escolares de tus hijos habla con distintos padres cada vez.
- Di hola en las cafeterías a las personas que te rodean mientras esperas tu café.
- Ve a una clase de algo que te interese y habla con la persona que tengas al lado.
- Llama a algún amigo con el que no has hablado en años.

Para fortalecer relaciones:

- Sé directo y sincero en la comunicación con los demás.
- Diles lo que necesitas.
- Pregunta qué necesitan ellos.
- Comparte gratitud.
- Comunícales las cosas que te gustan de ellos.
- Llámalos para ver cómo están.
- Da besos y abrazos, sin regatear.
- Llama de vez en cuando, los mensajes de texto son impersonales.

4 Propósito de vida. Cuando éramos pequeños siempre nos preguntaban: "¿Qué quieres ser cuando seas mayor?". Era emocionante pensar en todas las posibilidades. Por desgracia, la mayoría de nosotros solemos terminar en la dinámica laboral de "trabaja para vivir y vive para trabajar".

Es evidente que necesitamos unos ingresos estables para cuidar de nuestra familia, pero eso no significa que tengas que renunciar a tus sueños. Cuando perdemos de vista nuestras aspiraciones también perdemos la emoción, el entusiasmo, la motivación y la alegría que acompaña cumplir una meta. Estas emociones son la fuerza que nos catapulta a través de los años. Si desaparecen, caemos en una monotonía mundana de rutinas y victimización, cayendo en un abismo de apatía. Sin embargo, no podemos darnos por vencidos. No digo que hagas un cambio drástico, dejes tu trabajo y te vayas a Bali a surfear... Pero sí creo que podemos hacer pequeñas transformaciones en nuestras vidas y que pelear por nuestros sueños vale la pena.

¿No sabes cuál es tu propósito de vida? Intenta lo siguiente:

- Piensa algún momento en tu vida donde te sentías realizado, ¿qué estabas haciendo?
- Si tuvieras dinero en abundancia, ¿cómo sería tu vida?
- Si tuvieras dinero en abundancia, ¿en qué trabajarías o a qué dedicarías tus días?
- Si te convirtieras en experto en algún tema o habilidad, ¿en qué campo sería?
- ¿Qué estás haciendo cuando te sientes más feliz?
- De lo que has hecho en tu vida, ¿qué te ha hecho sentirte realizado?
- ¿De qué proyecto tuyo te sientes más orgulloso? ¿Qué te interesó de ese proyecto?
- ¿Hay algo que siempre hayas querido hacer y todavía no has hecho?

En caso de que ya sepas cuál es tu sueño, pero no sepas cómo alcanzarlo, intenta lo siguiente:

- Escríbelo o anótalo en todos lados: espejo, refrigerador, coche e incluso en la cara de tu hijo.
- Compártelo con amigos o con tu pareja y pídeles que te ayuden a pensar cómo lo puedes lograr.
- Dale prioridad a tu sueño. No recurras a la típica excusa de "No tengo tiempo", es mejor que digas, "Por el momento no es una prioridad". Sé responsable y conviértelo en una prioridad.

- Escribe una lista de cosas que puedas hacer para alcanzar esa meta.
- Sacrifica una hora de televisión y dedícala a tus sueños. Pide ayuda, utiliza los tentáculos de la amistad. A la gente le encanta ayudar, pero si no lo pides no sabrán que pueden hacerlo.

5 Estado mental. Nuestras mentes están cableadas de tal manera que nos quedamos encallados en pensamientos negativos.[20] Esto se le llama negatividad evolutiva, y nos ha mantenido vivos varios miles de años. Si has pasado por sucesos negativos o peligrosos en tu vida, tu cerebro ha guardado todos los detalles posibles para que la próxima vez pueda reaccionar más rápidamente y minimizar los daños. Este tipo de reacción es muy positiva si te topas con un oso, pero no tan positiva en el día a día de nuestra época actual.

Acabamos hundidos en la negatividad. Al enfocarnos en los pensamientos y emociones negativas suceden dos cosas: una, tu mente se mantiene anclada en pensamientos negativos y luego busca excusas para reafirmar esos pensamientos aún con más negatividad, y dos, no ves lo positivo.

¿Quieres romper ese círculo? Intenta lo siguiente:

- *Sé consciente.* Pon atención a tus pensamientos. No funciones en modo piloto automático. Mi madre me dijo hace unos días algo brillante. Me explicaba que los seres humanos somos como unos robots llenos de hábitos y patrones mentales, discursos internos e historias que creamos sobre nosotros mismos, y cuando alguien se relaciona contigo, tú reaccionarás de acuerdo con tu diálogo interno.

  El mundo exterior no es objetivo, sino que depende de cómo tú lo interpretes, y esa interpretación estará subordinada a cómo esté estructurado tu diálogo interno. Por ejemplo, si una mujer conoce a un hombre y ese hombre está liado con mucho trabajo y no la llama en unos días, la interpretación que haga esa mujer de dicha conducta no es objetiva, sino que se condicionará por su discurso interno. Si ella es una mujer independiente, segura de sí misma, positiva y no se toma las cosas dramáticamente, es posible que siga con su vida sin prestar demasiada atención o bien que sea ella quien le llame. En cambio, si esa mujer se cuenta constantemente a sí misma la historia de que yo no valgo la pena, no le gusto a ningún hombre, no soy guapa y demás, el simple hecho de que este caballero no la llame le generará angustia, porque percibe que esa acción, o más bien falta de acción, está validando su sentimiento de inseguridad. Y con las repeticiones, la percepción se vuelve su realidad. Ella no vale. Mientras tanto, el hombre simplemente está muy ocupado. Y si ese hombre corta con la primera mujer, a lo mejor ella estará triste unos días, pero la segunda lo vivirá mucho peor, porque despertará en ella su principal temor y afirmará sus creencias. El hecho es el mismo, pero la vivencia es totalmente diferente. De ahí la importancia de construir un diálogo positivo y que refuerce la historia que mejor nos convenga. Intenta familiarizarte con pensamientos positivos y si notas que tu historia sobre ti misma es negativa, DETENTE, y enfoca tu mente en algo que te traiga felicidad y alegría. Escoge tu pensamiento y la historia.

- *Practica el mindfulness.* Te recomiendo las app Calm o Insight Timer, y que dediques unos minutos del día a aprender a meditar. Estas app me gustan porque duran poco tiempo, las meditaciones son guiadas, aprendes algo positivo y útil todos los días y, además, te pide que escribas tres cosas a las que estés agradecido. Matas diez pájaros de un tiro en quince minutos. Más eficiente imposible.

Como explicaba más arriba, somos seres de hábitos, y si tu mente no está entrenada y se enfoca en cosas negativas, te arrastrará hacia el lado oscuro de la vida; en cambio, si la entrenas y la trabajas para centrarte en aspectos positivos, podrás ver la luz o por lo menos empezar a distinguirla. Con el *mindfulness* cultivas una mente atenta, lo que te ayudará a romper el círculo vicioso.

Recuerda que no se trabaja con el defecto sino con los poderes de oposición. Estos poderes son el arrepentimiento (no la culpa), determinarse a no volver a repetirlo, reparar el daño, no solamente con los demás, sino también contigo mismo. Si te escuchas con una historia negativa en tu mente, simplemente puedes arrepentirte, pedirte perdón y decir que no lo vas a repetir. Los pensamientos negativos se contrarrestan con pensamientos positivos, practica la humildad, la honestidad, la ecuanimidad, la paciencia, la generosidad, la bondad, la aceptación, la satisfacción, la gratitud y la ética.

EL PROGRAMA DE TREINTA DÍAS PARA REVERTIR EL ENVEJECIMIENTO

Vamos a dividir el programa en cuatro semanas, y como yo creo que los cambios deben ser lentos para que se queden contigo, cada semana practicaremos algo nuevo relacionado con todos los temas de los que hemos hablado en el libro: cortisol, microbiota, nutrición, *superfoods*, deporte, hormesis, comunidad y vida espiritual.

SEMANA 1

Lunes

1 **Vida espiritual y cortisol.** Baja la app Calm y escucha la primera meditación por la mañana.

2 **Nutrición.** Esta semana voy a reducir el consumo de azúcar, edulcorantes artificiales, miel, jarabes y jugos de frutas. Limítalo a una o dos veces por semana y mejor aún compra eritritol, alulosa o fruta del monje e intenta preparar una de las recetas de Valeria.

Extra. La desintoxicación del azúcar es complicada porque siempre hay un componente emocional. Te recomiendo mi e-book *Adiós a los antojos*. Si tienes antojo de algo dulce, toma agua; si no se te quita, toma una fruta, y si no se te quita, piensa que es algo puramente emocional. ¿Cómo te sientes?

Llama a alguien y comparte. Es sumamente importante que con el tiempo vayas bajando tu expectativa de dulzor. Valeria te propone varias recetas, pero notarás que no son muy dulces. Tenemos que reeducar las papilas gustativas.

Martes

3 ***Superfoods.*** ¿Conoces el té matcha? Añade una cucharadita a la bebida de avena o de nuez de la India caliente y bate durante dos segundos en la batidora. O bien hazte un batido con matcha, plátano, espinacas, bebida de almendra, semillas de cáñamo y aguacate.

Miércoles

4 **Suplemento.** Compra omega 3 de algas y consume 1 g.

Jueves

5 **Hormesis.** Pregunta a tus amistades o busca en internet clases sobre temas que te puedan interesar. Visita algún gimnasio, cómprate unos zapatos deportivos. Anota qué tipo de deporte te gusta.

6 **Propósito de vida.** ¿En qué momento de tu vida te has sentido más realizado? ¿Qué estabas haciendo?

Viernes

7 **Ayuno.** Intenta estar doce horas sin comer, por lo menos durante cinco días de la semana.

Sábado

8 **Microbiota.** ¿Has probado el kéfir? Ve al supermercado y busca uno BIO de cabra. Toma un vaso pequeño cinco veces a la semana.

Domingo

9 **Sueño.** ¿Cómo duermes? Busca un reloj o dispositivo que mida la calidad de tu sueño. ¿Qué horario fijo puedes adoptar? ¿Te va bien de diez de la noche a siete de la mañana? ¿O cuál es el horario que a ti te va mejor?

SEMANA 2

Escoge algo para cada día de la semana.

- **Ayuno (hormesis).** ¿Puedes ampliar tu ventana de ayuno a trece horas? ¡Sábado y domingo, tómatelos libres!

* **Cortisol.** Haz una lista de las cosas que te hacen feliz y las que te hacen sufrir. Ajusta de modo correspondiente. Intenta hacer algo que te haga feliz durante dos-tres días de esta semana.
* **Nutre tu espíritu.** Piensa en alguien que te haya ayudado en una situación difícil. ¿Qué hizo por ti? Llámalo y dale las gracias.
* **Nutrición.** Reduce tu consumo de azúcar a una porción por semana, y también vamos a ir disminuyendo el consumo de lácteos hasta no más de una porción al día. Si es en versión kéfir o yogur de cabra u oveja, mucho mejor. Dile *bye bye* a la leche de vaca, no eres un ternero, y cámbiala por deliciosas opciones veganas como bebida de nuez de la India, almendra, y avena en pequeñas cantidades. También ya puedes encontrar quesos veganos.
* ***Superfood.*** ¿Puedes tomar una infusión de manzanilla todos los días? ¿O algunas veces por semana? Y añade alcaparras a todo lo que puedas.
* **Suplemento.** Suplementa con 3000-5000 UI de vitamina D3. (Recuerda hacer un análisis clínico para ver cómo están tus niveles y ajustar de acuerdo con ellos.)
* **Microbiota.** ¿Desayunas pan todos los días? ¿Pasta para cenar? Ahí estás consumiendo dos raciones de gluten. Limítalo, y mejor que lo cambies por opciones sin gluten como pasta de lentejas y pan de trigo sarraceno. Si se trata de una vez a la semana, cambia tu pan blanco por pan cien por ciento de centeno; aunque tiene gluten, es mucho más conveniente para ti.
* **Deporte.** ¿Puedes subir hoy las escaleras en vez de tomar el ascensor? ¿O puedes aparcar lejos de la entrada de tu oficina y caminar hasta allí? Esta semana es el momento de animarte a ir al gimnasio, ponerte tus zapatos deportivos nuevos y empujar hacia delante. Los primeros días son difíciles, pero una vez que te acostumbres no lo querrás dejar. Recuerda que tienes que hacer el tipo de ejercicio que te guste.

- **Sueño.** ¿Puedes apagar los aparatos electrónicos media hora antes de ir a dormir? Haz cinco minutos de respiraciones profundas.

SEMANA 3

- **Ayuno (hormesis).** ¿Una hora más ¿Hemos llegado a catorce horas? Lo ideal es que el periodo de ayuno se sitúe entre catorce y dieciséis horas. Puedes variarlo. Yo no soy muy estricta al respecto y actúo en función de cómo me siento ese día. ¿Qué opinas si un par de días a la semana llegas a dieciséis horas de ayuno y los demás a catorce horas?
- **Nutrición.** Ya no estamos tomando ni azúcar ni lácteos. Sólo recetas sanas y kéfir. La tendencia es hacia reducir el consumo de cereales refinados y alimentos procesados. Si comes arroz, cambia el blanco por el integral, el pan que sea cien por ciento de centeno y, si estás en México, no compres tortillas de harina sino de maíz. Reduce tu consumo de ultraprocesados y aumenta el de alimentos enteros naturales. No pongas tu atención en lo que estás quitando sino en lo que estás añadiendo. Incorpora alimentos sanos naturales, que poco a poco irán echando a los no saludables. Recuerda que debemos de enfocar la mente en lo positivo.
- ***Superfood.*** Cacao. ¿Chocolate con el 90 por ciento de cacao? ¿Qué te parece un batido mexicano, o sea, bebida de almendra, semillas de chía, espinaca, ¼ de aguacate, canela y cacao puro? #superfoodsmexicanos #vivamexico.
- **Suplemento.** Compra curcumina fitosomada y consúmela con la comida. 1g al día.
- **Sueño.** ¿Cuántas horas estás durmiendo cada día? ¿Cuánto tiempo pasas en el sueño profundo? ¿Qué necesitas ajustar? Si te cuesta

trabajo dormir, prueba tomar durante unas semanas 1-2 mg de melatonina acompañada de valeriana y pasiflora.

- **Hormesis (deporte).** ¿Qué deporte escogiste? ¿Puedes asegurarte de que tenga una mezcla de ejercicio cardio y ejercicio funcional o pesas, porque necesitamos los dos? ¿Puedes añadir un paseo de diez minutos después de comer?
- **Comunidad.** ¿Qué actividad te gusta realizar? Busca una, ve y habla con la gente.
- **Microbiota.** Incluye alimentos con almidón resistente. Compra el plátano verde, cocina la papa y el camote y después refrigera durante veinticuatro horas. Haz lo mismo con el arroz integral. ¿Avena para desayunar? Y unas buenas lentejas para cenar. Esta semana habrá fiesta de tus inquilinos.
- **Nutre tu espíritu.** Escribe tres cosas por las que estés agradecido. ¿Lo estás escribiendo en la app de Calm?

SEMANA 4

- **Ayuno (hormesis).** ¿Cómo va ese ayuno? ¿Qué opinas si esta semana te saltas la cena uno o dos días? Lo sé, lo sé, es mucho pedir, pero verás que cada vez te sentirás mejor, ayudarás a tu microbiota, generarás flexibilidad metabólica, sensibilidad a la insulina y, además, meterás tu cerebro en la lavadora. ¿Placas amiloides? ¡Prepárense para ser eliminadas! Todo es cuestión de hábito, a mí al principio me costaba, hoy me encantan mis días sin cena.
- **Deporte (hormesis).** ¿Has intentado hacer ejercicio en ayunas? Lo sé, al principio será duro, pero te acostumbrarás. No le funciona a todo el mundo, ¡pero inténtalo!, escucha a tu cuerpo.

- **Nutrición.** Esta semana intentaremos reducir el consumo de alimentos animales y equilibraremos con proteína vegetal. Si antes comías pescado y cenabas pollo, ¿qué tal si esta semana cenas pescado, pero te preparas una ensalada de garbanzos para comer? Prueba alguna receta de tofu y tempeh, intenta una receta nueva cada semana. Al cambiar la proteína animal por la vegetal no solamente disminuirás la inflamación sistémica, sino que también generarás menos prostaglandinas inflamatorias, dejarás de alimentar a la microbiota proteolítica y, como premio especial, no lastimarás a seres que viven y sienten y dejarás de contribuir a la principal causa del calentamiento global. ¡Ganas por todos lados y encima es más barato!
- ***Superfood.*** Adelante con los antioxidantes. A comprar arándanos, moras, frambuesas, fresas y açai. Puedes hacer mermelada sin azúcar o un batido de arándanos y açai, o simplemente yogur de coco con frutos rojos.
- **Suplemento.** Vitamina C liposomal. Si no la encuentras en su versión liposomal, toma una pastilla de vitamina C de 250 mg por la mañana y otra por la noche. También puedes añadir minerales quelados y vitamina B metilada.
- **Nutre tu espíritu.** ¿Qué puedes hacer esta semana para mimarte o consentirte? ¿Qué te gustaría hacer? ¿Un masaje? ¿Un baño caliente con lavanda? Podrías preguntarles a las tres personas que mejor te conozcan que te digan tres cualidades que tengas. Escríbelas en notas de papeles de colores y pégalas en tu espejo.
- **Microbiota.** Dale variedad a tu dieta. Intenta pensar en una fruta o verdura nueva todas las semanas e inclúyela en tu dieta. El éxito está en la variedad. No sigas dietas restrictivas. Reduce la carga glucémica y aumenta el almidón resistente de tu papa, camote, arroz basmati (el que tiene más almidón resistente) y legumbres cocinándolas y dejándolas enfriar veinticuatro horas en el refrigerador.

- **Sueño.** En la aplicación Fitbit u otra similar, hay meditaciones para antes de dormir. ¿Lo intentas?
- **Propósito de vida.** Si ganaras un premio importante en la lotería, ¿a qué dedicarías tu vida?

Epílogo

Un cuerpo sano es un cuerpo equilibrado, que encuentra su centro, que encuentra el contrapeso entre estrés crónico y estrés agudo, entre M-TOR y AMPK, entre el sistema simpático y el parasimpático, entre la restricción y la abundancia, entre hormesis y una dieta sana, entre cuidarse, pero sin obsesionarse, entre inflamación y antiinflamatorio. Esto es alcanzar la homeostasis.

Aunque el estrés y el cortisol forman parte de nuestra vida diaria, la mayoría de nosotros hemos creado las condiciones perfectas para acelerar el envejecimiento: comemos a lo largo de dieciséis horas del día, pensamos que el sueño es un lujo opcional, nos sentamos bajo luz fluorescente toda la jornada, corremos hacia todos lados persiguiendo quién sabe qué y para qué y cada vez estamos más solos, aislados enfrente de pantallas. Familiarizamos nuestra mente con patrones de pensamiento negativos y no le damos importancia a nuestro ser espiritual. ¿Quién tiene tiempo para eso? Sostenemos una gran carga de estrés físico y emocional.

Queremos ser perfectos siempre y alcanzar la idea que nuestra sociedad exige de nosotros, aunque esa misma sociedad nos los pone imposible. Por ejemplo, se nos requiere estar delgados pero nuestro ambiente favorece la obesidad y, por otra parte, si te cuidas mucho eres un raro y un extremista. Comemos alimentos con procesados excesivos y escasos de nutrientes, antioxidantes y fitoquímicos que nos ayuden a alcanzar una salud óptima y que mitiguen los efectos de nuestro estilo de vida insano. Nos llenamos de geles antibacterianos, tomamos antibióticos como si fueran caramelos y nos olvidamos de alimentar a nuestros inquilinos, la microbiota. Todo esto nos lleva a una inflamación sistémica que, finalmente, acelera el envejecimiento y puede desembocar en una enfermedad.

Encontrar el equilibrio es una obra de arte. Tomarte tiempo para recargar tu cuerpo a través del descanso, fortalecerlo con el ejercicio, estresarlo un poco con el ayuno y nutrirlo con la alimentación, quererte, cuidarte y respetarte, es un trabajo diario. Y dedicarle las horas necesarias es prioritario. Sin embargo, y por desgracia, vivimos en una sociedad en la que si te vas pronto a dormir eres un perezoso, si comes de forma saludable te califican de raro y si haces yoga o meditación deberías tener rastas o vivir en Bali. El estrés y el no parar se premian con una medalla de oro. El beber y salir hasta altas horas de la noche te convierte en un personaje popular y divertido. Nos sentimos orgullosos de trabajar todo el día sin dedicar tiempo a nuestra familia y amistades.

Tenemos todas las prioridades al revés y por eso nos encontramos con una pandemia de gente azotada por el cortisol, con sobrepeso y acortando activamente su vida saludable. Como leí en algún lugar: "El problema con la juventud es que se gasta en ser joven". Una vez que empiezas a perder tu salud, te das cuenta de lo importante que es, pero muchas veces ya no hay vuelta atrás. La enfermedad es una fuerza oscura y poderosa que poco a poco va tomando cada rincón de tu cuerpo, tarda años en apoderarse de ti y tus recuerdos. Pese a ello, para muchos de nosotros espero que aún no sea demasiado tarde.

Lo que yo pido es un cambio de paradigma, que te unas a esta fuerza de miles y millones de personas en todo el planeta que queremos cambiar lo establecido. Retomar el mando de nuestras vidas y nuestra salud, ser una versión más evolucionada del ser humano, que cuidemos a otros, a nuestras comunidades, a los animales y a nuestro planeta. Debemos llevar una vida sana como una medalla.

Este proceso lleva tiempo, esfuerzo, constancia y perseverancia. Pero, como dicen en el ámbito del budismo, nunca te mantienes en el mismo lugar, o vas para adelante o vas para atrás, así que intenta la mayoría de los días dar un pequeño paso hacia delante. Recuerda, no exijo perfección, animo al progreso, a dar pasos pequeños que te catapulten hacia lo que tú has escogido, una vida larga, plena y feliz.

Encuentra quince minutos al día para evaluarte, veinte minutos para dar un paseo, apaga los aparatos electrónicos media hora antes de dormir, habla con tu pareja y deja el teléfono móvil, conecta con tus hijos, baila con ellos, en vez de ver *Juego de tronos*, ten relaciones sexuales con tu pareja, conecta con ella. No te enfoques en los alimentos malos y lo que tienes que eliminar, es mejor que pienses en los buenos, añádelos a tu alimentación y poco a poco ellos irán ocupando el lugar de los "malos". Consume esos "malos" de vez en cuando, tampoco te obsesiones. Ahora, no hay bueno ni malo, hay tendencias, así que procura que tu tendencia sea hacia la salud.

Da las gracias, busca las cosas buenas en los demás, fomenta la compasión por ti mismo y los demás, no te digas cosas negativas, y, si lo haces, pídete perdón luego. Si tienes un pensamiento negativo simplemente cámbialo por uno positivo. Anota tus cualidades y las de los demás y pégalas en tu espejo y en sus espejos. Busca lo que te hace feliz. Y los días en que no vayas en esa dirección, date un abrazo y continúa. Son pequeños pasos que te harán sentir diferente, mejor, más fuerte y más seguro de ti mismo. Pequeños pasos llevan a subir grandes montañas.

Con este libro he pretendido proporcionarte las herramientas para vivir mejor tu vida, con energía y, que estés libre el mayor tiempo posible de enfermedades. Y cuando mueras, sabrás que hiciste lo mejor que pudiste, por ti, por tu familia y por tu planeta. Te dará paz. Esto es lo que quiero para ti, que vivas siendo tu mejor versión, que te despiertes con energía, que te veas en el espejo y te guste lo que ves, que te quieras, te respetes, te cuides. Con mis mejores intenciones para ti, te deseo lo mejor. Cuídate, cuídate en lo bueno, cuida tu cuerpo, cuida tu mente, cuida a tus inquilinos, porque en lo malo ellos te cuidarán a ti. Y te sostendrán, lo he comprobado; cuando me encuentro mal, mis hábitos y mi salud me sostienen. Somos un equipo.

Anexo

Recetas

Conocí a Valeria Iriarte hace unos años, en uno de mis cursos, y a partir de entonces la empecé a seguir y a conocer mejor. Es argentina, pero vive en Canadá. Con el tiempo, me he vuelto una supermegafán de ella, porque no solamente es muy buena en la cocina, sino que también es una de esas personas a las que admiro mucho porque tiene una gran sed de conocimiento y de superación.

Valeria me ha enseñado muchísimas cosas de la cocina; gracias a ella descubrí la alulosa y el jarabe de yacón. Está siempre al tanto de las últimas tendencias en cocina y pastelería saludable y, como yo, es una ferviente seguidora de todos los investigadores y grandes autores del mundo *antiaging.* Cada vez que hablo con ella nos pasamos horas y horas compartiendo conocimientos, ya que las dos devoramos todo lo que aparece sobre el tema.

Lo que me encanta de nuestro equipo es que nos complementamos casi a la perfección. Yo soy muy teórica y ella es muy práctica. Yo leo artículos científicos y soy investigadora, y ella no solamente hace lo mismo que yo, sino que además es maravillosa en la práctica de la cocina y sobre todo hornea como nadie. Ella me ha enseñado a lograr un equilibrio saludable en el campo de la pastelería puesto que supero con éxito una y otra vez las pruebas de mi glucómetro.

Así que un día la llamé y le dije: "Valeria, ayúdame". Necesito que para mi libro pongas en práctica lo que tengo en mi cabeza. Quiero recetas que sigan las directrices que hemos aprendido juntas en nuestro viaje a través del mundo *antiaging*. Y aquí estamos, compartiendo nuestro conocimiento. Gracias, Valeria.

Síguela en *@le_bisquit*, está constantemente subiendo las mejores recetas.

ALIMENTOS ESENCIALES EN TU DESPENSA

La gran mayoría de los ingredientes los puedes encontrar en supermercados grandes, ya que son novedosos, pero ya bastante comunes en esos establecimientos. Sé que algunos nombres te sonarán muy extraños, pero con el tiempo cada vez oirás hablar más sobre ellos y, una vez que sean parte de tu vida, ya no los querrás dejar.

Te hablo aquí de los que no son parte de tu día a día y que ya conoces a la perfección, como cereales integrales, legumbres, grasas saludables, frutos secos, huevos orgánicos, etcétera. Te cuento un poco sobre las novedades por orden alfabético:

- **Almendras y sus derivados.** Básicos en la cocina como harina de almendra, mantequilla de almendra y bebida de almendra sin azúcar.
- **Alulosa.** Un azúcar raro que procede de diferentes frutas. Al igual que el eritritol, el cuerpo no lo absorbe, por lo que no provoca aumento de los niveles de glucosa. Se tiene que importar de Estados Unidos ya que todavía no se comercializa en Europa, aunque posiblemente lo haga en breve. También existe el jarabe de alulosa.
- **Aminos de coco.** Reemplaza al tamari o la soya. Arrowroot (o arrurruz). Es como una harina que procede de una raíz y

que sirve para espesar diferentes recetas. Arroz de coliflor. Es obligado aprender a prepararlo. Simplemente mezclas la coliflor en el procesador de alimentos para luego añadirlo a cualquier plato. También puedes hacer pizza de coliflor. En países, como México y Estados Unidos la venden ya hecha.

- **Coco y sus derivados.** Qué haría yo sin el coco. Tenemos crema de coco, leche de coco, harina de coco, yogur de coco, polos de coco, y hago cantidad de cosas con ellos. El aceite de coco es una buena alternativa para cocinar, ya que no se oxida fácilmente.
- **Eritritol.** Es un polialcohol. De todos los polialcoholes, es el único que está comprobado que no causa disbiosis ni genera problemas gastrointestinales. Este endulzante no se absorbe, así que no genera picos de azúcar tal como puede comprobarse a través del glucómetro. Ghee. Mantequilla clarificada. Se le quita la lactosa y ciertas proteínas, como la caseína A1, la más problemática de la leche. Gran fuente de vitamina A y de ácidos grasos de cadena corta.
- **Harinas integrales.** Por lo general, se utilizan para preparar bizcochos, tortitas, etcétera. Utilizo de forma rotatoria diferentes harinas integrales sin gluten, por ejemplo, de avena, trigo sarraceno, mijo, teff, garbanzo, coco, almendra. Aunque podemos encontrar harina de almendra, te recomiendo buscar además otras opciones para ir rotando, por ejemplo, harina de castañas, de avellanas, de nueces o de coco.
- **Mijo.** Gran cereal sin gluten con un perfil nutricional alto.
- **Monk fruit o fruto del monje.** Otro endulzante con carga glucémica nula, muy costoso y con un sabor extremadamente dulce. No es adecuado para repostería, pero se puede utilizar para otras finalidades. En México, cuando te dicen que un endulzante es *Monk*, por lo general es 95 por ciento eritritol.

- **Sal yodada.** En países como España, donde por ley no es obligatorio utilizar sal yodada en alimentos procesados, es importante consumir sal con este mineral. El yodo es esencial para la función de la tiroides y, por lo general, la mayoría de la gente tiene deficiencia del mismo. La sal del Himalaya o sal sin refinar contiene más minerales que la sal refinada, así que busca lo mejor de los dos mundos, es decir, sal sin refinar con yodo. Recuerda: no te excedas, con una pizca al día es suficiente. El yodo en exceso también puede dañar tu tiroides.
- **Tempeh.** Es un fermentado de la soya. Asegúrate de que sea BIO. Al igual que el tofu no tiene mucho sabor, pero absorbe todo lo que le pongas a su alrededor. Es una gran fuente de proteínas.
- **Yogur y kéfir de cabra u oveja.** La leche de cabra no contiene caseína A1, así que es más respetuosa con nuestra salud. Se digiere mucho mejor, tiene menos cantidad de proteínas y grasas saturadas y un valor nutricional alto. Soy especial fan del kéfir, ya que es más potente que el yogur como probiótico.

Aunque no sean propiamente alimentos, voy a citar dos materiales que son esenciales en tu cocina:

- **Nutribullet.** No puedo vivir sin ella, es lo mejor para hacer batidos.
- **Olla a presión.** Recuerda que las legumbres es mejor dejarlas en remojo y después cocinarlas a presión para eliminar las lecitinas.

SMOOTHIES

Smoothie glow

- *1 taza de frutos rojos congelados.*
- *1 plátano verde congelado.*
- *⅛ de aguacate.*
- *½ taza de bebida vegetal sin azúcar.*
- *½ taza de agua.*
- *1 cucharada de linaza dorada.*
- *2 cucharadas de hemp. 1 cucharadita de shiitake (opcional).*
- *½ cucharadita de canela. Hielo.*
- *Toppings: bayas de goji*
- *y ¾ nueces de macadamia*

... y a la batidora.

Smoothie de chocolate

- *1 cucharada de colágeno o semillas de cáñamo.*
- *2 cucharadas de cacao crudo en polvo.*
- *¼ de aguacate.*
- *½ plátano verde congelado.*
- *½ dátil.*
- *1 cucharadita de semillas de lino.*
- *Canela.*
- *Un puñado de espinacas.*

- *1 vaso de bebida de almendra sin azúcar.*
- *Hielo.*

Procesar todo en la batidora y servir con cacao nibs y unas nueces picadas.

Smoothie verde low carb
(bajo en carbohidratos)

- *½ vaso de leche de almendra sin azúcar.*
- *¼ de pepino.*
- *Un pedacito de apio.*
- *Un puñado de espinacas.*
- *Canela.*
- *Colágeno.*
- *Semillas de lino.*
- *½ de manzana verde.*
- *3 nueces de Brasil.*
- *½ plátano verde congelado.*
- *¼ de aguacate.*
- *Hielo.*

... y a la batidora.

Smoothie de matcha

- *1 plátano congelado.*
- *1 puñado de kale o espinacas.*
- *½ taza de kéfir de oveja o cabra.*
- *½ taza de leche de coco.*
- *1 cucharada de semillas de linaza molida.*
- *½ cucharadita matcha ceremonial.*
- *½ cucharadita de canela.*
- *1 cucharadita de crema de almendras u otro fruto seco para decorar.*
- *1 cucharadita de bayas de goji para decorar.*

Procesar todo en la batidora menos los toppings. Servir y decorar.

Avo toast

- *2 rebanadas de pan de masa madre o sin gluten.*
- *½ aguacate.*
- *1 cucharadita de aceite de oliva extra virgen.*
- *Una pizca de sal.*
- *Jugo de limón.*
- *2 lonjas de salmón ahumado (océanos salvajes).*
- *Semillas de cáñamo.*
- *5 o 6 alcaparras (opcional).*

Poner a tostar el pan. Aplastar el aguacate, el aceite, la sal y el limón. Untar en el pan. Poner encima el salmón y las semillas de cáñamo. Decorar con alcaparras.

Porridge dulce de trigo sarraceno
(2 raciones)

- *½ taza de granos de trigo sarraceno que han estado en agua toda la noche anterior.*
- *1 taza de leche de almendras sin azúcar.*
- *1 dátil sin hueso y picado.*
- *1 cucharada de mantequilla de almendras sin azúcar.*
- *½ manzana Granny Smith sin pepitas.*
- *¼ cucharadita de canela molida.*
- *¼ cucharadita de jengibre molido.*
- *Sal marina en escamas.*
- *6 o 7 nueces picadas para decorar.*

Escurrir el trigo sarraceno y ponerlo en una sartén pequeña. Añadir la leche y el dátil y llevar a ebullición. Reducir el fuego, cubrir y dejar que se haga durante unos 10-15 minutos. Añadir la mantequilla y la manzana. Servir en dos cuencos, decorándolo con la canela, el jengibre, la sal y las nueces picadas.

ENSALADAS

Ensalada griega de alubias

- *2 tazas de alubias verdes tipo francesas cocidas.*
- *2 tomates cortados.*
- *½ taza de aceitunas kalamata cortadas en mitades.*
- *½ cebolla morada cortada en pluma.*
- *¼ taza de alcaparras.*
- *¼ de pepino cortado en tiritas.*

- *50 g de queso feta desmenuzado.*
- *1 cucharada de aceite de oliva extra virgen.*
- *1 cucharada de jugo de limón.*
- *Sal.*
- *Pimienta.*

Combinar todas las verduras y aceitunas en un bol. Condimentar y aliñar con aceite de oliva y limón. Integrar bien. Pasar a un plato de ensalada y servir con queso feta desmenuzado.

Ensalada de garbanzo "Positano"

- *2 tazas de garbanzo cocido.*
- *⅓ taza de aceitunas picadas.*
- *⅓ cebolla morada cortada en trocitos.*
- *½ taza de edamames.*
- *1 taza de tomates cherry.*
- *Aceite de oliva extra virgen.*
- *Jugo de limón.*
- *Ralladura de ½ limón.*
- *Sal.*
- *Pimienta.*
- *Hojas de albahaca.*
- *⅓ taza de pistaches pelados.*

Combinar todos los ingredientes en un bol. Aliñar y condimentar. Servir con albahaca picada y los pistaches picados.

Ensalada tibia de edamames

- *2 tazas de edamames o habas cocidas.*
- *1 taza de alubias francesas.*
- *200 g de tomates cherry.*
- *1 diente de ajo laminado.*
- *2 huevos hervidos.*
- *⅓ cebolla morada cortada muy fina.*
- *Hojas de albahaca.*
- *Aceite de oliva.*
- *Vinagre de manzana.*
- *1 cucharada de ghee.*
- *Sal.*
- *Pimienta.*

Calentar en una sartén el ghee y dorar el ajo y la cebolla cortada en pluma. Agregar los edamames, las alubias y los tomates cherry un par de minutos. Condimentar.

Servir tibio con los huevos cortados en cuartos, las hojas de albahaca y aliñar con aceite y vinagre. Puedes acompañarlo con un pan tostado sin gluten.

Ensalada de arúgula y cítricos

- *2 tazas de arúgula.*
- *1 naranja en gajos.*
- *½ taza de pistaches tostados.*
- *Láminas de queso pecorino de oveja (opcional).*
- *2 cucharadas de aceite de oliva.*
- *2 cucharadas de jugo de naranja.*

- *Sal.*
- *Pimienta.*

Disponer en un plato de ensalada las hojas de arúgula, los gajos de naranja y los pistaches. Rociar con la vinagreta y colocar encima las láminas de queso pecorino.

SOPAS

Sopa de setas
(4 raciones)

- *2 cucharadas de aceite de oliva.*
- *1 poro.*
- *1 diente de ajo.*
- *½ cebolla cortada fina.*
- *350 g de setas (combinar shiitake y cremini).*
- *750 ml de caldo de verduras.*
- *Sal.*
- *Pimienta.*
- *½ cucharadita de pimentón.*
- *Ramita de tomillo.*

Verter el aceite de oliva en una olla y sofreír el ajo en láminas, la cebolla y el poro cortado pequeño hasta ablandar (10 minutos). Agregar las setas cortadas en láminas, dorarlas unos minutos con el pimentón, condimentar y agregar el caldo. Cocinar durante 15 minutos. Procesar y servir con un chorrito de aceite de oliva.

Sopa de tomate asado y calabaza

- *4 tomates maduros cortados en dados.*
- *1 diente de ajo.*
- *½ calabaza cortada en dados.*
- *1 cebolla cortada en dados.*
- *1 cucharada de aceite de oliva extra virgen.*
- *Sal.*
- *Pimienta.*
- *½ cucharadita de romero.*
- *Cayena.*
- *600 ml caldo de verduras.*
- *Semillas de calabaza tostadas para decorar.*

Encender el horno a 200 °C. Colocar en una bandeja para horno todas las verduras rociadas con aceite de oliva y condimentadas. Hornear durante 20 minutos hasta que estén asadas. Mezclarlas con el caldo de verduras caliente, agregar la cayena y el romero. Servir con semillas tostadas (puedes hacerlo en sartén o en el horno con un poco de sal y pimienta).

Detox pesto soup

- *1 poro cortado en láminas.*
- *1 diente de ajo.*
- *400 g de brócoli cortado en trozos.*
- *1 calabacín.*
- *Un puñado de espinacas.*
- *750 ml de caldo a elección.*
- *Sal.*

- *Pimienta.*
- *Nuez moscada.*
- *Un puñado de albahaca.*
- *¼ taza de nueces.*
- *Queso feta (opcional para servir).*

Dorar en una cacerola el ajo, el poro, el brócoli y el calabacín durante unos minutos. Agregar el caldo y las espinacas. Cocinar durante 15 minutos. Incorporar la albahaca, las nueces y los condimentos. Procesar unos minutos hasta que quede todo integrado. Servir con queso feta desmenuzado.

PLATOS

Salmón mediterráneo en papillote

(2 raciones)

- *2 trozos de salmón (170 g), sin piel.*
- *Sal marina en escamas y pimienta negra molida.*
- *1 bulbo de hinojo pequeño, cortado en rodajas finas.*
- *1 chalota pequeña, cortada en rodajas finas.*
- *4 rodajas de limón.*
- *2 cucharaditas de alcaparras.*
- *½ cucharadita de ralladura de limón.*
- *Aceite de oliva.*
- *Una pizca de pimienta de Alepo (opcional).*
- *10 aceitunas kalamata picadas.*

Precalentar el horno a 200 °C. Pon 2 trozos de papel de horno de 23 × 28 cm en una superficie plana. Sazonar los filetes de salmón generosamente con sal marina en escamas y pimienta negra. Colocar un filete en el tercio inferior de cada papel. Repartir el hinojo, la chalota, las alcaparras, las rodajas de limón y la ralladura de limón a partes iguales entre los filetes. Verter aproximadamente 1 cucharada de aceite de oliva sobre cada uno de los filetes y una pizca de pimienta de Alepo (opcional). Doblar la mitad superior del papel sobre el pescado formando un rectángulo. Empezar por uno de los lados, juntando los bordes con fuerza para que no se escape el líquido y el contenido quede completamente encerrado. Repetir la operación con los otros dos lados. Colocar los "paquetes" en una bandeja de horno y dejar que se hagan entre 12 y 15 minutos, dependiendo del grosor de los filetes. Poner los "paquetes" en platos individuales. Abrir con cuidado el papel, ya que el vapor del interior está caliente, y servir con las aceitunas picadas.

Arroz frito de coliflor y kimchi

(4 raciones)

- *1 coliflor pequeña.*
- *2 cucharadas de aceite de aguacate.*
- *2 cucharaditas de aceite de ajonjolí tostado.*
- *Un manojo pequeño de kale dinosaurio o lacinato sin el tallo.*
- *2 cebolletas cortadas en rodajas finas.*
- *½ taza de kimchi picado.*
- *¼ de taza de cilantro fresco picado.*
- *3 cucharadas de tamari.*
- *10 pistaches picados para decorar.*

Cortar la coliflor en pequeños floretes, ponerlos en una batidora o procesador de alimentos y triturar hasta que parezcan cuscús (que salgan unas 2 tazas). Calentar el aceite de aguacate y el de ajonjolí en una sartén antiadherente a fuego alto.

Añadir el kale y la coliflor y sofreír de 3 a 5 minutos, hasta que el kale esté como marchito y la coliflor empiece a estar doradita. Mezclar con el kimchi, cilantro y tamari, sazonar al gusto y servir el plato con los pistaches picados.

Tempeh quinoa bol

- *180 g de tempeh cortado en dados.*
- *2 cucharadas de aceite de aguacate o de oliva extra virgen.*
- *1 ½ taza de quinoa cocida.*
- *1 col morada cortada muy finito.*
- *1 taza de edamames cocidos o garbanzos.*
- *½ cebolla morada cortada muy finita.*
- *½ taza de tomates cherry.*
- *¼ de taza de nueces picadas.*
- *Salsa para marinar el tempeh*
- *¼ taza de aceite balsámico.*
- *3 cucharadas de tamari.*
- *1 cucharada de yacón o de jarabe de arce.*
- *1 cucharadita de ajo en polvo.*
- *Sal.*
- *Pimienta.*

Marinar el tempeh durante 30 minutos, como mínimo. Llenar el bol con la quinoa, los edamames, los tomates, la cebolla y la col. Condimentar al gusto y aliñar con aceite de oliva y limón. En una sartén con 1 cucharada de aceite dorar el tempeh por ambos lados durante 7 minutos aproximadamente, y poner sobre el bol.

Medallones de calabaza mediterráneos

(2 raciones)

- *4 rodajas de calabaza de 2 centímetros, aproximadamente.*
- *4 rodajas de tomate.*
- *Queso feta desmenuzado.*
- *Orégano seco.*
- *1 cucharada de ghee o de aceite de oliva.*
- *Salsa de pesto*
- *Un puñado de albahaca.*
- *1 diente pequeño de ajo.*
- *10 nueces.*
- *50 g de queso pecorino o parmesano.*
- *¼ de taza de aceite de oliva.*
- *Una pizca de sal.*
- *Pimienta.*

En una sartén con muy poquito ghee o aceite de oliva, dorar las calabazas un par de minutos a fuego medio. Darles la vuelta y colocar sobre cada una las rodajas de tomate, el queso feta y el orégano. Cocinar unos minutos más y tapar la sartén para que se gratine el queso. Acompañar con una cucharada de pesto. Para prepararlo, procesar todos los ingredientes hasta que quede una salsa espesa.

Tofu salteado con verduras

(2 porciones)

- *200 g de tofu extra firme orgánico cortado en dados.*
- *1 cucharada de aceite de aguacate.*
- *1 poro.*
- *1 calabacín.*
- *½ pimiento.*
- *Sal.*
- *Pimienta.*
- *Ajo en polvo.*
- *Aminos de coco.*

En una sartén con una cucharada de aceite de oliva, cocinar el tofu durante un par de minutos por cada lado. Sacar y dejar en un plato. En esa misma sartén, cocinar unos minutos las verduras cortadas bien finas, hasta ablandar. Incorporar el tofu y sazonar. Cocinar un minuto más. Servir con salsa aminos.

Carpaccio de coles de Bruselas

- *200 g de coles de Bruselas.*
- *50 g de queso feta de cabra.*
- *10 nueces pecanas tostadas.*
- *Vinagreta*
- *2 cucharadas de aceite de oliva extra virgen.*
- *2 cucharadas de jugo de limón.*
- *1 cucharadita de ralladura de limón.*
- *Sal.*
- *Pimienta.*
- *1 ramita de romero.*

Quitar las primeras hojas de las coles de Bruselas. Cortar con mandolina o un cuchillo muy filoso las coles muy finito. Disponer en un plato grande. Incorporar las nueces pecanas tostadas y el queso feta desmigado. Servir con unas cucharadas de vinagreta.

Dip de yogur y chipotle y verduras horneadas

- *1 ½ taza de yogur griego sin azúcar.*
- *2 cucharadas de chipotle adobado.*
- *1 cucharadita de miel de yacón.*
- *Sal.*
- *Pimienta.*
- *1 cucharadita de tomillo seco.*
- *1 cucharadita de ajo en polvo.*

Verduras:

- *1 berenjena.*
- *2 calabacines.*
- *1 pimiento.*
- *2 zanahorias.*
- *Sal.*
- *Pimienta.*
- *Tomillo.*
- *Romero.*
- *Ralladura de 1 limón.*
- *1 cucharada de aceite de oliva.*

Precalentar el horno a 200 °C. Cortar las verduras longitudinalmente del mismo grosor, aproximadamente. Disponer en una fuente de horno, previamente engrasada con aceite de oliva y condimentadas. Cocinar durante 20 minutos aproximadamente. Dip de yogur. Mezclar en un bol todos los ingredientes hasta integrar. Mantener refrigerado hasta usar de acompañamiento de las verduras.

Dip de berenjenas asadas

- *1 kg de berenjenas.*
- *1 cebolla cortada en cuartos.*
- *1 diente de ajo.*
- *2 cucharadas de aceite de oliva.*
- *Sal.*
- *Pimienta.*
- *¼ taza de cayena.*
- *Almendras para decorar.*

Precalentar el horno a 190° C. Cortar las berenjenas y las cebollas en trozos. Disponer en una bandeja de horno forrada con papel encerado, las verduras cortadas y el diente de ajo con una cucharada de aceite de oliva. Cocinar durante 20 minutos hasta que las verduras estén blandas. Esperar que entibie y luego condimentar y agregar una cucharada de aceite de oliva. Mezclar y servir con nachos o bastones de verduras crudas.

Puré de coliflor con azafrán
(receta ideal para guarnición o dip)

- *500 g de flores de coliflor.*
- *250 g de calabaza cortada en trozos.*
- *1 diente de ajo.*
- *Sal.*
- *Pimienta.*
- *½ cucharadita de azafrán molido.*
- *¼ cucharadita de cúrcuma.*
- *2 cucharadas de aceite de oliva extra virgen.*

Hornear hasta dorar la coliflor con los dados de calabaza (tratar de cortarlos del mismo tamaño) y con el diente de ajo. Condimentar y aliñar con el aceite de oliva. Servir caliente.

POSTRES

Bizcocho de cítricos bajo en carbohidratos

- *3 huevos ecológicos.*
- *⅓ de taza de leche de almendras o coco.*
- *⅓ de taza de alulosa o eritritol.*
- *⅓ de taza de aceite de aguacate o de oliva extra virgen.*
- *1 cucharadita de extracto de vainilla.*
- *Ralladura y jugo de 1 limón.*
- *Ralladura y jugo de 1 naranja.*
- *1 ½ taza de harina de almendras.*
- *¼ de taza de harina de coco.*
- *2 cucharaditas de levadura.*

Precalentar el horno a 180 °C. En un bol batir los huevos, el endulzante, el aceite, la leche vegetal, la vainilla, el jugo y la ralladura de cítricos. Incorporar los ingredientes secos tamizados, mezclando sólo hasta integrar. Disponer en un molde de 20 × 10 cm. Hornear durante 35/40 minutos aproximadamente.

Helado de matcha y plátano

- *3 plátanos congelados sin piel y en trozos.*
- *1 cucharadita de canela.*
- *1 cucharada de crema de almendras.*
- *1 cucharadita de matcha.*

Procesar a velocidad media/alta durante unos segundos. Parar el motor y bajar de las paredes del procesador. Volver a procesar. Servir con nueces troceadas o cacao nibs.

Crumble de peras especiado

- *1 cucharadita de ghee o aceite de coco.*
- *4 peras peladas y cortadas en rodajas.*
- *1 cucharada de azúcar de coco o alulosa.*
- *2 cucharadas de jugo de limón.*
- *½ cucharadita de canela de Ceilán.*
- *¼ cucharadita de cardamomo molido.*
- *¼ cucharadita de jengibre.*

Precalentar el horno a 175 °C. En una sartén calentar el ghee y poner las peras, el endulzante, el jugo de limón y las especias y cocinar durante unos minutos hasta que las peras se ablanden. Mezclar en un bol los ingredientes del *crumble* con las manos hasta formar como una arena. Volcar las peras en una fuente apta para horno de 20 × 20 centímetros previamente untada con ghee o aceite de coco. Volcar el *crumble* en la fuente de manera que cubra las peras. Hornear durante 15 minutos hasta que el *crumble* esté dorado. Servir tibio con helado sin azúcar o yogur griego con vainilla.

Cookies de pumpkin y chocolate

- *200 g de harina de avena GF.*
- *3 cucharadas de azúcar de coco.*
- *1 cucharadita de polvo para hornear.*
- *4 cucharadas de aceite de coco blando o de ghee.*
- *4 cucharadas de leche vegetal.*
- *3 cucharadas de puré de calabaza.*
- *Ralladura de ½ naranja.*
- *⅓ taza de trozos de chocolate, 85 por ciento de cacao.*
- *½ cucharadita de canela.*
- *⅛ de cucharadita de nuez moscada.*
- *¼ de cucharadita de cardamomo molido.*
- *¼ de cucharadita de jengibre molido.*
- *Una pizca de sal.*

Precalentar el horno a 180 °C. Batir en un bol los ingredientes húmedos, incorporar los secos y mezclar con una espátula. Incorporar los trozos de chocolate. Formar las galletas con la ayuda de una cuchara y hornear durante 12 minutos.

Berry brownies
(molde de 20 × 20 cm)

- *2 huevos.*
- *5 cucharadas de alulosa o fruto del monje.*
- *150 g de chocolate, 85 por ciento cacao.*
- *60 g de ghee o de mantequilla de pasto.*
- *1 cucharadita de extracto de vainilla.*
- *Ralladura de ½ naranja.*
- *¾ de taza de harina de nuez de la India o de almendras.*
- *¼ de taza de arrowroot o de fécula de tapioca.*
- *Una pizca de sal.*
- *1 cucharadita de polvo para hornear sin aluminio.*
- *½ taza de frutos del bosque congelados.*

Precalentar el horno a 180 °C. Derretir en el microondas o al baño maría el chocolate en trozos con el ghee o la mantequilla. Agregar la alulosa, la ralladura de naranja y la vainilla. Incorporar los ingredientes secos tamizados y las frutas del bosque. Mezclar sólo hasta integrar. Cocinar durante 15/20 minutos aproximadamente. Opción ideal para postre con algún helado sin azúcar.

Notas

Introducción

[1] OMS, Regional Office for Europe. European Observatory on Health Systems and Policies. R. Busse, M. Blümel, D. Scheller-Kreinsen y A. Zentner.

1. Inflammaging

[1] López-Otín *et al.*, "The Hallmarks of Aging", *Cell* 153, 2013, 1.194-1.217.

[2] C. Franceschi, M. Bonafè, S. Valensin, F. Olivieri, M. de Luca, E. Ottaviani y G. de Benedictis, "Inflamm-aging. An evolutionary Perspective on Immunosenescence", *Ann N Y Acad Sci.*, 908, 2000, 244-254. doi: 10.1111/j.1749-6632.2000.tb06651.x. PMID: 10911963.

[3] E. Cevenini, D. Monti y C. Franceschi, "Inflamm-aging", *Curr. Opin Clin. Nutr. Metab. Care* 16 (1), 2013, 14-20. doi: 10.1097/ MCO.0b013e32835ada13. PMID: 23132168.

[4] *Ibid.*

[5] C. Franceschi, M. Capri, D. Monti *et al.*, "Inflammaging and Anti-Inflammaging: A Systemic Perspective on Aging and Longevity Emerged from Studies in Humans", *Mech Ageing Dev.* 128 (1), 2007, 92-105. doi: 10.1016/j.mad.2006.11.016. Epub 2006 Nov 20. PMID: 17116321.

[6] B.G. Childs, M. Durik, D.J. Baker y J.M. van Deursen, "Cellular Senescence in Aging and Age-Related Disease: From Mechanisms to Therapy", *Nat. Med.* 21, 2015, 1.424-1.435. doi: 10.1038/ nm.4000.

[7] V. Kordinas, A. Ioannidis y S. Chatzipanagiotou, "The Telomere/ Telomerase System in Chronic Inflammatory Diseases. Cause or Effect?", *Genes (Basel)* 7 (9), 2016, 60. doi:10.3390/genes7090060.

[8] G. Liguori, F. Russo, G. Curcio, L. Bulli, D. Aran, G. Della-Morte, G. Garguiulo, F. Testa, D. Cacciatore, P. Bonaduce y P. Abete, "Oxidative Stress, Agins, and Dieseases", *Clin. Interv. Aging* 13, 2018, 757-772. 10.2147/CIA. S158513.

[9] Y. Arai, C.M. Martín-Ruiz, M. Takayama *et al.*, "Inflammation, But Not Telomere Length, Predicts Successful Ageing at Extreme Old Age: A Longitudinal Study of Semi-supercentenarians", *EBioMedicine* 2 (10), 2015, 1.549-1.558. doi:10.1016/j.ebiom.2015.07.02.

[10] J. Krøll, "Correlations of Plasma Cortisol Levels, Chaperone Expression and Mammalian Longevity: A Review of Published Data", *Biogerontology* 11, 2010, 495-499. *https://doi.org/10.1007/s10522010-9264-9.*

[11] K. van Drielen, D.A. Gunn, R. Noordam, C.E. Griffiths, R.G. Westendorp, A.J. de Craen y D. van Heemst, "Disentangling the Effects of Circulating IGF-1, Glucose, and Cortisol on Features of Perceived Age", *Age (Dordr)*, 37 (3), 2015, 9771. doi: 10.1007/s11357-015-9771-3. Epub 2015 Apr 16. PMID: 25874752; PMCID: PMC4397216.

[12] H. Drenth, S. Zuidema, I. Bautmans y H. Hobbelen, "The Role of Inflammaging and Advanced Glycation End Products on Paratonia in Patiens with Dementia", *Experimental Gerontology* 142, 2020, 111125. doi: 10.1016/j.exger.2020.111125.

[13] M. de la Fuente y J. Miquel, "An Update of The Oxidation-Inflammation Theory of Aging: The Involvement of The Immune System in Oxi-Inflamm-Aging", *Curr Pharm Des.* 15 (26), 2009, 3.003-3.026. doi: 10.2174/138161209789058110. PMID: 19754376.

2. ¿Cómo estás envejeciendo?

[1] M Stobbe, "US Life Expectancy Will Likely Decline for Third Straight Year", *Bloomberg* 23, 2018.

[2] D. Health, "Physical Declines Begin Earlier than Expected among U.S. Adults", *Science Daily* 21, 2016. *es/2016/07/160721144805.htm*

[3] G.K. Vincent *et al.*, "The Next Four Decades: The Older Population in the United States: 2020 to 2050", U.S. Department of Commerce, Economics and Statistical Administration, U.S. Census Bureau 1138, 2010.

[4] *www.cancer.gov/news-events/cancer-currents-blog/2015/breastforecast*

[5] Zachary J. Ward, Sara N. Berch, Angie L. Cradock *et al.*, "Projected U.S. State-Level Prevalence of Adult Obesity and Severe obesity", *New England Journal of Medicine*, diciembre 2019.

[6] L.E. Hebert *et al.*, "Annual Incidence of Alzheimer's in the United States Projected to the Years 2000 to 2050", *Alzheimer Disease and Associated Disorders* 15 (4), 2001, 169-173.

[7] S.J. Olshansky *et al.*, "A potential Decline in Life Expectancy in the United States in the 21st Century", *New England Journal of Medicine* 352 (11), 2005, 1.138-1.234.

[8] E. Crimmins, S. Vasunilashorn, J.K. Kim y D. Alley, "Biomarkers Related to Aging in Human Populations", *Adv. Clin. Chem.* 46, 2008, 161-216. doi:10.1016/s0065-2423(08)00405-8.

[9] J.S. Allard *et al.*, "Dietary Activators of Sirt1", *Molecular and Cellular Endocrinology*, 299 (1), 2009, 58-63. doi:10.1016/j.mce.2008.10.018.

[10] J. Kim *et al.*, "AMPK Activators: Mechanisms of Action and Physiological Activities", *Experimental & Molecular Medicine* 48 (4), 2016. doi:10.1038/emm.2016.16.

3. El estrés y la hormona alfa: el cortisol

[1] M. Norman y S.D. Hearing, "Glucocorticoid Resistance What is Known?", *Curr. Opin. Pharmacol.* 2 (6), 2002, 723-729. doi: 10.1016/s1471-4892(02)00232-1. PMID: 12482737.

[2] E. Fries, J. Hesse, J. Hellhammer y D.H. Hellhammer, "A New View on Hypocortisolism", *Psychoneuroendocrinology* 30(10), 2005, 1.010-1.016. doi: 10.1016/j.psyneuen.2005.04.006. PMID: 15950390.

[3] P. A. Zunszain, C. Anacker, A. Cattaneo, L.A. Carvalho y C.M. Pariante, "Glucocorticoids, Cytokines and Brain Abnormalities in Depression", *Prog. Neuropsychopharmacol. Biol. Psychiatry* 35(3), 2011, 722-729. doi: 10.1016/j.pnpbp.2010.04.011. Epub 2010 Apr 18. PMID: 20406665; PMCID: PMC3513408.

[4] M.S. Harbuz, A.J. Chover-Gonzalez y D.S. Jessop, "Hypothalamo-Pituitary-Adrenal Axis and Chronic Immune Activation", *Ann. N.Y. Acad. Sci.* 992, 2003, 99-106. doi: 10.1111/j.1749-6632.2003. tb03141.x. PMID: 12794050.

[5] N. Schneiderman, G. Ironson y S.D. Siegel, "Stress and Health: Psychological, Behavioral, and Biological Determinants", *Annu. Rev. Clin. Psychol.* 1, 2005, 607-628. doi: 10.1146/annurev.clinpsy.1.102803. 144141. PMID: 17716101; PMCID: PMC2568977.

[6] G.E. Miller, S. Cohen y A.K. Ritchey, "Chronic Psychological Stress and the Regulation of Pro-Inflammatory Cytokines: A Glucocorticoid-Resistance Model", *Health Psychol.* 21 (6), 2002, 531-541. doi: 10.1037//0278-6133.21.6.531. PMID: 12433005.

[7] K. Aschbacher, A. O'Donovan, O.M. Wolkowitz, F.S. Dhabhar, Y. Su y E. Epel, "Good Stress, Bad Stress and Oxidative Stress: Insights from Anticipatory Cortisol Reactivity", *Psychoneuroendocrinology* 38(9), 2013, 1.698-1.708. doi: 10.1016/j.psyneuen.2013.02.004. Epub 2013 Mar 13. PMID: 23490070; PMCID: PMC4028159.

[8] E.S. Epel, E.H. Blackburn, J. Lin, F.S. Dhabhar, N.E, Adler, J.D. Mo-

rrow y R.M. Cawthon, "Accelerated Telomere Shortening in Response to Life Stress", *Proc. Natl. Acad. Sci. USA.* 101(49), 2004, 17312-5. doi: 10.1073/pnas.0407162101. Epub 2004 Dec 1. PMID: 15574496; PMCID: PMC534658.

9 R. Yehuda, N.P. Daskalakis, L.M. Bierer, H.N. Bader, T. Klengel, F. Holsboer y E.B. Binder, "Holocaust Exposure Induced Intergenerational Effects on FKBP5 Methylation", *Biol. Psychiatry* 80 (5), 2016, 372-380. doi: 10.1016/j.biopsych.2015.08.005. Epub 2015 Aug 12. PMID: 26410355.

10 Yehuda, G. Cai, J.A. Golier, C. Sarapas, S. Galea, M. Ising, T. Rein, J. Schmeidler, B. Müller-Myhsok, F. Holsboer y J.D. Buxbaum, "Gene Expression Patterns Associated with Posttraumatic Stress Disorder Following Exposure to the World Trade Center Attacks", *Biol. Psychiatry* 66 (7), 2009, 708-711. doi: 10.1016/j.biopsych.2009.02.034. Epub 2009 Apr 25. PMID: 19393990.

4. Tus inquilinos

1 R.S. Longman y D.R. Littman, "The Functional Impact of the Intestinal Microbiome on Mucosal Immunity and Systemic Autoimmunity", *Curr. Opin. Rheumatol.* 27 (4), 2015, 381-387. doi: 10.1097/BOR.000000000000 0190. PMID: 26002030; PMCID: PMC4929006.

2 S. Roy y G. Trinchieri, "Microbiota: A Key Orchestrator of Cancer Therapy", *Nat. Rev. Cancer.* 17 (5), 2017, 271-285. doi: 10.1038/ nrc.2017.13.

3 J.L. Sonnenburg y F. Bäckhed, "Diet-Microbiota Interactions as Moderators of Human Metabolism", *Nature* 535, 2016, 56-64. doi: 10.1038/na ture18846. PMID: 27383980; PMCID: PMC5991619.

4 P.A. Smith, "The Tantalizing Links between Gut Microbes and the Brain", *Nature* 526, 2015, 312-314. doi: 10.1038/526312a. PMID: 26469024.

5 C.J. Robinson, B.J. Bohannan y V.B. Young, "From Structure to Function: The Ecology of Host-Associated Microbial Communities", *Microbiol. Mol. Biol. Rev.* 74 (3), 2010, 453-476. doi:10.1128/MMBR. 00014-10.

[6] A.M. O'Hara y F. Shanahan, "The Gut Flora as a Forgotten Organ", *EMBO Rep.* 7 (7), 2006, 688-693. doi: 10.1038/sj.embor.7400731. PMID: 16819463; PMCID: PMC1500832.

[7] I. Cho y M.J. Blaser, "The Human Microbiome: At the Interface of Health and Disease", *Nat. Rev. Genet.* 13 (4), 2012, 260-270. doi: 10.1038/nrg3182.

[8] D.B. DiGiulio, R. Romero, H.P. Amogan, J.P. Kusanovic, E.M. Bik, F. Gotsch, C.J. Kim, O. Erez, S. Edwin y D.A. Relman, "Microbial Prevalence, Diversity and Abundance in Amniotic Fluid During Preterm Labor: A Molecular and Culture-Based Investigation", *PLoS One.* 3 (8), 2008, e3056. doi: 10.1371/journal.pone.0003056. PMID: 18725970; PMCID: PMC2516597.

[9] G. Biasucci, B. Benenati, L. Morelli, E. Bessi y G. Boehm, "Cesarean Delivery May Affect the Early Biodiversity of Intestinal Bacteria", *J. Nutr.* 138(9), 2008, 1.796S-1.800S. doi: 10.1093/jn/138.9.1796S. PMID: 18716189.

[10] M.G. Domínguez-Bello, E.K. Costello, M. Contreras, M. Magris, G. Hidalgo, N. Fierer y R. Knight, "Delivery Mode Shapes the Acquisition and Structure of The Initial Microbiota Across Multiple Body Habitats in Newborns", *Proc. Natl. Acad. Sci. USA*, 107 (26), 2010, 11.971- 11.975. doi: 10.1073/pnas.1002601107. Epub 2010 Jun 21. PMID: 20566857; PMCID: PMC2900693.

[11] M. Berk, L.J. Williams, F.N. Jacka *et al.*, "So Depression is an Inflammatory Disease, but Where Does the Inflammation Come From?", *BMC Med.* 11 (200), 2013. doi.org/10.1186/1741-7015-11-200.

[12] F. Wang, J. Liu, T. Weng *et al.*, "The inflammation induced by lipopolysaccharide can be mitigated by short-chain fatty acid, butyrate, through upregulation of IL-10 in septic shock", *Scand J. Inmunol*, abril de 2017, 85(4): 258-263. doi: 10.1111/sfi: 12515. PMID: 27943364.

[13] C. Sturgeon y A. Fasano, "Zonulin, a Regulator of Epithelial and Endothelial Barrier Functions, and its Involvement in Chronic Inflammatory Diseases", *Tissue Barriers* 4 (4), 2016, e1251384. doi:10.1080/21688370.2016.1251384.

[14] *Ibid.*

[15] M. Berk, L.J. Williams, F.N. Jacka *et al.*, "So Depression is an Inflammatory Disease, but Where Does the Inflammation Come From?", *BMC Med.* 11 (200), 2013. doi.org/10.1186/1741-7015-11-200.

[16] E.A. Mutlu, P.M. Gillevet, H. Rangwala, M. Sikaroodi, A. Naqvi, P.A. Engen, M. Kwasny, C.K. Lau y A. Keshavarzian, "Colonic Microbiome is Altered in Alcoholism", *Am. J. Physiol. Gastrointest. Liver. Physiol.* 302 (9), 2012, 966-978. doi: 10.1152/ajpgi.00380.2011. Epub 2012 Jan 12. PMID: 22241860; PMCID: PMC3362077.

[17] S.A. Zamora, R.J. Hilsden, J.B. Meddings, J.D. Butzner, R.B. Scott y L.R. Sutherland, "Intestinal Permeability Before and After Ibuprofen in Families of Children with Crohn's Disease", *Can. J. Gastroenterol*, 13 (1), 1999, 31-36. doi: 10.1155/1999/457315. PMID: 10099814.

[18] Y.Y. Lam, C.W.Y. Ha, C.R. Campbell, A.J. Mitchell, A. Dinudom, J. Oscarsson *et al.*, "Increased Gut Permeability and Microbiota Change Associate with Mesenteric Fat Inflammation and Metabolic Dysfunction in Diet-Induced Obese Mice", *PLoS One* 7(3), 2012, e34233.

[19] M.S. Desai, A.M. Seekatz, N.M. Koropatkin *et al.*, "A Dietary Fiber-Deprived Gut Microbiota Degrades the Colonic Mucus Barrier and Enhances Pathogen Susceptibility", *Cell.* 167 (5), 2016, 1.339-1.353.e21. doi: 10.1016/j.cell.2016.10.043. PMID: 27863247; PMCID: PMC5131798.

[20] M. Berk, L.J. Williams, F.N. Jacka *et al.*, "So Depression is an Inflammatory Disease, but Where Does the Inflammation Come From?", *BMC Med.* 11 (200), 2013. doi.org/10.1186/1741-7015-11-200.

[21] A. Fasano, "Zonulin and its Regulation of Intestinal Barrier Function: The Biological Door To Inflammation, Autoimmunity, and Cancer", *Physiol. Rev.* 91 (1), 2011, 151-175. doi: 10.1152/physrev. 00003.2008. PMID: 21248165.

[22] E.F. Verdu, D. Armstrong y J.A. Murray, "Between Celiac Disease and Irritable Bowel Syndrome: The "No Man's Land" of Gluten Sensitivity", *Am. J. Gastroenterol.* 104 (6), 2009, 1.587-1.594. doi: 10.1038/ajg.2009.188. PMID: 19455131; PMCID: PMC3480312.

[23] J. Molina-Infante, S. Santolaria, M. Montoro, M. Esteve y F. Fernández-Bañares, "Sensibilidad al gluten no celiaca: una revisión crítica de la evidencia actual", *Gastroenterología y Hepatología* 37 (6), 2014, 362-371.

5. Sana tu intestino

[1] P. Kleinbongard, A. Dejam, T. Lauer, T. Jax *et al.*, "Plasma Nitrite Concentrations Reflect the Degree of Endothelial Dysfunction in Humans", *Free Radic. Biol. Med.* 40 (2), 2006, 295-302. doi: 10.1016/j.freeradbiomed.2005.08.025. Epub 2005 Nov 10. PMID: 16413411.

[2] E.C. Pereira, S. Ferderbar, M.C. Bertolami, A.A. Faludi, O. Monte, H.T. Xavier, T.V. Pereira y D.S. Abdalla, "Biomarkers of Oxidative Stress and Endothelial Dysfunction in Glucose Intolerance and Diabetes Mellitus", *Clin. Biochem.* 41(18), 2008, 1.454-1.460. doi: 10.1016/j.clinbiochem.2008.08.074. Epub 2008 Sep 3. PMID: 18793627.

[3] D. Ornish, L.W. Scherwitz, J.H Billings *et al.* "Intensive Lifestyle Changes for Reversal of Coronary Heart Disease", *JAMA* 280 (23), 1998, 2.001-2.007. doi:10.1001/jama.280.23.2001.

[4] C.B. Esselstyn jr., G. Gendy, J. Doyle, M. Golubic y M.F. Roizen, "A Way to Reverse CAD?", *J. Fam. Pract.* 63(7), 2014, 356-364b. PMID: 25198208.

[5] A. Pan, Q. Sun, A.M. Bernstein, M.B. Schulze, J.E. Manson, M.J. Stampfer, W.C. Willett y F.B. Hu, "Red Meat Consumption and Mortality: Results from 2 Prospective Cohort Studies", *Arch. Intern. Med.* 172 (7), 2012, 555-563. doi: 10.1001/archinternmed.2011.2287. Epub 2012 Mar 12. PMID: 22412075; PMCID: PMC3712342.

[6] K. Skog, G. Steineck, K. Augustsson y M. Jägerstad, "Effect of Cooking Temperature on the Formation of Heterocyclic Amines in Fried Meat Products and Pan Residues", *Carcinogenesis* 16 (4), 1995, 861-867. doi: 10.1093/carcin/16.4.861. PMID: 7728968.

[7] A. Pan, Q. Sun, A.M. Bernstein, M.B. Schulze, J.E. Manson, M.J. Stampfer, W.C. Willett y F.B. Hu, "Red Meat Consumption and Mortality:

Results from 2 Prospective Cohort Studies", *Arch. Intern. Med.* 172 (7), 2012, 555-563. doi: 10.1001/archinternmed.2011.2287. Epub 2012 Mar 12. PMID: 22412075; PMCID: PMC3712342.

8 T. Karakan, "Intermittent Fasting and Gut Microbiota", *Turk. J. Gastroenterol.* 30 (12), 2019, 1.008. doi:10.5152/tjg.2019.101219.

9 T. Sahi, "Hypolactasia and Lactase Persistence. Historical Review and the Terminology", *Scand. J. Gastroenterol.* 202, 1994, 1-6.

10 L. Kopp-Hoolihan, "Prophylactic and Therapeutic Uses of Probiotics: A Review", *J. Am. Dict. Assoc.* 101 (2), 2001, 229-238.

11 M. De Vrese, A. Stegelman, B. Richter, S. Fensalau, C. Lau y J. Schrezenmeir, "Probiotics Compensation for Lactase Insufficiency", *Am. J. Clin. Nutr.* 73, 2001, 421-429.

6. Alimentación anti-*inflammaging*

1 The Giant Consortium (C. Willer *et al.*), "Six New Loci Associated with Body Mass Index Highlight a Neuronal Influence on Body Weight Regulation", *Nat. Genet.* 41, 2009, 25-34. *https://doi. org/10.1038/ng.287*

2 H.R. Bergen, J.N. Farr, P.M. Vanderboom *et al.*, "Myostatin as a Mediator of Sarcopenia Versus Homeostatic Regulator of Muscle Mass: Insights Using a New Mass Spectrometry-Based Assay", *Skelet. Muscle.* 5, 2015, 21. doi: 10.1186/s13395-015-0047-5. PMID: 26180626; PMCID: PMC4502935.

3 N. Shivappa, S.E. Steck, T.G. Hurley, J.R. Hussey y J.R. Hébert, "Designing and Developing a Literature-Derived, Population-Based Dietary Inflammatory Index", *Public Health Nutr.* 17(8), 2014, 1.689-1.696. doi: 10.1017/S1368980013002115. Epub 2013 Aug 14. PMID: 23941862; PMCID: PMC3925198.

4 J. Barbaresko, M. Koch, M.B. Schulze y U. Nöthlings, "Dietary Pattern Analysis and Biomarkers of Low-Grade Inflammation: A Systematic Literature Review", *Nutr. Rev.* 71 (8), 2013, 511-527. doi: 10.1111/nure.12035. Epub 2013 Jun 13. PMID: 23865797.

[5] K. Esposito, F. Nappo, R. Marfella *et al.*, "Inflammatory Cytokineconcentrations are Acutely Increased by Hyperglycemia in Humans: Role of Oxidative Stress", *Circulation* 106, 2002, 2.067-2.072.

[6] K. Esposito, F. Nappo, F. Giugliano *et al.*, "Meal Modulation of Circulating Interleukin 18 and Adiponectin Concentrations in Healthy Subjects and in Patients with Type 2 Diabetes Mellitus", *Am. J. Clin. Nutr.* 78, 2003, 1.135-1.140.

[7] S. Liu, J.E. Manson, J.E. Buring, M.J. Stampfer, W.C. Willett y P.M. Ridker, "Relation Between a Diet with a High Glycemic Load and Plasma Concentrations of High-Sensitivity C-Reactive Protein in Middle-Aged Women", *Am. J. Clin. Nutr.* 75 (3), 2002, 492-498. doi: 10.1093/ajcn/75.3.492. PMID: 11864854.

[8] A.C. Bested, A.C. Logan y E.M. Selhub, "Intestinal Microbiota, Probiotics and Mental Health: From Metchnikoff to Modern Advances: Part II Contemporary Contextual Research", *Gut. Pathog.* 5 (1), 2013, 3. doi: 10.1186/1757-4749-5-3. PMID: 23497633; PMCID: PMC 3601973.

[9] E. Miadoková, "Isoflavonoids, an Overview of Their Biological Activities and Potential Health Benefits", *Interdiscip. Toxicol.* 2 (4), 2009, 211-218. doi:10.2478/v10102-009-0021-3.

[10] M.J. James, R.A. Gibson y L.G. Cleland, "Dietary Polyunsaturated Fatty Acids and Inflammatory Mediator Production", *Am. J. Clin. Nutr.* 71(1 Suppl), 2000, 343-348.

[11] B.C. Melnik, "Milk. The Promoter of Chronic Western Diseases", *Med. Hypotheses* 72, 2009, 631-639.

[12] A.D. Zampelas, C.A. Chrysohoou y C.I. Stefanadis, "Dairy Products Consumption is Associated with Decreased Levels of Inflammatory Markers Related to Cardiovascular Disease in Apparently Healthy Adults: The ATTICA Study". *J. Am. Coll. Nutr.* 29, 2010, 357-364.

[13] M.E. Labonte, P. Couture, C. Richard, S. Desroches y B. Lamarche, "Impact of Dairy Products on Biomarkers of Inflammation: A Systematic Review of Randomized Controlled Nutritional Intervention Studies in Overweight and Obese Adults", *Am. J. Clin. Nutr.* 97, 2014, 706-717.

[14] A. Bordoni, F. Danesi, D. Dardevet *et al.*, "Dairy Products and Inflammation: A Review of The Clinical Evidence", *Critical Reviews in Food Science and Nutrition* 57 (12), 2017, 2.497-2.525. doi: 10.1080/10408398.2014.967385.

[15] A.R. Lomax y P.C. Calder, "Probiotics, Immune Function, Infection and Inflammation: A Review of the Evidence from Studies Conducted in Humans", *Curr. Pharm. Des.* 15, 2009,1.428-1.518.

[16] Y.T. Tsai, P.C. Cheng y T.M. Pan, "The Immunomodulatory Effects of Lactic Acid Bacteria for Improving Immune Functions and Benefits", *Appl. Microbiol. Biotechnol.* 96, 2012, 853-862.

[17] C. Ceapa, H. Wopereis, L. Rezaiki, M. Kleerebezem, J. Knol y R. Oozeer, "Influence of Fermented Milk Products, Prebiotics and Probiotics on Microbiota Composition and Health", *Best Pract. Res. Clin. Gastroenterol.* 27, 2013, 139-155.

[18] D.S. Newburg, "Glycobiology of Human Milk", *Biochemistry (Mosc.)* 78, 2013, 771-785.

[19] J. Molina-Infante, S. Santolaria, M. Montoro, M. Esteve y F. Fernández-Bañares, "Sensibilidad al gluten no celiaca: una revisión crítica de la evidencia actual", *Gastroenterología y Hepatología* 37 (6), 2014, 362-371.

[20] E. Lionetti, A. Pulvirenti *et al.*, "Re-challenge Studies in Non-celiac Gluten Sensitivity: A Systematic Review and Meta-Analysis", *Frontiers in Physiology* 8, 2017, 621.

[21] M. Tanveer y A. Ahmed, "Non-Celiac Gluten Sensitivity: A Systematic Review", *J. Coll. Physicians Surg. Pak.* 29 (1), 2019, 51-57. doi: 10.29271/jcpsp.2019.01.51. PMID: 30630570.

[22] J. Molina-Infante, S. Santolaria, M. Montoro, M. Esteve y F. Fernández-Bañares, "Sensibilidad al gluten no celiaca: una revisión crítica de la evidencia actual", *Gastroenterología y Hepatología* 37 (6), 2014, 362-371.

[23] C. Boonkaewwan, C. Toskulkao y M. Vongsakul, "Anti-Inflammatory and Immunomodulatory Activities of Stevioside and Its Metabolite Steviol on THP-1 Cells", *J. Agric. Food Chem.* 55 (3), 2006, 785-789.

[24] C. Boonkaewwan, M. Ao, C. Toskulkao *et al.*, "Specific Immunomodulatory and Secretory Activities of Stevioside and Steviol in Intestinal Cells", *J Agric Food Chem.* 56 (10), 2008, 3.777-3.784.

[25] K. Noda, K. Nakayama y T. Oku, "Serum Glucose and Insulin Levels and Erythritol Balance After Oral Administration of Erythritol in Healthy Subjects", *Eur. J. Clin. Nutr.* 48, 1994, 286-292.

[26] E. Arrigoni, F. Brouns y R. Amadò, "Human Gut Microbiota Does Not Ferment Erythritol", *Br. J. Nutr.* 94, 2005, 643-646.

[27] T. Iida, N. Hayashi, T. Yamada *et al.*, "Failure Of D-Psicose Absorbed in The Small Intestine to Metabolize into Energy and Its Low Large Intestinal Fermentability in Humans", *Metabolism* 59(2), 2010, 206-214. doi: 10.1016/j.metabol.2009.07.018. Epub 2009 Sep 17. PMID: 19765780.

[28] *Ibid.*

[29] A. Hossain, F. Yamaguchi, T. Matsuo *et al.*, "Rare Sugar D-Allulose: Potential Role and Therapeutic Monitoring in Maintaining Obesity and Type 2 Diabetes Mellitus", *Pharmacol. Ther.* 155, 2015, 49-59. doi: 10.1016/j.pharmthera.2015.08.004. Epub 2015 Aug 20. PMID: 26297 965.

[30] T. Iida, Y. Kishimoto, Y. Yoshikawa *et al.*, "Acute D-Psicose Administration Decreases the Glycemic Responses to An Oral Maltodextrin Tolerance Test in Normal Adults", *J. Nutr. Sci. Vitaminol (Tokyo)* 54 (6), 2008, 511-514. doi: 10.3177/jnsv.54.511. PMID: 19155592.

[31] M. Spencer, A. Gupta, L.V. Dam, C. Shannon, S. Menees y W.D. Chey, "Artificial Sweeteners: A Systematic Review and Primer for Gastroenterologists", *J. Neurogastroenterol. Motil.* 22, 2016, 168-180. *https://doi.org/10.5056/jnm15206*.

[32] N. Wiebe, R. Padwal, C. Field, S. Marks, R. Jacobs y M. Tonelli, "A Systematic Review on the Effects of Sweeteners on Glycemic Response and Clinically Relevant Outcomes", *BMC Med* 9, 2011, 123.

[33] A. Sharma, S. Amarnath, M. Thulasimani y S. Ramaswamy, "Artificial Sweeteners as a Sugar Substitute: Are They Really Safe?", *Indian J. Pharmacol.* 48 (3), 2016, 237-240. doi:10.4103/0253-7613.182888.

[34] T.N. Imfeld, "Clinical Caries Studies with Polyalcohols. A Literature Review", *Schweiz Monatsschr Zahnmed* 104 (8), 1994, 941-945. PMID: 8091172.

[35] Paganini-Hill, A., White, S.C. y Atchison, K.A., "Dental health behaviors, dentition and mortality in the elderly: the leisure world cohort study", *J Aging Res.*, 2011; 2011:156061, doi: 10.4061/2011/156061, epub 2011 Jun 15, PMID: 21748004, PMCID: PMC3124861.

[36] Yaacob, M. *et al.*, "Powered versus manual toothbrushing for oral health", *Cochrane Database Syst Rev.*, 2014, Jun 17; 2014(6): CD002281, doi: 10.1002/14651858.CD002281, epub 3, PMID: 24934383, PMCID: PMC7133541.

7. ¡Que vengan los bomberos!

[1] S. Rigacci, "Olive Oil Phenols as Promising Multi-targeting Agents Against Alzheimer's Disease", *Adv. Exp. Med. Biol.* 863, 2015, 1-20. doi: 10.1007/978-3-319-18365-7_1. PMID: 26092624.

[2] V. Pitozzi, M. Jacomelli, D. Catelan, M. Servili, A. Taticchi, A. Biggeri, P. Dolara y L. Giovannelli, "Long-Term Dietary Extra-Virgin Olive Oil Rich in Polyphenols Reverses Age-Related Dysfunctions in Motor Coordination and Contextual Memory in Mice: Role of Oxidative Stress", *Rejuvenation Res* 15(6), 2012, 601-612. doi: 10.1089/rej.2012.1346. Epub 2012 Nov 16. PMID: 22950431.

[3] https://www.oliveoiltimes.com/health-news/olive-oil-stops-gut-bacteria-linked-to-heart-and-brain-diseases/50507

[4] https://www.scientificamerican.com/article/mediterranean-diet-with-olive-oil-nuts-linked-to-healthier-brain/

[5] A. Barzegar y A.A. Moosavi-Movahedi, "Intracellular ROS Protection Efficiency and Free Radical-Scavenging Activity of Curcumin", *PLoS One* 6 (10), 2011, e26012. doi: 10.1371/journal.pone.0026012. Epub 2011 Oct 10. PMID: 22016801; PMCID: PMC3189944.

[6] K. Xiao, J. Jiang, C. Guan, C. Dong, G. Wang, L. Bai, J. Sun, C. Hu y C. Bai, "Curcumin Induces Autophagy Via Activating the AMPK Signaling Pathway in Lung Adenocarcinoma Cells", *J. Pharmacol. Sci.* 123 (2), 2013, 102-109. doi: 10.1254/jphs.13085fp. Epub 2013 Sep 18. PMID: 24048094.

[7] B.B. Aggarwal, S.C. Gupta y B. Sung, "Curcumin: An Orally Bioavailable Blocker of TNF and Other Pro-Inflammatory Biomarkers", *Br. J. Pharmacol.* 169 (8), 2013, 1.672-1.692. doi: 10.1111/bph.12131. PMID: 23425071; PMCID: PMC3753829.

[8] V. Kuptniratsaikul, P. Dajpratham, W. Taechaarpornkul *et al.*, "Efficacy and Safety of Curcuma Domestica Extracts Compared with Ibuprofen in Patients with Knee Osteoarthritis: A Multicenter Study", *Clin. Interv. Aging* 9, 2014, 451-458. doi: 10.2147/CIA.S58535. PMID: 24672232; PMCID: PMC3964021.

[9] D.J. Weiss y C.R. Anderton, "Determination of Catechins in Matcha Green Tea by Micellar Electrokinetic Chromatography", *J. Chromatography A.* 1011(1-2), 2003, 173-180. doi: 10.1016/s0021-9673(03)011 33-6. PMID: 14518774.

[10] S. Wolfram, "Effects of Green Tea and EGCG on Cardiovascular and Metabolic Health", *J. Am. Coll. Nutr.* 26 (4), 2007, 373-388. doi: 10.1080/07315724.2007.10719626. PMID: 17906191.

[11] J.H. Shin, H.J. Jeon, J. Park y M.S. Chang, "Epigallocatechin-3-Gallate Prevents Oxidative Stress-Induced Cellular Senescence in Human Mesenchymal Stem Cells Via Nrf2", *Int. J. Mol. Med.* 38 (4), 2016, 1.075-1.082. doi: 10.3892/ijmm.2016.2694. Epub 2016 Aug 1. PMID: 27498709; PMCID: PMC5029951.

[12] *Ibid.*

[13] R. Fürst y I. Zündorf, "Plant-Derived Anti-Inflammatory Compounds: Hopes and Disappointments Regarding the Translation of Preclinical Knowledge into Clinical Progress", *Mediators Inflamm.* 2014, 146832. doi: 10.1155/2014/146832. Epub 2014 May 29. PMID: 24987194; PMCID: PMC4060065.

[14] J.H. Shin, H.J. Jeon, J. Park y M.S. Chang, "Epigallocatechin-3-Gallate Prevents Oxidative Stress-Induced Cellular Senescence in Human Mesenchymal Stem Cells Via Nrf2", *Int. J. Mol. Med.* 38 (4), 2016, 1.075-1.082. doi: 10.3892/ijmm.2016.2694. Epub 2016 Aug 1. PMID: 27498709; PMCID: PMC5029951.

[15] T. Suzuki, M. Pervin, S. Goto, M. Isemura y Y. Nakamura, "Beneficial Effects of Tea and the Green Tea Catechin Epigallocatechin-3-gallate on Obesity", *Molecules* 21 (10), 2016, 1.305. doi: 10.3390/molecules21101305. PMID: 27689985; PMCID: PMC6274011.

[16] J. Zhou, B.L. Farah, R.A. Sinha *et al.*, "Epigallocatechin-3-Gallate (EGCG), a Green Tea Polyphenol, Stimulates Hepatic Autophagy and Lipid Clearance", *PLoS One* 9 (1), 2014, e87161. doi: 10.1371/ journal.pone.0087161. PMID: 24489859; PMCID: PMC3906112.

[17] J. Zhou, B.L. Farah, R.A. Sinha *et al.*, "Epigallocatechin-3-Gallate (EGCG), a Green Tea Polyphenol, Stimulates Hepatic Autophagy and Lipid Clearance", *PLoS One* 9 (1), 2014, e87161. doi: 10.1371/ journal.pone.0087161. PMID: 24489859; PMCID: PMC3906112.

[18] A.J. Flammer, F. Hermann, I. Sudano, L. Spieker *et al.*, "Dark Chocolate Improves Coronary Vasomotion and Reduces Platelet Reactivity", *Circulation* 116 (21), 2007, 2.376-2.382. doi: 10.1161/CIRCULATIONAHA.107.713867. Epub 2007 Nov 5. PMID: 17984375.

[19] A.N. Sokolov, M.A. Pavlova, S. Klosterhalfen y P. Enck, "Chocolate and the Brain: Neurobiological Impact of Cocoa Flavanols on Cognition and Behavior", *Neurosci. Biobehav. Rev.* 37 (10 Pt 2), 2013, 2.445-2.453. doi: 10.1016/j.neubiorev.2013.06.013. Epub 2013 Jun 26. PMID: 23810791.

[20] Q.R. de Araujo, J.N. Gattward, S. Almoosawi *et al.*, "Cocoa and Human Health: From Head to Foot. A Review", *Crit. Rev. Food Sci. Nutr.* 56 (1), 2016, 1-12. doi: 10.1080/10408398.2012.657921. PMID: 24915376.

[21] E. Caldwell, "The Compound in The Mediterranean Diet That Makes Cancer Cells "Mortal"", *Medical Express*, 2013.

[22] X. Paredes-González, F. Fuentes, Z.Y. Su y A.N. Kong, "Apigenin Reactivates Nrf2 Anti-Oxidative Stress Signaling in Mouse Skin Epidermal JB6

P + Cells Through Epigenetics Modifications", *AAPS J.* 16 (4), 2014, 727-735. doi: 10.1208/s12248-014-9613-8. Epub 2014 May 16. PMID: 24830944; PMCID: PMC4070251.

[23] X. Feng, D. Weng, F. Zhou *et al.*, "Activation of PPAR by a Natural Flavonoid Modulator, Apigenin Ameliorates Obesity-Related Inflammation Via Regulation of Macrophage Polarization", *EBioMedicine* 9, 2016, 61-76. doi: 10.1016/j.ebiom.2016.06.017. Epub 2016 Jun 15. PMID: 27374313; PMCID: PMC4972579.

[24] J. Wang, Y. Liao, J. Fan, T. Ye, X. Sun y S. Dong, "Apigenin Inhibits the Expression Of IL-6, IL-8, and ICAM-1 in DEHP-Stimulated Human Umbilical Vein Endothelial Cells and in Vivo", *Inflammation* 35 (4), 2012, 1.466-1.476. doi: 10.1007/s10753-012-9460-7. PMID: 22527144.

[25] Y. Zhang, J. Wang, X. Cheng, B. Yi, X. Zhang y Q. Li, "Apigenin Induces Dermal Collagen Synthesis Via smad2/3 Signaling Pathway", *European Journal of Histochemistry* 59 (2), 2.015, 2.467.doi: 10.4081/ ejh.2015.2467.

[26] S. Choi, J. Youn, K. Kim *et al.*, "Apigenin Inhibits UVA-Induced Cytotoxicity in Vitro and Prevents Signs of Skin Aging in Vivo", *Int. J. Mol. Med.* 38 (2), 2016, 627-634. doi: 10.3892/ijmm.2016.2626. Epub 2016 Jun 6. PMID: 27279007.

[27] A.J. Larson, J.D. Symons y T. Jalili, "Therapeutic Potential of Quercetin to Decrease Blood Pressure: Review of Efficacy and Mechanisms", *Adv. Nutr.* 3 (1), 2012, 39-46. doi: 10.3945/an.111.001271. Epub 2012 Jan 5. PMID: 22332099; PMCID: PMC3262612.

[28] J. Mlcek, T. Jurikova, S. Skrovankova y J. Sochor, "Quercetin and its Anti-Allergic Immune Response", *Molecules* 21 (5), 2016, 623. doi: 10.3390/molecules21050623. PMID: 27187333; PMCID: PMC6273625.

[29] J.T. Hwang, D.Y. Kwon y S.H. Yoon, "AMP-Activated Protein Kinase: A Potential Target for the Diseases Prevention by Natural Occurring Polyphenols", *N. Biotechnol.* 26 (1-2), 2009, 17-22. doi: 10.1016/j.nbt.2009.03.005. Epub 2009 Apr 2. PMID: 19818314.

[30] S.C. Cheng, W.C. Huang, J.H. Pang, Y.H. Wu y C.Y. Cheng, "Quercetin Inhibits the Production of IL-1β-Induced Inflammatory Cytokines

and Chemokines in ARPE-19 Cells via the MAPK and NF-κB Signaling Pathways", *Int. J. Mol. Sci.* 20 (12), 2.019, 2.957. doi:10.3390/ ijms20122957.

31 A. Conzatti, F.C. Telles da Silva Fróes, I. Dalira Schweigert Perry y C. Guerini de Souza, "Clinical and Molecular Evidence of The Consumption of Broccoli, Glucoraphanin and Sulforaphane in Humans", *Nutr. Hosp.* 31 (2), 2015, 559-569.

32 C.A. Houghton, R.G. Fassett y J.S. Coombes, "Sulforaphane and Other Nutrigenomic Nrf2 Activators: Can the Clinician's Expectation Be Matched by the Reality?", *Oxid. Med. Cell. Longev.* 2016, 7857186. doi: 10.1155/ 2016/7857186. Epub 2016 Jan 6. PMID: 26881038; PMCID: PMC4736808.

33 *Ibid*.

34 G.B O'Mealey, W.L. Berry y S.M. Plafker, "Sulforaphane is a Nrf2-Independent Inhibitor of Mitochondrial Fission", *Redox Biol.* 11, 2017, 103-110. doi: 10.1016/j.redox.2016.11.007. Epub 2016 Nov 21. PMID: 27889639; PMCID: PMC5126150.

8. Los genes de la vitalidad

1 R.G. Campbell, R.J. Johnson, R. H. King, M.R. Taverner y D.J. Meisinger, "Interaction of Dietary Protein Content and Exogenous Porcine Growth Hormone Administration on Protein and Lipid Accretion Rates in Growing Pigs", *J. Anim. Sci.* 68, 1990, 3.217-3.225.

2 R.G. Pedrosa, J. Donato, I.S. Pires y J. Tirapegui, "Leucine Supplementation Increases Serum Insulin-Like Growth Factor 1 Concentration and Liver Protein/RNA Ratio in Rats After a Period of Nutritional Recovery", *Appl. Physiol. Nutr. Metab.* 38, 2013, 694-697.

3 R.L. Wolfson *et al.*, "Sestrin2 Is a Leucine Sensor for the Mtorc1 Pathway", *Science* 351, 2016, 43-48.

4 S.M. Solon-Biet *et al.*, "The Ratio of Macronutrients, Not Caloric Intake, Dictates Cardiometabolic Health, Aging, And Longevity in Ad Libitum-Fed Mice", *Cell. Metab.* 19, 2014, 418-430.

5 M.E. Levine *et al.*, "Low Protein Intake Is Associated with A Major Reduction In IGF-1, Cancer, And Overall Mortality in the 65 and Younger but Not Older Population", *Cell. Metab.* 19, 2014, 407-417.

6 S.M. Solon-Biet *et al.*, "Branched Chain Amino Acids Impact Health and Lifespan Indirectly Via Amino Acid Balance and Appetite Control", *Nat. Metab.* 1, 2019, 532-545.

7 *Ibid.*

8 A. Salminen, J.M. Hyttinen y K. Kaarniranta, "AMP-Activated Protein Kinase Inhibits NF-Kb Signaling and Inflammation: Impact on Healthspan and Lifespan", *J. Mol. Med. (Berl.)*, 89 (7), 2011, 667-676. doi: 10.1007/s00109-011-0748-0. Epub 2011 Mar 23. PMID: 21431325; PMCID: PMC3111671.

9 *Ibid.*

10 L. Fontana y S. Klein, "Aging, Adiposity and Calorie Restriction", *J. Am. Med. Assoc.* 297, 2007, 986-994.

11 P. Rangan *et al.*, "Fasting-Mimicking Diet Modulates Microbiota and Promotes Intestinal Regeneration to Reduce Inflammatory Bowel Disease Pathology", *Cell. Rep.* 26, 2019, 2.704-2.719.

12 R. de Cabo y M.P. Matterson, "Effects of Intermittent Fasting on Health, Aging and Disease", *N. Engl. J. Med.* 381, 2019, 2.541-2.551.

13 I.Y. Choi, C. Lee y V.D. Longo, "Nutrition and Fasting Mimicking Diets in the Prevention and Treatment of Autoimmune Diseases and Immunosenescence", *Mol. Cell. Endocrinol.* 455, 2017, 4-12.

14 F. Cignarella, C. Cantoni, L. Ghezzi *et al.*, "Intermittent Fasting Confers Protection in CNS Autoimmunity by Altering the Gut Microbiota". *Cell. Metab.* 27 (6), 2018, 1.222-1.235. doi: 10.1016/j.cmet.2018.05.006. PMID: 29874567; PMCID: PMC6460288.

15 A. Zarrinpar, A. Chaix, S. Yooseph y S. Panda, "Diet and Feeding Pattern Affect the Diurnal Dynamics of the Gut Microbiome", *Cell. Metab.* 20 (6), 2014, 1.006-1.017. doi:10.1016/j.cmet.2014.11.008.

16 T. Moro, G. Tinsley, A. Bianco *et al.*, "Effects of Eight Weeks of Time-Restricted Feeding (16/8) on Basal Metabolism, Maximal Strength, Body

Composition, Inflammation and Cardiovascular Risk Factors in Resistance-Trained Males", *J. Transl. Med.* 14, 2016, 290. doi. org/10.1186/s12967-016-1044-0.

[17] M.J. Wilkinson *et al.*, "Ten-Hour Time-Restricted Eating Reduces Weight, Blood Pressure and Atherogenic Lipids in Patients with Metabolic Syndrome", *Cell. Metab.* 31, 2020, 92-104.

[18] P.J. Matheson, M.A. Wilson y R.N. Garrison, "Regulation of Intestinal Blood Flow", *J. Surg Res.* 93 (1), 2000, 182-196. doi: 10.1006/jsre.2000.5862. PMID: 10945962.

[19] G.A. Wallis y J.T. González, "Is Exercise Best Served on an Empty Stomach?", *Proc. Nutr. Soc.* 78 (1), 2019, 110-117. doi: 10.1017/S0029665118002574. Epub 2018 Oct 18. PMID: 30334499.

[20] R. Chavan, C. Feillet, S. Costa, S. *et al.*, "Liver-Derived Ketone Bodies Are Necessary for Food Anticipation", *Nat. Commun.* 7, 2016, 10580. doi. org/10.1038/ncomms10580.

[21] *Ibid.*

[22] S. Gill y S. Panda, "A Smartphone App Reveals Erratic Diurnal Eating Patterns in Humans that Can Be Modulated for Health Benefits", *Cell. Metab.* 22 (5), 2015, 789-798. doi: 10.1016/j.cmet.2015.09.005. Epub 2015 Sep 24. PMID: 26411343; PMCID: PMC4635036.

[23] V.D. Longo y M.P. Mattson, "Fasting: Molecular Mechanisms and Clinical Applications", *Cell. Metab.* 19, 2014, 181-192.

[24] J.D. Browning, J. Baxter, S. Satapati y S.C. Burgess, "The Effect of Short-Term Fasting on Liver and Skeletal Muscle Lipid, Glucose and Energy Metabolism in Healthy Women and Men", *J. Lipid Res.* 53, 2012, 577-586.

[25] H. Zhang, K.J. Menzies y J. Auwerx, "The Role of Mitochondria in Stem Cell Fate and Aging", *Development* 145 (8), 2018, 143-420. doi:10.1242/dev.143420.

[26] C. Greenhill, "Ketogenic Diet Affects Immune Cells in Mice", *Nat. Rev. Endocrinol.* 16 (4), 2020, 196-197. doi: 10.1038/s41574-020-0328-x. PMID: 32001829.

[27] E.L. Goldberg, I. Shchukina, J.L. Asher *et al.*, "Ketogenesis Activates Metabolically Protective Γδ T Cells in Visceral Adipose Tissue", *Nat Metab* 2, 2020, 50-61. doi.org/10.1038/s42255-019-0160-6.

[28] L.M. Edwards, A.J. Murray, C.J. Holloway *et al.*, "Short-Term Consumption of a High-Fat Diet Impairs Whole-Body Efficiency and Cognitive Function in Sedentary Men", *FASEB J.* 25 (3), 2011, 1.088-1.096. doi: 10.1096/fj.10-171983. Epub 2010 Nov 24. PMID: 21106937.

[29] K. Van Proeyen, K. Szlufcik, H. Nielens *et al.*, "Training in The Fasted State Improves Glucose Tolerance During Fat-Rich Diet". *J. Physiol.* 588 (Pt 21), 2010, 4.289-4.302. doi: 10.1113/jphysiol.2010.196493. PMID: 20837645; PMCID: PMC3002457.

9. El eje mente-sueño (*beauty sleep*)-emociones

[1] Rico-Rosillo, M. G. y Vega-Robledo, G. B., "Sueño y sistema inmune", *Revista Alergia México*, *65* (2), 160-170, https://doi.org/10.29262/ ram.v65i2.359.

[2] E. Díaz-Del Cerro, C. Vida, I. Martínez de Toda y J. Félix, M. de la Fuente, "The Use of a Bed with an Insulating System of Electromagnetic Fields Improves Immune Function, Redox and Inflammatory States, and Decrease the Rate of Aging", *Environ. Health* 19 (1), 2020, 118. doi: 10.1186/s12940-020-00674-y. PMID: 33228714; PMCID: PMC7685570.

[3] K. Spiegel, E. Tasali, P. Penev y E. Van Cauter, "Brief Communication: Sleep Curtailment in Healthy Young Men is Associated with Decreased Leptin Levels, Elevated Ghrelin Levels, and Increased Hunger and Appetite", *Ann. Intern. Med.* 141 (11), 2004, 846-850. doi: 10.7326/0003-4819-141-11-200412070-00008. PMID: 15583226.

[4] Y. He, C.R. Jones, N. Fujiki *et al.*, "The Transcriptional Repressor DEC2 Regulates Sleep Length in Mammals", *Science* 325 (5942), 2009, 866-870. doi:10.1126/science.1174443.

[5] J.J. Gooley, "Circadian Regulation of Lipid Metabolism", *Proc. Nutr. Soc.* 75 (4), 2016, 440-450. doi: 10.1017/S0029665116000288. Epub 2016 May 26. PMID: 27225642.

[6] A.N. Vgontzas, E. Zoumakis, E.O. Bixler *et al.*, "Adverse Effects of Modest Sleep Restriction on Sleepiness, Performance, and Inflammatory Cytokines", *J. Clin. Endocrinol. Metab.* 89 (5), 2004, 2.119-2.126. doi: 10.1210/jc.2003-031562. PMID: 15126529.

[7] K.R.C. Teixeira, C.P. dos Santos, L.A. de Medeiros *et al.*, "Night Workers Have Lower Levels of Antioxidant Defenses and Higher Levels of Oxidative Stress Damage When Compared to Day Workers", *Sci. Rep.* 9, 2019, 4.455. doi.org/10.1038/s41598-019-40989-6.

[8] S.N. Archer y H. Oster, "How Sleep and Wakefulness Influence Circadian Rhythmicity: Effects of Insufficient and Mistimed Sleep on The Animal and Human Transcriptome", *J. Sleep. Res.* 24 (5), 2015, 476-493. doi: 10.1111/jsr.12307. Epub 2015 Jun 8. PMID: 26059855.

[9] A. N. Simon, E.E. Laing, C.S. Möller-Levet *et al.*, "Circadian Desynchrony and the Human Transcriptome", *Proceedings of the National Academy of Sciences* 111 (6), 2014, 682-691.doi: 10.1073/pnas.1316335111.

[10] S.S. Tworoger, S. Lee, E.S. Schernhammer y F. Grodstein, "The Association of Self-Reported Sleep Duration, Difficulty Sleeping and Snoring with Cognitive Function in Older Women", *Alzheimer Dis. Assoc. Disord.* 20 (1), 2006, 41-48. doi: 10.1097/01.wad.0000201850.52707.80. PMID: 16493235.

[11] J.E. Ferrie, M.J. Shipley, F.P. Cappuccio *et al.*, "A Prospective Study of Change in Sleep Duration: Associations with Mortality in the Whitehall II Cohort", *Sleep.* 30 (12), 2007, 1.659-1.666. doi: 10.1093/ sleep/30.12.1659. PMID: 18246975; PMCID: PMC2276139.

[12] T.W. Kim, J.H. Jeong y S.C. Hong, "The Impact of Sleep and Circadian Disturbance on Hormones and Metabolism", *Int. J. Endocrinol.* 2015, 591-729. doi: 10.1155/2015/591729. Epub 2015 Mar 11. PMID: 25861266; PMCID: PMC4377487.

[13] S. Cohen, W.J. Doyle, C.M. Alper *et al.*, "Sleep Habits and Susceptibility

to the Common Cold", *Arch. Intern. Med.* 169 (1), 2009, 62-67. doi: 10.1001/archinternmed.2008.505. PMID: 19139325; PMCID: PMC2629403.

14 J. Cedernaes, M. E. Osler, S. Voisin *et al.*, "Acute Sleep Loss Induces Tissue-Specific Epigenetic and Transcriptional Alterations to Circadian Clock Genes in Men", *The Journal of Clinical Endocrinology & Metabolism* 100 (9), 2015, 1.255-1.261.

15 L. Xie, H. Kang, Q. Xu *et al.*, "Sleep Drives Metabolite Clearance from the Adult Brain", *Science* 342 (6156), 2013, 373-377. doi: 10.1126/science.1241224. PMID: 24136970; PMCID: PMC3880190.

16 H. Lee, L. Xie, M. Yu *et al.*, "The Effect of Body Posture on Brain Glymphatic Transport", *J. Neurosci.* 35 (31), 2015, 11.034-11.044. doi: 10.1523/JNEUROSCI.1625-15.2015. PMID: 26245965; PMCID: PMC4524974.

17 S. Zimmerman y R. Reiter, "Melatonin and the Optics of the Human Body", *Melatonin Research* 2 (1), 2019, 138-160. doi.org/https:// doi.org/10.32794/mr11250016.

18 M.G. Figueiro, A. Bierman, B. Plitnick *et al.*, "Preliminary Evidence that Both Blue and Red Light Can Induce Alertness at Night", *BMC Neurosci.* 10, 2009, 105. *https://doi.org/10.1186/1471-2202-10-105.*

19 C. Cajochen, M. Münch, S. Kobialka *et al.*, "High Sensitivity of Human Melatonin, Alertness, Thermoregulation and Heart Rate to Short Wavelength Light", *J. Clin. Endocrinol. Metab.* 90 (3), 2005, 1.311-1.316. doi: 10.1210/jc.2004-0957. Epub 2004 Dec 7. PMID: 15585546.

20 S.J. Crowley, S.W. Cain, A.C. Burns, C. Acebo y M.A. Carskadon, "Increased Sensitivity of the Circadian System to Light in Early/ Mid-Puberty", J. Clin. Endocrinol. Metab. 100 (11), 2015, 4.067-4.073. doi: 10.1210/jc.2015-2775. Epub 2015 Aug 24. PMID: 26301944; PMCID: PMC4702443.

21 P. Bandara y D.O. Carpenter, "Planetary Electromagnetic Pollution: It Is Time to Assess Its Impact", *Lancet Planet Health* 2 (12), 2018, 512-514. doi: 10.1016/S2542-5196(18)30221-3. PMID: 30526934.

22 S.C. Gominak y W.E. Stumpf, "The World Epidemic of Sleep Disorders Is Linked to Vitamin D Deficiency", Med. Hypotheses 79 (2), 2012, 132-135. doi: 10.1016/j.mehy.2012.03.031. Epub 2012 May 13. PMID: 22583560.

[23] I. Shiue, "Low Vitamin D Levels in Adults with Longer Time to Fall Asleep: US NHANES, 2005-2006", *Int. J. Cardiol.* 168 (5), 2013, 5.074-5.075. doi: 10.1016/j.ijcard.2013.07.195. Epub 2013 Jul 27. PMID: 23938219.

[24] M.A. Beydoun, A.A. Gamaldo, J.A. Canas *et al.*, "Serum Nutritional Biomarkers and Their Associations with Sleep Among US Adults in Recent National Surveys", *PLoS One* 9 (8), 2014, 103-490. doi:10.1371/ journal. pone.0103490.

[25] S. Sofer, A. Eliraz, S. Kaplan *et al.*, "Greater Weight Loss and Hormonal Changes After 6 Months Diet with Carbohydrates Eaten Mostly at Dinner", *Obesity (Silver Spring)* 19 (10), 2011, 2.006-2.014. doi: 10.1038/ oby.2011.48. Epub 2011 Apr 7. PMID: 21475137.

[26] B. Wood, M.S. Rea, B. Plitnick y M.G. Figueiro, "Light Level and Duration of Exposure Determine the Impact of Self-Luminous Tablets on Melatonin Suppression", *Appl. Ergon.* 44 (2), 2013, 237-240. doi: 10.1016/j. apergo.2012.07.008. Epub 2012 Jul 31. PMID: 22850476.

10. Plan de acción

[1] P. López-Legarrea, R. de la Iglesia, I. Abete *et al.*, "The Protein Type Within a Hypocaloric Diet Affects Obesity-Related Inflammation: The RESMENA Project", *Nutrition*, 30 (4), 2014, 424-429. doi: 10.1016/j. nut.2013.09.009. PMID: 24607301.

[2] J. Li, S. Lin, P.M. Vanhoutte, C.W. Woo y A. Xu, "Akkermansia Muciniphila Protects Against Atherosclerosis by Preventing Metabolic Endotoxemia-Induced Inflammation in Apoe-/-Mice", *Circulation* 133 (24), 2016, 2.434-2.446. doi: 10.1161/CIRCULATIONAHA.115.019645. Epub 2016 Apr 25. PMID: 27143680.

[3] M. Yassour, M.Y. Lim, H.S. Yun *et al.*, "Sub-Clinical Detection of Gut Microbial Biomarkers of Obesity and Type 2 Diabetes", *Genome Med.* 8 (17), 2016. doi.org/10.1186/s13073-016-0271-6.

[4] M.C. Collado, M. Derrien, E. Isolauri, W.M. de Vos y S. Salminen,

"Intestinal Integrity and Akkermansia Muciniphila, a Mucin-Degrading Member of The Intestinal Microbiota Present in Infants, Adults and the Elderly", *Appl. Environ. Microbiol.* 73 (23), 2007, 7.767-7.770. doi: 10.1128/AEM.01477-07. Epub 2007 Oct 12. PMID: 17933936; PMCID: PMC2168041.

5 F.F. Anhê, G. Pilon, D. Roy, Y. Desjardins, E. Levy y A. Marette, "Triggering Akkermansia With Dietary Polyphenols: A New Weapon To Combat The Metabolic Syndrome?", *Gut Microbes* 7 (2), 2016, 146-153. do i:10.1080/19490976.2016.1142036 [published correction appears in doi: 10.1136/gutjnl-2014-307142].

6 D.D. Biber y R. Ellis, "The Effect of Self-Compassion on the Self-Regulation of Health Behaviors: A Systematic Review", *J. Health Psychol.* 24 (14), 2019, 2.060-2.071. doi: 10.1177/1359105317713361. Epub 2017 Jun 15. PMID: 28810473.

7 L. Brown, C. Bryant, V. Brown, B. Bei y F. Judd, "Self-Compassion, Attitudes to Ageing and Indicators of Health and Well-Being Among Midlife Women", *Aging & Mental Health*, 2015, 1.035-1.043.

8 M. Ferrari, M. Dal Cin y M. Steele, "Self-Compassion Is Associated with Optimum Self-Care Behaviour, Medical Outcomes and Psychological Well-Being in a Cross-Sectional Sample of Adults with Diabetes", *Diabet. Med.* 34 (11), 2017, 1.546-1.553. doi: 10.1111/dme.13451. Epub 2017 Sep 11. PMID: 28799282.

9 S. Alizadeh, S. Khanahmadi, A. Vedadhir y S. Barjasteh, "The Relationship between Resilience with SelfCompassion, Social Support and Sense of Belonging in Women with Breast Cancer", *Asian Pac. J. Cancer Prev.* 19 (9), 2018, 2.469-2.474. doi: 10.22034/APJCP.2018.19.9.2469. PMID: 30255701; PMCID: PMC6249445.

10 Y.C. Yang, C. Boen, K. Gerken *et al.*, "Social Relationships and Physiological Functioning", *Proceedings of the National Academy of Sciences* 113 (3), 2016, 578-583. doi: 10.1073/pnas.1511085112.

11 *Ibid*

[12] J. Holt-Lunstad, "Why Social Relationships Are Important for Physical Health: A Systems Approach to Understanding and Modifying Risk and Protection", *Annual Review of Psychology* 69, 2018, 437-458.

[13] O. Huxhold, M. Miche y B. Schüz, "Benefits of Having Friends in Older Ages: Differential Effects of Informal Social Activities on Well-Being in Middle-Aged and Older Adults", *The Journals of Gerontology: Series B*, 69 (3), 2014, 366-375.

[14] L.C. Giles, G.F. Glonek, M.A. Luszcz y G.R. Andrews, "Effect of Social Networks on 10 Year Survival in Very Old Australians: The Australian Longitudinal Study of Aging", *J. Epidemiol. Community Health* 59 (7), 2005, 574-579. doi:10.1136/jech.2004.025429.

[15] E.R. Watkins, "Constructive and Unconstructive Repetitive Thought", *Psychol. Bull.* 134 (2), 2008, 163-206. doi:10.1037/0033-2909.134.2.163.

[16] M. Gabrian, A.J. Dutt y H-W. Wahl, "Subjective Time Perceptions and Aging Well: A Review of Concepts and Empirical Research A Mini-Review", *Gerontology* 63, 2017, 350-358. doi: 10.1159/000470906.

[17] T.D. Windsor, R.G. Curtis y M.A. Luszcz, "Sense of Purpose as a Psychological Resource for Aging Well", *Developmental Psychology* 51 (7), 2015, 975-986.

[18] E.S. Epel, E.H. Blackburn, J. Lin *et al.*, "Accelerated Telomere Shortening in Response to Life Stress", *Proc. Natl. Acad. Sci. USA* 101 (49), 2004, 17.312-17.315. doi: 10.1073/pnas.0407162101. Epub 2004 Dec 1. PMID: 15574496; PMCID: PMC534658.

[19] K. O'Leary y S. Dockray, "The Effects of Two Novel Gratitude and Mindfulness Interventions on Well-Being", *J. Altern. Complement Med.* 21 (4), 2015, 243-245. doi: 10.1089/acm.2014.0119. Epub 2015 Mar 31. PMID: 25826108.

[20] A. Vaish, T. Grossmann y A. Woodward, "Not All Emotions Are Created Equal: The Negativity Bias in Social-Emotional Development", *Psychol. Bull.* 134 (3), 2008, 383-403. doi: 10.1037/0033-2909.134. 3.383.PMID: 18444702; PMCID: PMC3652533.

Esta obra se imprimió y encuadernó
en el mes de junio de 2024,
en los talleres de Impregráfica Digital, S.A. de C.V.,
Av. Coyoacán 100-D, Col. Del Valle Norte,
C.P. 03103, Benito Juárez, Ciudad de México.